燕赵医学研究系列

高季培针灸学讲稿

原著 高季培
主审 高玉瑃
主编 佘延芬 师旭亮 高维娟

中医古籍出版社
Publishing House of Ancient Chinese Medical Books

图书在版编目（CIP）数据

高季培针灸学讲稿／高季培原著；佘延芬，师旭亮主编.－北京：中医古籍出版社，2021.6

ISBN 978－7－5152－1760－4

Ⅰ.①高… Ⅱ.①高… ②佘… ③师… Ⅲ.①针灸学 Ⅳ.①R245

中国版本图书馆CIP数据核字（2021）第073952号

高季培针灸学讲稿

主编 佘延芬 师旭亮

策划编辑 李 淳

责任编辑 刘 婷 张 威

封面设计 韩博玥

出版发行 中医古籍出版社

社 址 北京市东城区东直门内南小街16号（100700）

电 话 010－64089446（总编室）010－64002949（发行部）

网 址 www.zhongyiguji.com.cn

印 刷 廊坊市靓彩印刷有限公司

开 本 710mm×1000mm 1/16

印 张 18 彩插 16页

字 数 268千字

版 次 2021年6月第1版 2021年6月第1次印刷

书 号 ISBN 978-7-5152-1760-4

定 价 68.00元

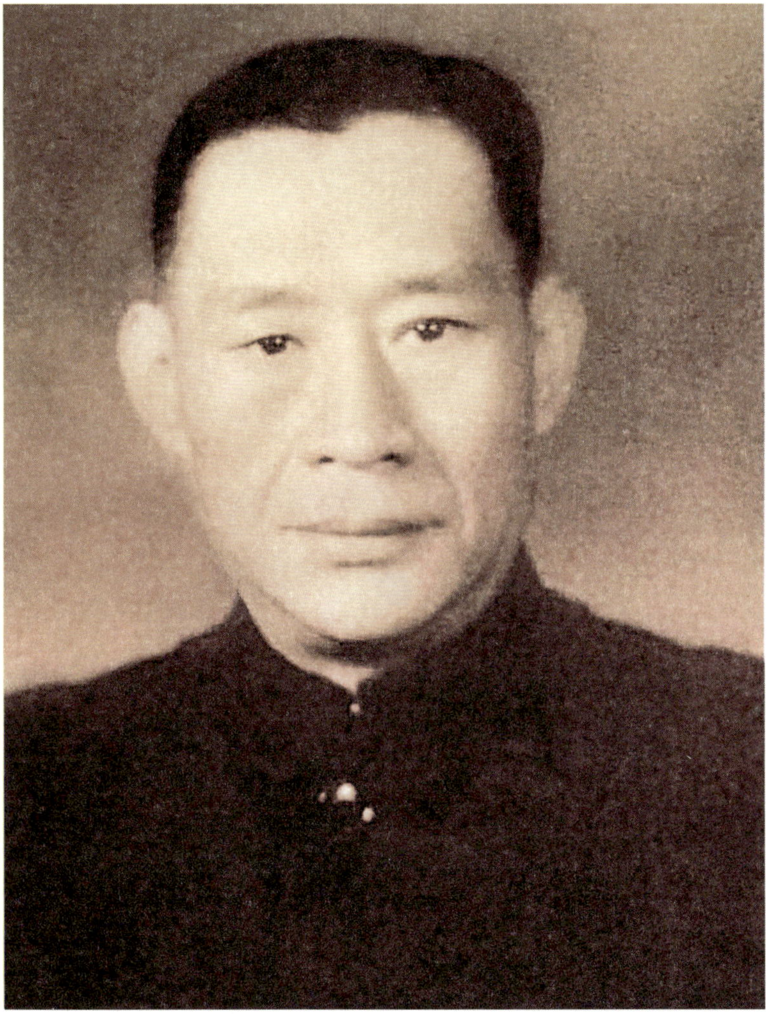

高季培先生

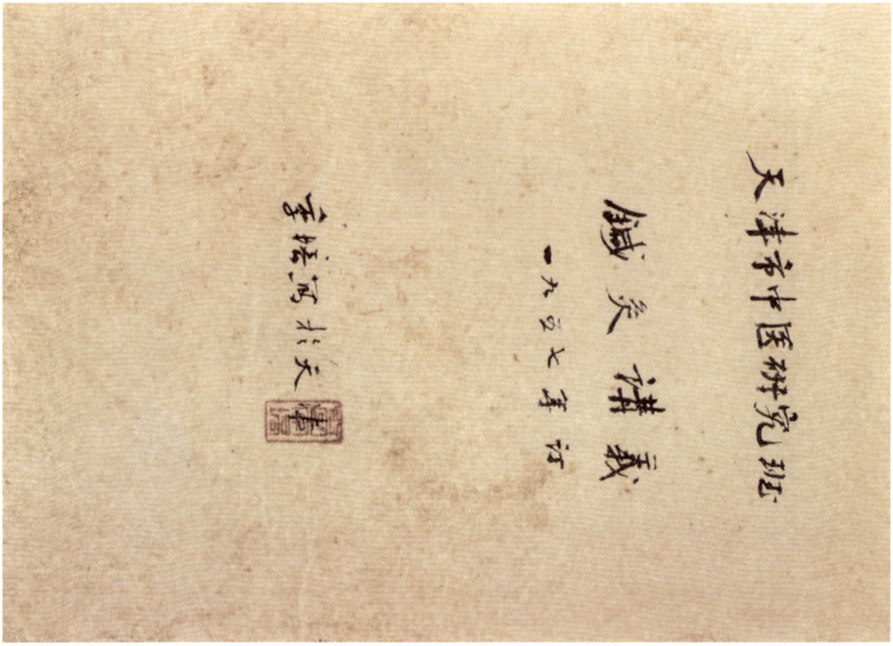

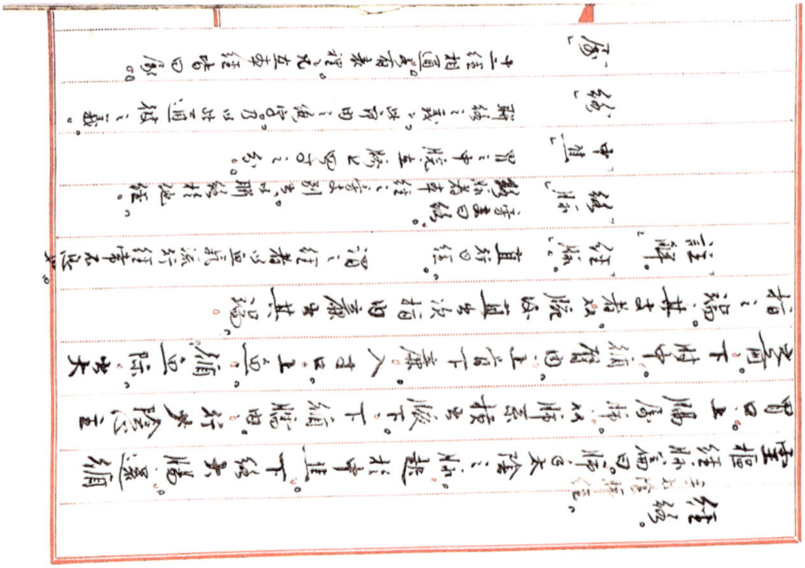

高季培先生《针灸讲义》手稿

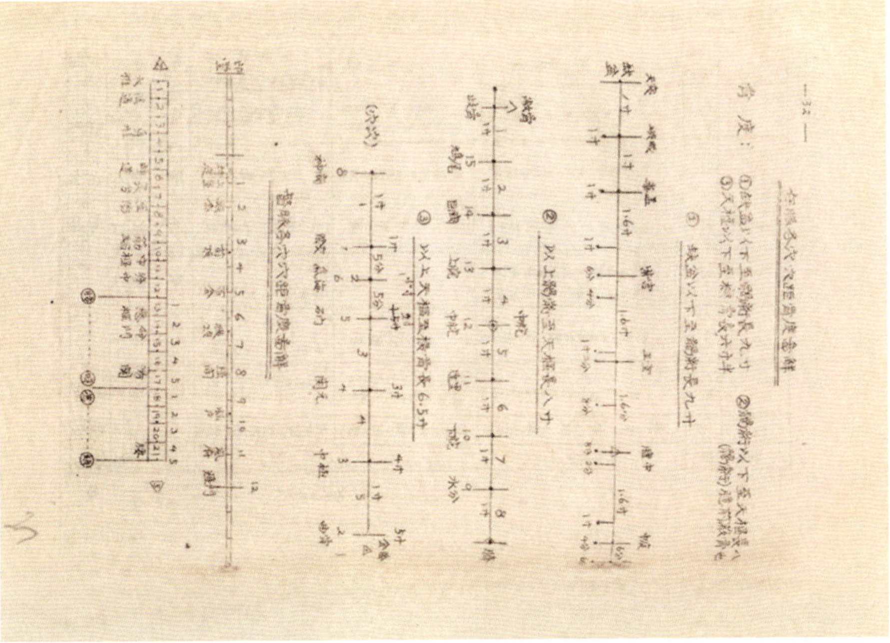

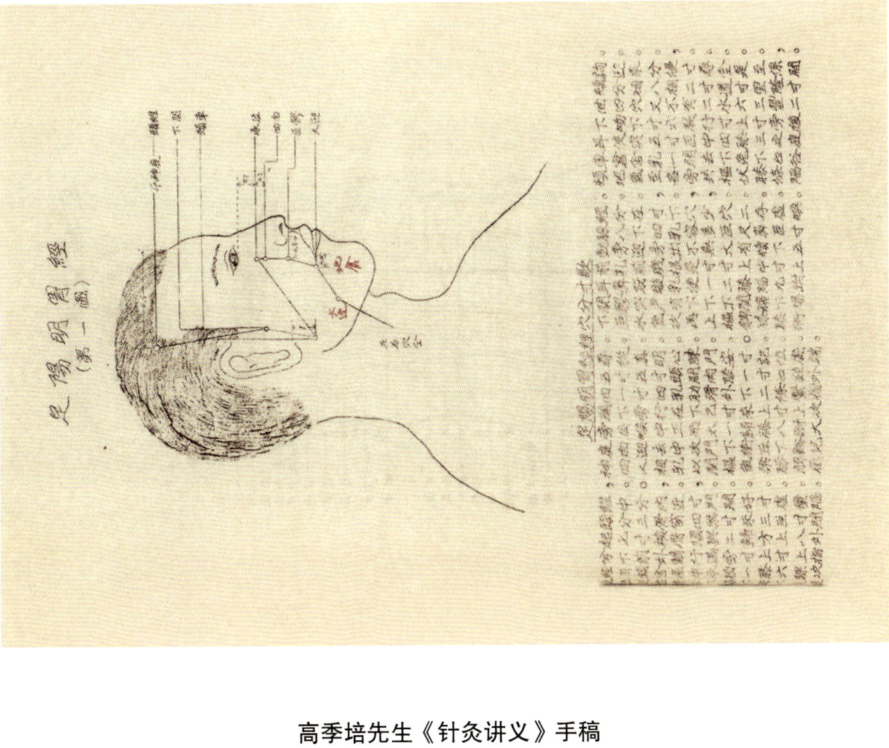

高季培先生《针灸讲义》手稿

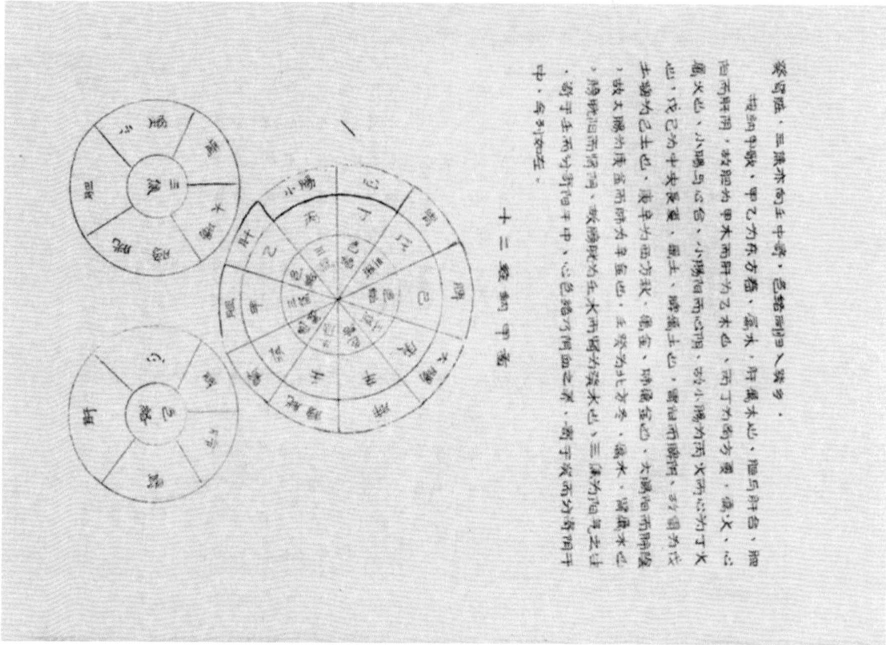

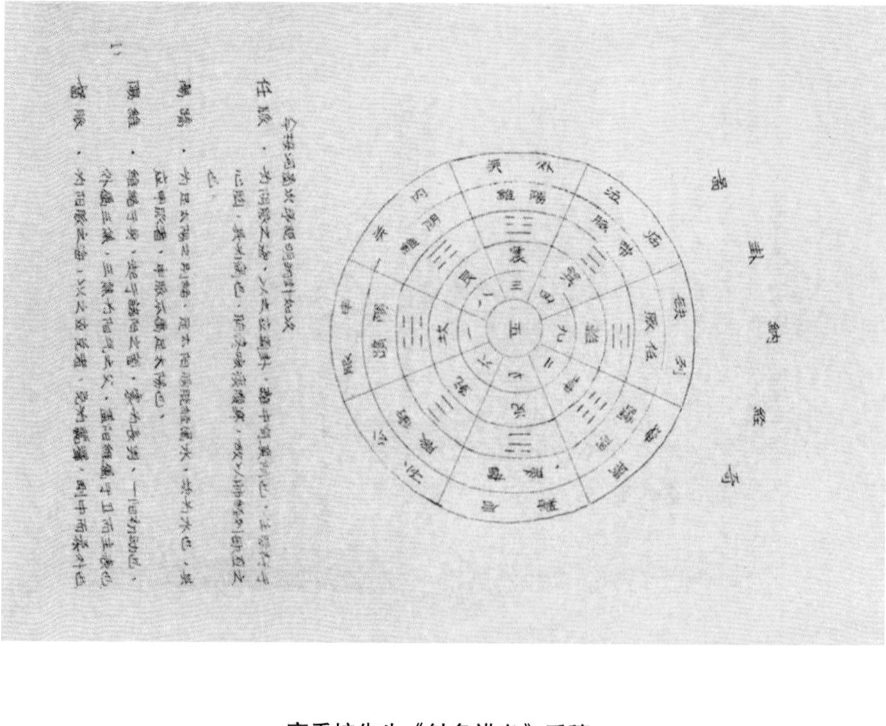

高季培先生《针灸讲义》手稿

★各種灸器★

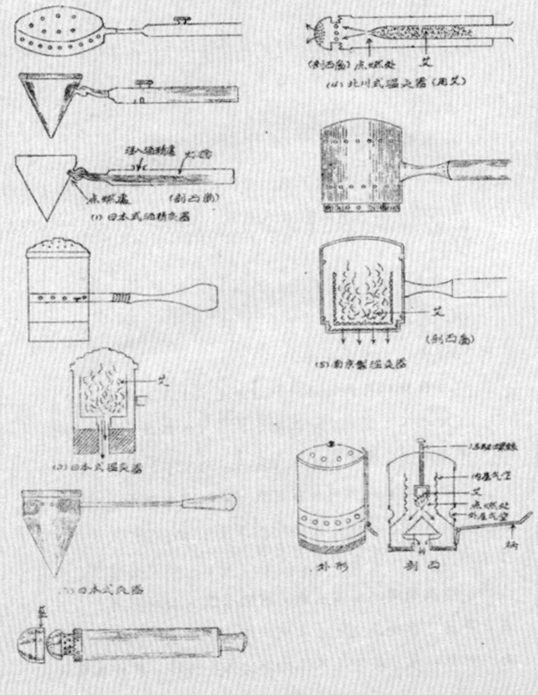

乙日乙酉时流注，虽始于肝经，至丁亥时则为心经矣，心为丁火也，至己丑时则为脾经矣，脾为己土也，至辛卯时则为肺经矣，肺为辛金也，至癸巳时则为肾经矣，肾为癸水也，余可类推。

阳经注俞木时，兼过本经原穴，如胆经过丘墟穴时，取丘墟是也，阴经无原，以俞穴代之，如肝经注俞土时，兼过本经俞穴太冲是也，原者本原，土为万物之源，故原穴归纳于俞穴也，甲日胆经流注始于甲戌时，纳于三焦为甲申时，天干相同，丙日小肠经流注，始于丙申时，纳于三焦为丙午时，天干相同，余可类推，故曰阳干注腑，甲丙戊庚壬而重见者，气纳三焦也，乙日肝经流注，始于乙酉时，纳于包络为乙未时，天干相同，丁日火经流注于丁未时，纳于包络为丁巳时，天干相同，余可类推，故曰乙丁己辛癸而重见者，血纳包络也。

今再作流注循环图以明其消息焉。

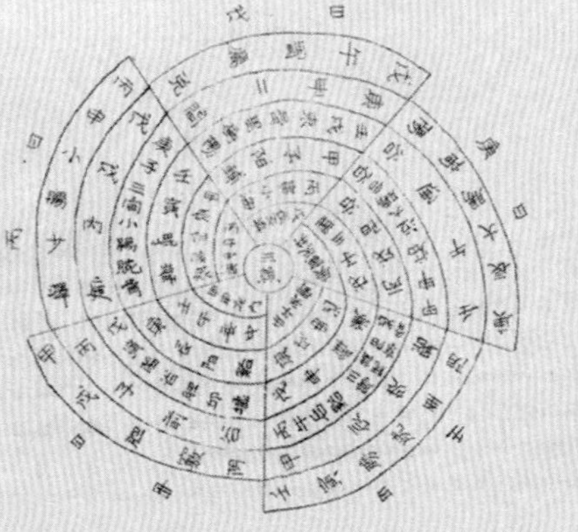

（陽日陽時流注圖）

高季培先生《针灸讲义》手稿

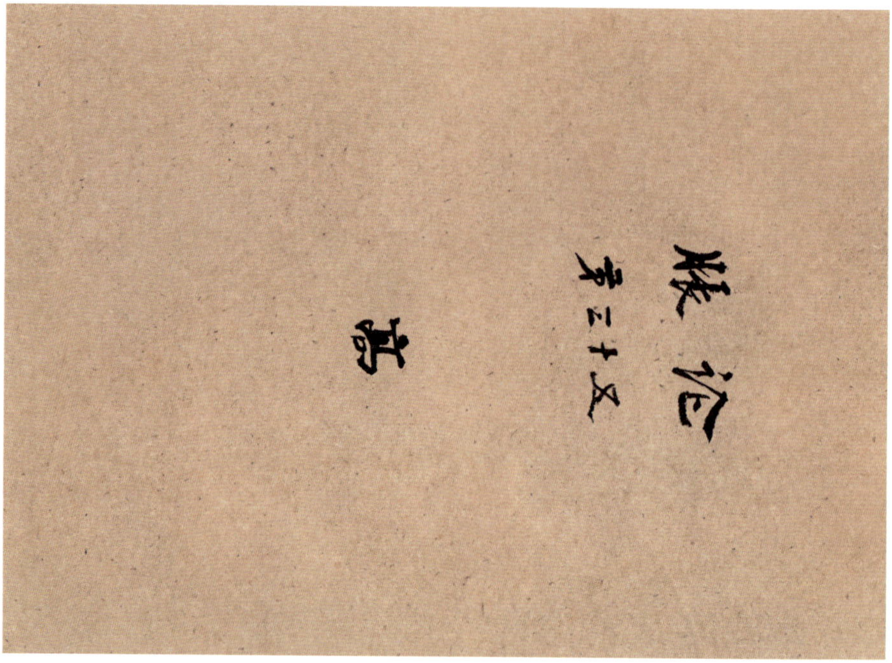

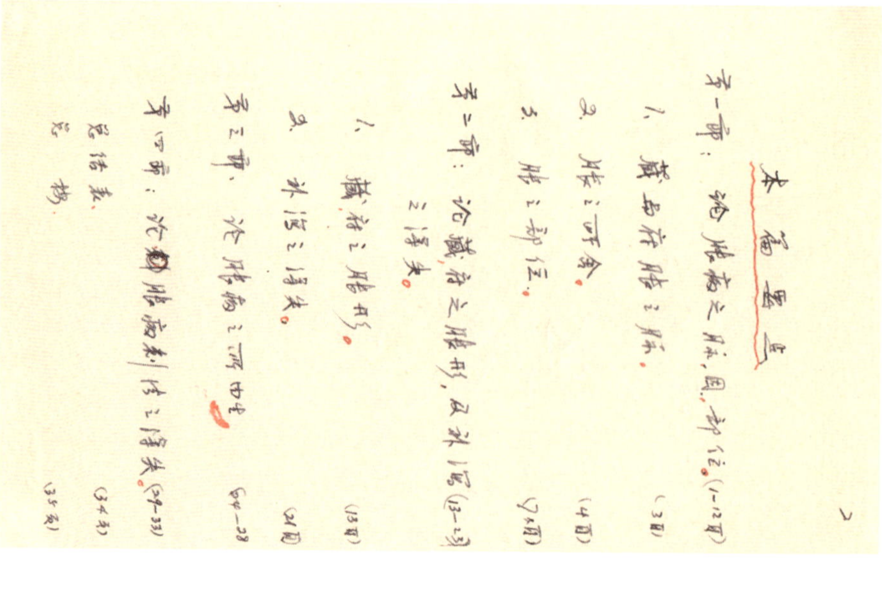

高季培先生《针灸讲义》手稿

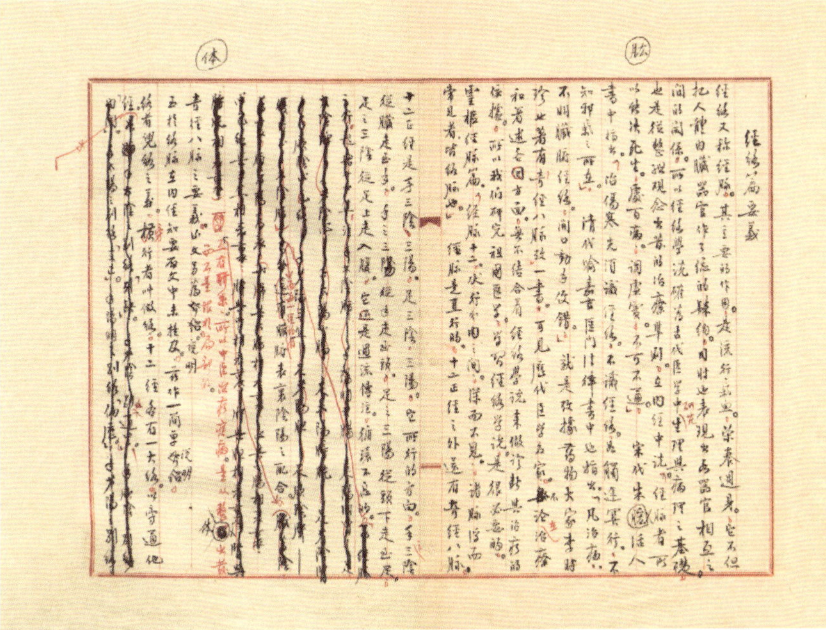

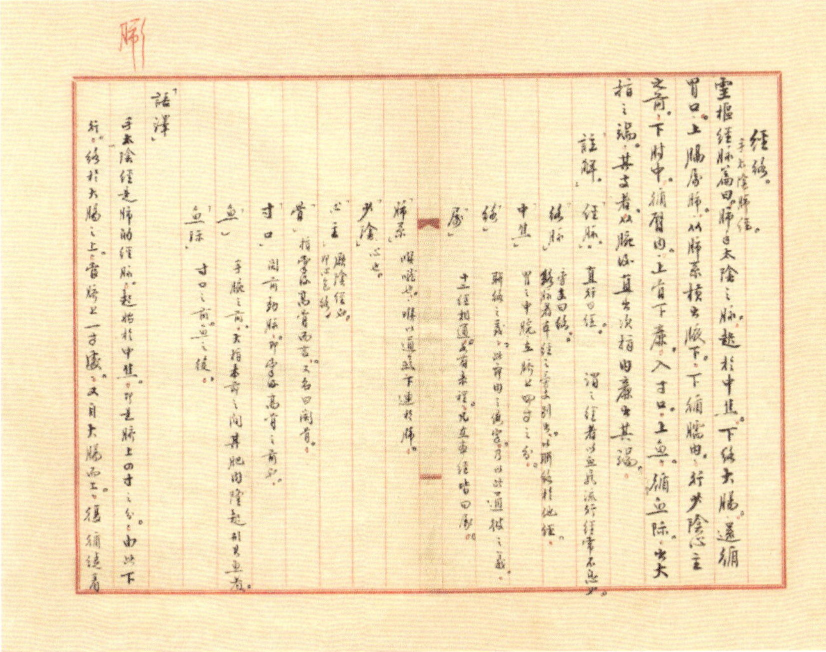

高季培先生《经络篇要义》手稿

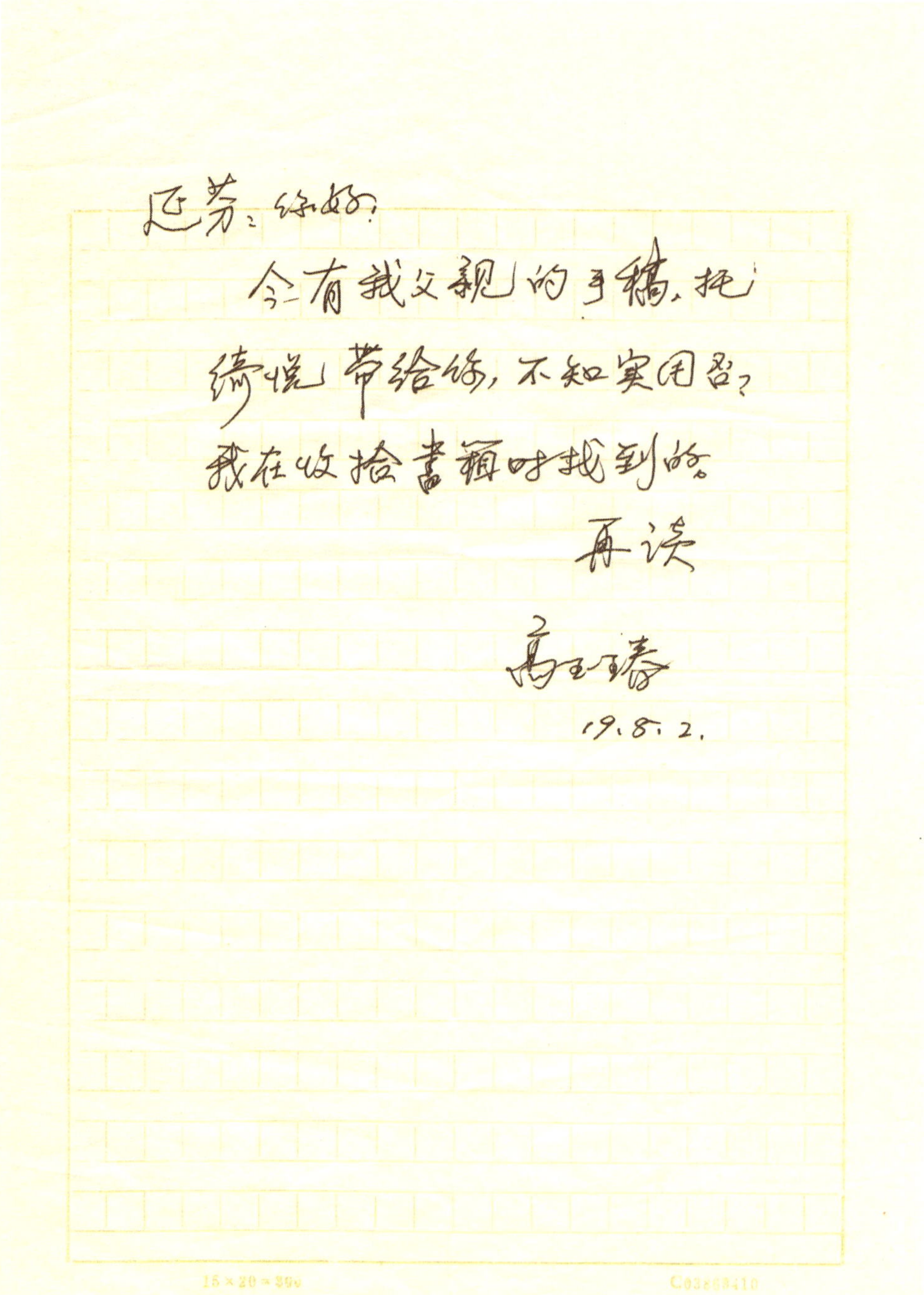

延芬：你好！

今有我父亲的手稿、托绮悦带给你，不知实用否？我在收拾書籍时找到的。

再谈

高玉琫

19.8.2.

高玉琫教授致信佘延芬教授

《高季培针灸学讲稿》编委会

原　著　高季培

主　审　高玉琫　高维娟

主　编　佘延芬　师旭亮

副主编　吕　晶　刘　君　张俊茶　张晓琪

编　委　（按姓氏笔画排序）

刘　今　张明健　张　曼　陈　豪　林　杪

范玺胜　高亚玉　路广通　魏盼盼

前　言

本书稿原为高季培先生为天津市中医研究班所编撰的针灸学讲义（油墨自印），由高老的女儿高玉瑃教授保留至今，并无偿赠予河北中医学院佘延芬教授，希望能整理出版，从而对燕赵针灸学的传承和发展有所裨益。

本书基本遵循原稿体例，共有八个章节。第一章为绪论，第二章为针灸治疗原理，第三章为经络与骨度，第四章为针疗术，第五章为灸疗术，第六章为经穴，第七章为治疗，第八章为十二经子午流注针法以及其他针法知识。此外，附录部分收录了古今不同针灸学著作对经穴的位置描述，方便读者进行对比学习。

本书与目前中医院校的针灸学教材相比，主要具有以下特色：一是将刺灸法内容（针疗术、灸疗术）提到腧穴内容之前讲授，这有利于激发学生们对针灸操作的兴趣，亦可在学习腧穴的过程中边学习边操作。二是在治疗部分中提供了大量的临床病案。其种类丰富，记录详细，是很好的学习资源。三是收录了高老亲手绘制的大量插图，并尽量保持原貌，使读者领略高老严谨的治学风范，并体会针灸学发展的时代特点。

本书成书于20世纪50年代，为保持原稿面貌，凡书中解剖名词、检查项目以及腧穴名、经络名与现行标准有区别者，原则上遵原稿未作改动。原书中有竖排及未排序内容，今统一以横排版呈现，并按照上下文加序号进行排序。本书以点校为主，不出校。底本中的繁体字统改为简体字，而通假字、异体字、古今字以及部分数字图码，原则上统一为规范字。

本书编委会本着认真负责、严谨求实的态度，集思广益，群策群力，共同完成本书编写。但在内容方面难免有疏漏之处，敬请各位读者提出宝贵意见，以便修改提高。

本书编委会

2021年6月

路 序

高季培先生，生于1908年，原籍浙江绍兴，从北平国医学院毕业后，首拜于北平名医肖龙友、孔伯华门下，继拜温病大家郭眉臣和针灸专家、北平国医学院教师王春园为师。1937年悬壶于北平，后迁津门继续行医。1958年任天津中医学院（现天津中医药大学）针灸组组长，1969年任河北新医大学（现河北医科大学）针灸教研组及河北新医大学六二六门诊部针灸组组长。

20世纪50年代中期，“一司两院”（原卫生部中医司与各地的中医研究院和中医学院）的相继成立，拉开了新中国成立后中医药事业快速发展的序幕，中医教育主体模式也从以往的“师承教育”向“院校教育”进行发展。1957年，高先生受天津中医学院之托，率研究组成员编写了《针灸横竖标准取穴法》，对腧穴定位标准进行了统一。此外，就针灸教学而言，当时还没有现成的全国统编教材，高先生编纂完成了《针灸讲义》，解决了教学时无书可用的燃眉之急。如今，后辈学子整理了高先生的《针灸讲义》手稿，定名为《高季培针灸学讲稿》重新出版。

针灸学是以中医理论为指导，研究经络、腧穴以及刺灸技术的一门学科。它的理论性、实操性很强，可以广泛应用于内、外、妇、儿等各科疾病的治疗。《高季培针灸学讲稿》是在作者深入了解针灸教学目标、知识体系架构及内在联系的前提下，秉承突出重点、难点的原则，对针灸学内容进行了精心整理和编排的一本教材。其特点包括：

1. 针灸技法的学习和掌握绝非一夕之功，本教材特将刺灸法部分提至腧穴、治疗等章节之前，体现了早动手、早实践的教学目的。

2. 腧穴部分无疑是针灸学的核心内容和重点难点，对于这些知识，只有熟记于心，临床上才能熟练运用。教材中收录了大量歌诀，以方便学生背诵记忆。

3. 将所学的理论知识与实际情况联系，并应用于临床实践，这无疑是针灸教学的目标。在治疗部分中，教材针对常见病症列举了典型验案。通过对验案的分析，可以培养学生的中医辨证思维模式和临床诊治能力。

兴趣是针灸学习的源泉。本教材的上述特点，有利于学生夯实理论基础，掌握刺灸手法，并体会到每个典型案例的针灸疗效，及早实践，将理论学习和临床应用结合，这样会最大程度将学生的积极性调动起来。

本教材采用的教学法至今仍符合先进的教学理念，书中许多内容值得广大中医学者，尤其是青年学子们参考借鉴。有感于此，欣喜之余，故为此序。

九九医翁 路志正

2021年辛丑清和月

目　录

第一章　绪论

第一节　针灸简史

在科学高速发展的今天，中医学的针灸疗法在群众中仍然广受欢迎，目前仍然在进行进一步的推广与研究。这不是偶然的现象，而是历史发展的必然结果。为了解针灸学的独特之处，我们在学习具体内容之前，非常有必要掌握针灸学的发展历史。

一、针灸的起源

针灸疗法的起源非常久远，大约在新石器时代就已有针灸的萌芽。

针，是由砭石发展而来的。根据古文献记载，砭石的起源最初是由于人们偶然被石头触碰后反而消除了病痛，后来人们就用坚硬有锋的石块割破疮口，排出脓液，久而久之就发明了砭石疗法。

灸，是人们学会制作熟食之后偶然被火焰灼伤，某些疾病却因此而消除，后来灸法便逐渐发展而成。

人们发现砭石和火灼可以治病之后互相传告，这些治疗方法就逐渐流传起来。这说明针灸疗法是我们的祖先在长期与疾病斗争的经验基础上，经过若干年的发展，由很多人努力之后形成的智慧成果。它不是被某些帝王发明，更不是个别医师所能独立创造出来的。

后来到了青铜时代，人们就用铜制成针具来代替砭石治疗疾病，这说明针灸疗法是随着社会发展而发展。到了战国时代，随着冶铁术的发明，人们已能使用铁器，针灸疗法的针具也就随之有所改进，铁针的广泛应用标志着针灸疗法进入了新阶段。

二、针灸的发展

（一）春秋战国时期（前770—前221年）

《左传》所载："成公十年（前581年），晋侯有疾，医缓至曰：疾不可为也，在肓之上，膏之下。攻之不可，达之不及，药不至焉。"关于"攻"和"达"二字的意义，根据三国荀悦所著《申鉴·杂言》中的"夫膏肓近心而处阨，针之不达，药之不中，攻之不可"和《伤寒论·辨太阳病脉证并治中第六》的"慎不可灸……火气虽微，内攻有力"两段记载，可知当时名医医缓所说的"达"是指针刺，而"攻"是指灸法治疗。这里可以看出，当时的针灸疗法也和药物疗法一样，同属于常见的治病方法。因此，这段记录也可以被视为是后世医书所说"一针二灸三用药"的起源。

《史记·扁鹊仓公列传》中记载了春秋战国时期的一位杰出的医学家，这位医学家名叫秦越人，号扁鹊，曾取三阳五会（百会）治愈了虢太子的尸厥，因此当时人们传说扁鹊有起死回生之能。这段故事说明了针灸学在那时已经有了相当程度的成就。

（二）秦汉时期（前221—220年）

1. 经典著作

秦汉时期最主要的针灸医学著作是《黄帝内经》和《难经》二书。

（1）《黄帝内经》：本书具体的成书年代不详，目前大多认为它成书于西汉时期。这部书总结了当时的中医学成就，并奠定了后世中医学的理论基础。全书包括《素问》及《灵枢》两部分，均记载了针灸内容。特别是《灵枢》中，关于经络、孔穴、针灸操作、刺法禁忌等理论知识和临床治疗内容记载得尤为详尽。

（2）《难经》：一般认为，《难经》的成书时间不晚于东汉，托名扁鹊所作。本书共八十一难，自二十二难至二十九难主论经络内容，六十二难至六十八难论及穴位，六十九难至八十一难主述针法，它也是一部在针灸学方面很有价值的医书。

2. 名医名著

《灵枢》对于后世针灸疗法的发展具有重大影响，同时也构建了古代医学的思想体系。在《灵枢》的影响下，秦汉时期的针灸学家相继辈出，无论是内科还是外科的医家都能熟练掌握针灸。这时代的著名针灸学家有仓公、华佗、涪翁、郭玉等人。

1）据《史记·扁鹊仓公列传》所载，汉高后八年（前180年），名医仓公，姓淳于，名意，善用针灸及药物治疗疾病。在他留下的二十五条医案记录之中，有多处谈到针灸治病。

2）东汉名医张仲景集两汉医学之大成，所著的《伤寒杂病论》中有针灸治疗的记载，并提到了温针、熏、熨等操作方法。

3）《后汉书·方术传》所载的名医华佗，擅长外科疾病治疗，精通用针灸治病，曾有“曹操积苦头风眩，佗针随手而愈”的记录。

4）涪翁曾著有《针经诊法》，现已失传，其弟子程高、再传弟子郭玉皆为当时的针灸名家。

（三）三国、两晋及南北朝时期（220—589年）

著名的针灸学家皇甫谧，总结了秦汉以来的医学成就，根据《黄帝内经》《明堂孔穴针灸治要》二书，在公元256年写成了《针灸甲乙经》。全书共十二卷，一百二十八篇，内中有七十篇专讲孔穴，是第一部有历史价值的针灸专科著作。本书既奠定了针灸学的基础，同时也起到了承先启后的作用，对针灸学有巨大贡献，在后世有非常高的地位。其中详述了各种疾病的主治腧穴，以及针刺深度、灸的壮数、留针时间等内容。

这个时期，针灸学得到迅速发展。公元443年，刘宋太医令秦承祖创办了医学教育机构，从此针灸学成为法定课程之一。据南北朝部分史书记载，这时的针灸学者和著作数量远超前代，但可惜大部分著作均已失传。

（四）隋唐时期（581—907年）

隋唐时代针灸学也有一定的发展，当时有关针灸学的书籍主要有如下三种：

1. 甄权著《脉经》《针方》《明堂人形图》

这几部著作虽已失传，但据《千金要方》所载，《明堂人形图》整理、统一了针灸腧穴的定位。

2. 孙思邈著《千金要方》及《千金翼方》

这两部医书的针灸部分是根据《明堂人形图》所撰写而成，其中也包含了作者自己的独到见解，尤其是在治疗经验方面的内容非常丰富。书中所载的针灸部分，主要介绍了同身寸、按症取穴等内容，同时也使后人了解了已失传的《明堂人形图》的大致内容。

3. 王焘著《外台秘要》

王焘重灸而不重针，因此《外台秘要》中对灸法记载甚详，介绍了许多珍贵的灸法临床经验，并使灸法得到进一步的发扬。

此时针灸科已发展为中医学专科，如《新唐书・百官志》所载，当时太医署负责医学教育，设有“针博士一人，针助教一人，针师十人，掌教针生，以经脉孔穴，教各医生”，此外还设定了考试制度。由此可见太医署对针灸教学的重视。

（五）五代十国时期（902—979 年）

五代时期，针灸学的发展由于战乱的影响而基本停滞。

（六）宋代（960—1279 年）

宋代的针灸学，得力于政府的提倡，又有了很大发展。其突出之点如下：

1. 王惟一著《铜人腧穴针灸图经》

本书共三卷，对针灸穴位按身体部位分类并进行了整理，成书后由政府刊行，成为针灸的标准著作。在 1027 年，王惟一还铸成了我国最早的两具针灸铜人模型。其中一具模型在公元 12 世纪左右遗失，另一具模型流落到了日本。

本书是在皇甫谧之后对针灸学的又一次总结，而铜人模型的创制对于针灸的学习提供了有利条件。

2. 王执中著《针灸资生经》

本书共七卷，取三百六十穴，分论诸症，泾渭分明，便于后人应用。据明代高武的说法，《针灸资生经》可能是作者总结了《铜人腧穴针灸图经》《千金要方》《明堂人形图》《外台秘要》诸书的精华，加以整理并融汇而成的针灸医书。

（七）辽、金、元时期（907—1368 年）

辽、金、元时期，众多医家对经脉循行的理论有所发挥，并确立了十四经的名称，以歌赋形式著述针灸书籍，对后世的针灸学教育起到了很大帮助。

1）辽国直鲁古曾撰著针灸书，但该书已经失传，故内容不详。他是一位有名的针灸家，为后人所熟知。

2）金元时期的著名医家窦汉卿擅长针灸，著有多部书籍。如《针经指南》，其中的《标幽赋》《流注指要赋》（又名《通玄指要赋》）等，都是用歌赋的体裁写成，便于后人学习与记忆，堪称是创造性的著述方法。

3）忽泰必烈著《金兰循经》一卷，其中绘制了脏腑前后及手足三阴三阳经的走行图，共两幅，并且各加注释。但本书已经失传。

4）滑寿著《十四经发挥》三卷。本书是作者在《金兰循经》的基础上进行了一番整理，并对经脉的循行进行了考证。作者将十二经脉连同任督二脉合称为十四经，对后人学习经脉循行有一定的帮助。

5）其他方面，王国瑞的《扁鹊神应针灸玉龙经》，杜思敬的《针经摘英集》《针经节要》等医学著作都流传至今。

（八）明代（1368—1644 年）

明代以来，针灸名家名著也不在少数。

1）汪机撰《针灸问对》三卷，是以问答的体裁写成的。

2）高武著《针灸聚英发挥》，是根据《黄帝内经》《难经》所载，加以自己的见解写成。他还铸造了铜人三个（男、女、小儿各一），作为定穴之用。

3）杨继洲的《针灸大成》是这时代最有名的著作。本书是吸取明代以前针灸书中的精华，加以发挥，并有通俗的注释，使读者可以综览各派针灸学说，可以说是明代针灸学的一次总结。直到今天，本书还是学习针灸不可不读的重要参考书籍。

4）其他方面，如《针灸大全》（即《针灸提要》，徐凤著），也是明代比较有名的针灸书籍。

（九）清代（1636—1912 年）

清代的针灸学发展远不如明代的情况。医书方面虽有《针灸集成》（廖润洪注辑）、《医宗金鉴》刺灸心法要诀、李守先的《针灸易学》、李学川的《针灸逢源》等书，然而都不是突出的佳作。究其原因，一方面是由于当时士大夫轻视针灸的封建思想深刻，甚至在1822年，政府竟取消了太医院的针灸科；另一方面，自鸦片战争以后，外来文化侵入中国，针灸学便和其他传统文化一样，受到了歧视和摧残。

（十）近代与现代（1912年至今）

民国时期，中西医之争甚嚣尘上。1929年，国民政府曾通过了废除中医的提案，虽然由于广大中医的抗议而未得执行，但仍然可以显示中医学在这个时期发展缓慢。

中国共产党很早就重视整理及发扬祖国的文化遗产，早在长征中就曾应用中药和针灸治病。1944年在延安召开的陕甘宁边区文教大会上，毛泽东同志提出了中西医团结合作的方针，此后就有西医工作者向老中医学习针灸疗法，并在军队及地方卫生机构中广泛应用。中华人民共和国成立后，党中央一再督促和检查团结中西医政策执行的情况，卫生部（现国家卫生健康委员会）于1951年9月成立了针灸疗法实验所，目的是为了更好地完成针灸疗法的推广研究与医师培养工作。1955年7月，卫生部举办了高等医学院校针灸师资训练班，并确立了针灸学为高等医学院校必修课程的规定。同年，卫生部成立了中医研究院（现中国中医科学院），并将针灸疗法实验所改名为针灸研究所，成为中医研究院附属机构之一，这为针灸疗法研究与推广开辟了道路。针灸学和中医学其他学科一样，在新时代必然会得到迅速的发展，呈现出崭新的面貌，并将在现代医学的发展历史上写出光辉的一页，更好地为祖国人民及世界人民的保健事业服务。

三、针灸学的对外传播

中医学不仅在国内保健事业上起了巨大的作用，而且远在唐代以前就传播到国外，如日本、朝鲜、印度等国家，并在当时颇受这些国家广大群众的欢迎。

（一）针灸学在日本的传播

562年，吴人知聪携《明堂图》等医书到日本，使针灸学传入日本。隋唐时期，日本更是派遣留学生来我国学习医学，因而针灸在日本得到了更广泛的研究及应用。

（二）针灸学在朝鲜的传播

针灸在514年即传入朝鲜。693年朝鲜设立针博士制度，传授中医学及针灸学，所介绍的孔穴部位均与我国的《针灸甲乙经》一致。

（三）针灸学在法国的传播

针灸学从十七世纪起通过天主教士哈里传入法国。在很长时期内，法国仅有针灸疗法的理论，而很少有人应用。直到1929年，法国人粟理从中国带回针灸治病的知识，于是法国才有了针灸学的临床基础。当时巴黎设有金针学会，并定期组织金针国际会议，不断进行研究。

（四）其他

德国、意大利也有人用针灸治病，但尚不如法国重视。苏联很重视我国的针灸疗法。1956年4月，苏联曾派三位专家来我国考查及研究针灸学，并准备在苏联推广应用。

第二节 针灸疗法的概念

针灸疗法，实际可分为针疗法与灸疗法两种。

针疗法是利用金属制成之针，刺入人体一定部位的浅部或深部，借着这种器械的刺激，以达到治疗的目的。

灸疗法是在皮肤表面的特定位置上燃烧艾绒，借其温热的刺激，以收到治疗之效果。

这两种治疗方法虽然操作方式不同，但是根据临床经验，在应用这两种疗法时，都要选择人体皮肤表面某些特定位置点作为刺激的目标。古人就将这种点叫做穴位或经穴。

针疗和灸疗，虽属于两种不同的操作方法，但在人体表面选取穴位的思路是相同的。有时只应单独用针，有时需要单独用灸，也有时针灸并用，但须按其不同病情而决定之。一般的疾病每多针和灸相辅而行，所以统称为针灸疗法。用针或用灸须根据病情而决定。

第三节　研究针灸的意义

针灸疗法是中医学宝贵财产之一。在治疗疾病上，它有许多独特的长处。

一、范围广泛，适应性强

针灸疗法对于内科、外科、妇科、儿科、眼科、耳鼻喉科、皮肤科等各科疾病均有较好的疗效。

二、节省药品，使用方便

在治疗方面，针灸疗法可以节省药品的使用，在医疗设备缺乏的地方可以起到应急的作用。针灸疗法操作简单，携带方便，甚至可以随时随地治疗疾病。

三、安全可靠，危险性小

只要明确诊断，熟悉穴位，并注意消毒措施，不滥针滥灸，那么就不必有不良反应的顾虑。并且，针灸疗法不似中药需要煎熬，须经服食后消化吸收才能发挥作用，而是随时操作，疗效立竿见影。

综合以上各种优点，针灸疗法是值得学习研究的。为了发扬祖国的医学，必须中西医团结起来，用辩证唯物主义的科学方法进行研究，发掘出其中宝藏，研究其作用和原理。这不但是响应了政府的号召，同时也是医务工作者应尽的责任。

原中医研究院（现中国中医科学院）副院长朱琏同志曾经说过："研究针灸，是因为它不仅有极重要的现实意义，而且有极大的理论价值。我们如果不研究针灸，对于医学科学将是一个损失。"

针灸疗法虽然特点突出，但是欲求精通就必须以科学的方法来研究和整理针灸经典文献，并将针灸与现代医学结合起来共同钻研，这是很有必要的。

古人认为：汤药与针灸在治疗疾病时有着相互为用的密切关系，因此应该同时掌握。孙思邈云："若针而不灸，灸而不针，皆非良医。针灸而不药，药而不针灸，尤非良医也。"我们应当明确，针灸学并非独立的学科，若予以综合运用中医学其他各科知识，则可解决以前不能解决的问题。凡医务工作者皆有必要学习针灸，以为加快、提高临床疗效之备。

第二章　针灸治疗原理

第一节　针灸治疗疾病的机理

朱琏同志曾经说过："用针灸来治病，主要是激发和调整身体内部的神经调节机能和管制机能。"

古人认为：针灸之所以能治病，主要是因为针灸可以依靠补泻手法来调理病理状态下的人体阴阳。当人体处于病理状态时，人体的阴阳处于太过或不及的状态。针之补泻，其目的就是从阴引阳，从阳引阴。《黄帝内经》云："谨察阴阳所在而调之，以平为期。"其意义不外乎恢复阴阳正常状态。一言以蔽之，针灸之所以能治疗疾病，是因为可以通过针之补泻，来调节人体之阴阳，以达到平衡而已。

古语有云："阴平阳秘，精神乃治；阴阳离决，精气乃绝。"这是从阴阳角度来阐述生理状态。又云："气血不和，百病丛生。"这是从气血角度来阐述病理状态。又云："经络壅滞，发为疼痛，及为痈肿。"这是从脏腑经络的角度来阐述致病因素。古人把这些概括为正、邪、虚、实，因此在针灸治疗方面就以补虚、泻实为纲领。

总之，在指导治疗的层面上，古人用针灸治疗疾病的原理与现代医学中调节人体神经机能的说法基本是一致的。

第二节　针灸治疗疾病的关键

针灸治病的关键，在于刺激的手法是否合适，刺激的部位是否准确，刺激的时机是否恰当。

刺激手法的作用是通过各种不同的手法，达到兴奋或抑制的目的。具体操作主要包括"泻"与"补"两种手法，即所谓强刺激与弱刺激。强刺激指强烈而持久的刺激，也就是泻法，主要应用在机能亢进（实证）的疾病上，可以发挥抑制及镇静的作用（实则泻之）。弱刺激指柔弱而短暂的刺激，也就是补法，主要应用在机能减退（虚证）的疾病上，可以发挥兴奋的作用（虚则补之）。

刺激的部位尤为重要，针灸治疗疾病时需要认准穴位。如穴位选择不合适或是定位不准确，不但容易刺伤脏器及血管，并且还无法获取满意的疗效。

刺激的时机是第三个关键因素。用针灸治疗疾病，除明确刺激的部位及适当的补泻手法外，还需要掌握治疗的时机。如治疟疾，在每次发病前的一两个小时给予针刺尤易收效。某些周期性发作的疾病，在发作时进行针灸更易收到效果。所以说掌握治疗时机也是非常重要的。

中医学历来重视辨证知经、因经选穴、因病定法的医疗方法。首先应当对疾病的来源明确诊断，包括内因、外因、不内外因等等。诊断的目的是要分清疾病的阴、阳、寒、热、表、里、虚、实。如果诊断不明，就不能认准疾病所在的经络，也就无法选取穴位和手法，更谈不到疗效了。

在穴位方面，除了需要在症状发生部位准确选穴以外，关于何病采取近取或远取的方法，均应当依据病症来选择，这样方能收获疗效。

在手法方面，医师是根据病证的虚实性质而决定用补法或泻法的。例如针刺同一穴位，因为补泻手法选择不同，其所起的作用也就不同。所以手法不合适，反而容易导致“虚实夹杂”的不良后果。因此手法的掌握和选择，在治疗上尤为重要。

第三章　经络与骨度

第一节　经络

《灵枢·经脉》曾经提到，人体有十二经脉和奇经八脉。十二经脉是手三阴脉、手三阳脉、足三阴脉、足三阳脉。奇经八脉是任脉、督脉、冲脉、带脉、阴维脉、阳维脉、阴跷脉、阳跷脉。

奇经八脉除去任、督二脉有专穴外，剩余的六条经脉皆无专穴。如阴维脉、阴跷脉附属于足少阴肾经，阳维脉、阳跷脉附属于足太阳膀胱经。带脉附属于足少阳胆经，冲脉亦附属于足少阴肾经。因此后世针灸学家把十二经脉加上任、督二脉，共称为十四经。

经是直行的，有十二经脉和奇经八脉。络是旁行的，共有十五络脉以及十五络穴。它们的主要作用均为流通气血，荣养周身，并与内脏器官有所联系，其分布的情况表现出生理、病理的变化。通过经络和脏腑之间的相互关系，可以确立从整体观念出发的治疗准则。这不是脱离临床单独成立的理论，而是古人在实践中所发现的治疗经验。因此以经络学说作为指导治疗的依据意义重大，而我们在学习针灸前先研究经络学说，是有其必要性的。

十五络穴及络属关系

<table>
<tr><td rowspan="3">阳经</td><td>手太阳小肠经</td><td>支正</td><td>足太阳膀胱经</td><td>飞扬</td><td rowspan="3">督脉</td><td rowspan="3">长强</td></tr>
<tr><td>手少阳三焦经</td><td>外关</td><td>足少阳胆经</td><td>光明</td></tr>
<tr><td>手阳明大肠经</td><td>偏历</td><td>足阳明胃经</td><td>丰隆</td></tr>
<tr><td rowspan="3">阴经</td><td>手太阴肺经</td><td>列缺</td><td>足太阴脾经</td><td>公孙
脾之大络：大包</td><td rowspan="3">任脉</td><td rowspan="3">鸠尾</td></tr>
<tr><td>手少阴心经</td><td>通里</td><td>足少阴肾经</td><td>大钟</td></tr>
<tr><td>手厥阴心包经</td><td>内关</td><td>足厥阴肝经</td><td>蠡沟</td></tr>
</table>

十二经脉中的气血运行是周期流转、循环不息的。由手太阴肺经开始，至足厥阴肝经而终，复交于手太阴肺经。一脏一腑，各有表里，各有联系。

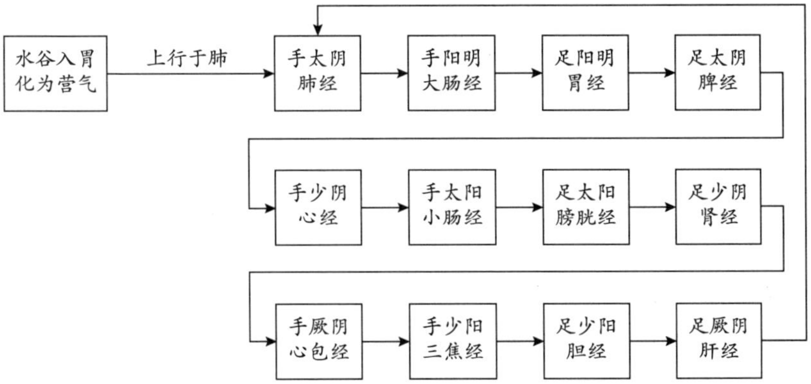

十二经脉的气血运行顺序

第二节　十二经脉

关于十二经脉的经络循行如下：

手太阴肺之脉，起于中焦，还循胃口，上膈，属肺系，出腋下，至肘臂，入寸口，出之大指之端。

手阳明大肠之脉，起大指次指之端，出合谷，行曲池。上肩，贯颊，挟鼻孔。下齿，入络肺，下膈，属大肠。

足阳明胃之脉，起眼下，入齿，环唇，循喉咙。下膈，属胃，络脾，下挟脐，至膝下，入足中趾。

足太阴脾之脉，起大趾之端，上膝股，入腹属脾。络胃，上挟咽。连舌本，散舌下。

手少阴心之脉，起于心中，出心系。下膈，络小肠，复上肺，出腋下，至肘，抵掌中。入小指之内。其支者，上挟咽。

手太阳小肠之脉，起小指之端，循手外上肘，绕肩，入络心，下膈，抵胃，入小肠。

足太阳膀胱之脉，起目内眦，上额交巅，下脑后，挟脊抵腰，入络肾，下属膀胱，循髀外，下至踝，络足小趾。

足少阴肾之脉，起小趾之下。趋足心，循内踝。上股，贯脊，属肾，络膀胱。循喉咙，挟舌本。其支者，出络心。

手厥阴心包络之脉，起于胸中，属心包络，下膈，历三焦，出腋，入肘，抵掌中，循中指之端。

手少阳三焦之脉，起小指次指之端循手表，上贯肘，入缺盆，布膻中，络心包络，下膈属三焦。支者出耳上角。

足少阳胆之脉，起于目锐眦，绕耳前后，至肩下，循胁里，络肝属胆，下至足入小趾之间。

足厥阴肝之脉，起大趾丛毛之际，上足跗，循股内，过阴器，抵小腹。属肝，络胆。挟胃，贯膈，循喉咙，上过目系。与督脉会于巅顶。

十二经脉循行规律及起止穴位

<table>
<tr><th colspan="2"></th><th colspan="3">手</th><th colspan="3">足</th></tr>
<tr><td rowspan="3">阳</td><td>太阳</td><td>小肠经</td><td>自少泽至听宫</td><td rowspan="3">由手走头</td><td>膀胱经</td><td>自睛明至至阴</td><td rowspan="3">由头走足</td></tr>
<tr><td>少阳</td><td>三焦经</td><td>自关冲至耳门</td><td>胆经</td><td>自瞳子髎至足窍阴</td></tr>
<tr><td>阳明</td><td>大肠经</td><td>自商阳至迎香</td><td>胃经</td><td>自头维至厉兑</td></tr>
<tr><td rowspan="3">阴</td><td>太阴</td><td>肺经</td><td>自中府至少商</td><td rowspan="3">由胸走手</td><td>脾经</td><td>自隐白至大包</td><td rowspan="3">由足走腹</td></tr>
<tr><td>少阴</td><td>心经</td><td>自极泉至少冲</td><td>肾经</td><td>自涌泉至俞府</td></tr>
<tr><td>厥阴</td><td>心包经</td><td>自天池至中冲</td><td>肝经</td><td>自大敦至期门</td></tr>
</table>

第三节　奇经八脉

奇经与十二经脉不同，因为它无表里配合，故曰奇经，分别是任脉、督脉、冲脉、带脉、阴维脉、阳维脉、阴跷脉、阳跷脉八条经脉。

任脉起于会阴，循腹部中线，行于身之前。督脉亦起于会阴，循后背脊中，而行于身之后。冲脉亦起于会阴，挟脐而行，直冲于上。带脉横围于腰间，状如束带。阳跷脉起于两侧足跟中，循着外踝上行于身之左右。阴跷脉亦起于两侧足跟中，循着内踝上行于身之左右。阳维脉起于诸阳之会，在外踝下一寸金门穴，与诸阳经相会而上行，由外踝而上行于卫分。

阴维脉起于诸阴之交，在内踝上五寸筑宾穴，与诸阴经相交而上行，由内踝而上行卫分。

关于奇经八脉各自的主导作用，任、冲二脉主身前之阴，督脉主身后之阳，带脉横束诸脉，阳跷脉主一身左右之阳，阴跷脉主一身左右之阴，阳维脉主一身之表，阴维脉主一身之里。

经络学说是古人在临床实践中所确立的学说，针灸穴位也是根据各经的症状表现而拟定的。多年的临床实践证明，经络学说是合乎科学原理的。所以古人说："不明经络，开口动手便错。"《黄帝内经》又说："经脉者，所以能决死生，处百病，调虚实，不可不通。"

奇经在十二经脉体系之外自成一个体系。尤其是任督二脉，如能气血贯通，对于养生是很有帮助的。如督脉的行径与脑和脊髓是有关系的，从它的病变来看，《素问・骨空论》云"督脉为病，脊强反折"，张仲景在《金匮要略》中也提到"刚痉""柔痉"的概念，因此督脉病变的症状主要是颈项强直，角弓反张，头摇口噤。任冲二脉，在中医典籍中多相提并论，所谓"冲为血海，任主胞胎"。任脉起中极之下，行腹部之中，位置相当于女性子宫处，又说"任者妊也，为妇人生养之本"。再以任脉的病变来说，《素问・骨空论》云："任脉为病，男子内结七疝，女子带下瘕聚。"冲脉由腹部两侧上行，至胸中而散，恰好行经卵巢部位。所谓"冲为血海"，说明与卵巢内分泌机制有关。如有病变，则是"动苦少腹痛""有癥瘕""女子绝孕"。《素问・上古天真论》云："任脉通，太冲脉盛，月事以时下，故有子。"对于男子来说，《灵枢・五音五味》云："宦者去其宗筋，伤其冲脉，血泻不复，皮肤内结，唇口不营，故须不生。"总之，奇经八脉中督脉与脑组织和脊髓相关，任冲二脉与男女性腺及生殖器有关，其他五经与人体泌尿系统及生殖系统也是互有关联的。

第四节 骨度

《灵枢・骨度》曾记载，骨度法是以骨度来测量不同人体体表距离的一种方法，也是针灸医师用以决定腧穴位置的法则。古书对穴位的距离和进针的深度，都以"几寸"或"几分"来计算。这种尺寸是根据患者的个人条件不同来分别来折合计算的，所以铜人腧穴图中将这种计算方法命名为同身寸折合法。

取穴法之基准，可分为二种：一为天然之基准，一为人为之基准。天然之基准多借身体固定不移之位置，如骨骼之突起部，或是乳房、髁、关节、软骨、肌腱、肌腱皱纹，以及爪甲、发际、眉、眼、口、鼻、耳、脐、前后阴等。人为之基准因其局部可以变更天然部位，因而呈现出一种适宜姿势取穴的方法，如听会、翳风需要张口取穴，下关需要闭口取穴，曲池需要屈肘、拱手取穴，等等。

一、骨度法

人体的骨度计分全身、头部、面部、颈部、胸部、腹部、背部、上肢部、下肢部，以不同的人体及不同的部位，用同身寸来折合。

全身：自头顶至足跟长七尺五寸。

头部：头之大骨（头盖骨）周围长二尺六寸。目内眦至目外眦为一寸。以上为取头部穴位横寸标准。前发际至后发际计一尺二寸，如前后发际不明者，可以从枕外粗隆上至眉心折作一尺二寸，或由眉心上三寸为前发际，大椎上三寸为后发际。以上为取头部穴位直寸标准。

面部：两颧之间相距七寸。

颈部：喉结至缺盆中长四寸。

胸部：缺盆中至髃骬（剑突）长九寸，这是胸部直行寸标准。两乳之间宽八寸，这是胸腹部横行寸标准。

腹部：髃骬至脐心长八寸，这是上腹部直行寸标准。脐心至横骨长五寸，这是下腹部直行寸标准。

背部：大椎至尾骶骨作三十寸，这是背部直行寸标准。背部横行寸标准是用中指同身寸作为一寸。

上肢部：腋至肘横纹长九寸。肘横纹至腕横纹长一尺二寸。

下肢部：内踝上缘至阴廉穴折作二十七寸。膝腘窝横纹以上折作十三寸。膝腘窝横纹以下折作十四寸。外踝上缘至承扶穴折作二十八寸。膝腘窝横纹以上折作十三寸。膝腘窝横纹以下折作十四寸。

除此以外，古代针灸医师还经常用中指同身寸的计算方法来测量距离，就是令患者的中指弯曲，取第一节与第二节横纹端之间的距离为一节，一节即为一寸。这个方法适用于测量四肢和背部的横向距离，其他位置则仍应采取部分折量法，不宜应用同身寸的计算方法。

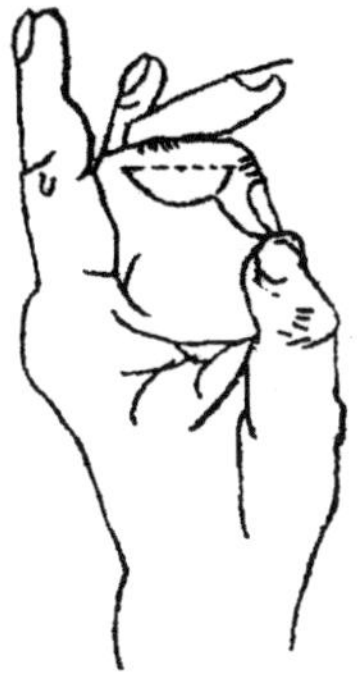

中指同身寸

针灸疗法除应明确诊断与手法外，经穴位置也很重要。如认穴不准，难免有毫厘千里之谬，所以取穴必须认清骨度。但是，临床实践中不要过于教条，最好是以文献上所说的肢体尺寸来折合。

二、现行的穴位度量法

为了便于测定距离，提高孔穴定位的准确性，医师一般会采取分区划线法进行定位，并将线上的穴位按照折量寸或解剖特点作为标准。

（一）头部孔穴度量法及划线法

头顶部的孔穴，可按划线及折量寸的方法进行定位；耳、鼻、眼、口与颊部的穴位，则按分区或其解剖特点进行定位。

头部划线法，可分为以下两种：

1. 按眉眼部位划线法

（1）正中线：自眉心（两眉之中心点）直上进入前发际，经过颅顶向后直行到枕外粗隆上的凹陷处（脑户）为止。

（2）第一侧线：以目内眦为标准，向上直行绕过颅顶，到枕外粗隆的外上方（玉枕）。

（3）第二侧线：以直视瞳孔为标准，向上直行绕过颅顶，到颞骨与枕骨交界处（脑空）。

（4）第三侧线：以目外眦为标准向上直行，绕过头顶到乳突后缘直上陷中（头窍阴）。

本法简单易行，便于操作，但有时准确性较低。

2. 按头维穴与正中线中间折量划线法

首先定出头维穴的位置（额部发角斜上五分，在颞上缘与冠状缝的交界处），其次定出神庭穴的位置（正中线入前发际上五分），将二穴连线三等分，在其三分之一、三分之二交界处以及头维穴处为起始划出向上、向后的纵线，即成为头三条侧线。

本法较为准确，然而操作相对烦琐。因此在临床上，应当根据患者实际情况，斟酌选用最合适的方法。

（二）背部孔穴度量法及划线法

人体背部共有三条纵线，即正中线以及第一、二侧线。因而在背部取穴时，首先寻找其所在的纵线，而后以平某个脊椎棘突或棘突间隙作为测定的标准。

其划线方法为：

（1）正中线：将脊柱棘突相连的纵直线。

（2）第二侧线：以肩胛骨内缘为标准划一纵线，与正中线平行。

（3）第一侧线：在正中线与第二侧线之间。

（三）胸部孔穴度量法及划线法

胸部共有五条纵线，即正中线以及第一、二、三、四侧线。在胸部取穴时，也是先找其所在的纵线，而后以平第几肋骨或是第几肋间隙为测定的标准。胸部纵线的划法，其正中线与第四侧线比较简单。而第一、二、三侧线，由于胸部的形势是上窄下宽，且此侧线至乳头以下又呈直行，所以在划线方面比较复杂。

其划线方法为：

（1）正中线：即胸骨正中线，从胸骨柄上端的中点开始，下行至胸肋角的直线。

（2）第二侧线：由锁骨正中线稍呈弧形向外斜，正中线的距离逐渐增大，到乳头处则竖向下。

（3）第一侧线：走行于正中线与第二侧线之间。

（4）第三侧线：走行于第二侧线外侧，与第二侧线的距离等于第一侧线与第二侧线之间的距离。

（5）第四侧线：从腋窝中心起始，向前下方斜行至十一肋骨游离端（章门）为止。

（四）腹部孔穴度量法及划线法

腹部孔穴的测定是根据腹部划线及折量寸而界定的。腹部共有五条纵线，即正中线与第一、二、三、四侧线。在腹部取穴时，也是先找其所在的纵线，而后再用折量寸的方法确定。胸部与腹部的范围划分，是以肋骨下缘为分界线的。

其划线方法为：

（1）正中线：从胸肋角起始，沿腹白线的中间下行，经过脐窝到耻骨联合的中点。

（2）第三侧线：相当于锁骨正中线的延长线，其走行路径与胸部第二侧线相连。

（3）第二侧线：为正中线与第三侧线之间的平行线，与这两条侧线距离相等。

（4）第一侧线：先将第三侧线与正中线之间的距离四等分，再从内侧四分之一的测量点划出一条与正中线平行的直线，即是第一侧线。

（5）第四侧线：自十一肋骨游离端起，向前下方斜行至髂前上棘下缘的凹陷中。

第四章　针疗术

第一节　针的种类及应用

一、九针

古代所用的针具，大体可分为九种。因其形状不同，用途亦因之而异，有圆柱体、二面刃、三面刃、尖头、圆头、粗、细、长、短等各种不同样式，其作用分别包括放血、排脓、放水、按摩、通络祛邪等。《素问·针解》记载：“九针之名，各不同形者，针穷其所当补泻也。”又说：“九针最妙者，为其各有所宜也。”

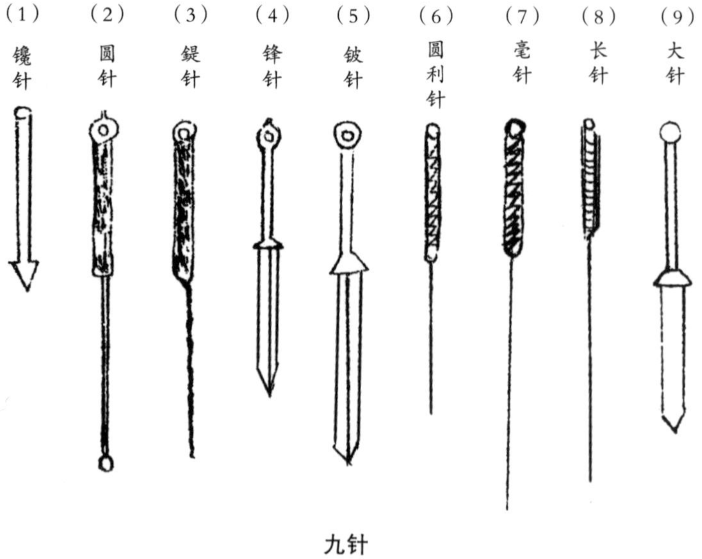

九针

九针

九针	名称	长度	《九针十二原》功用	《九针篇论》功用
1	镵针	1.6 寸	去泻阳气	主热在头身者
2	圆针	1.6 寸	揩摩分间，不得伤肌肉者，以泻分气	主治分肉间气满
3	鍉针	3.5 寸	主按脉勿陷，以致其气	主按脉主气令邪气出
4	锋针	1.6 寸	刃三隅以发痼疾	主痈热出血
5	铍针	4 寸，宽 2.5 寸	主取大脓	主大痈脓两热争者
6	圆利针	1.6 寸	主取暴气	可以深内
7	毫针	1.6 寸	取痛痹	主寒热痛痹在络者
8	长针	7 寸	取远痹	主取深邪远痹
9	大针	4 寸	主泻机关之水	主取大气不出关节者

二、现代针具

临床上常用的针具有毫针、圆利针和三棱针。毫针针体较细，针尖不太尖锐，分长短两种。长针三至四寸，适用于胖人或刺深部用之。短针五分至二寸，普通穴位皆可应用。圆利针则针质较硬，针身较短，针头尖锐，仅适用于浅刺。三棱针的尖端为三棱形，非常锐利，主要用于放血。

除此以外，皮肤针与管针也会被偶尔使用。皮肤针是五枚或七枚短小的普通针，排成梅花形或七星形，用线缠好，露出五六分的针尖，夹于劈开之竹柄上近端三四分处，再用线缠紧。施术时持柄向皮肤上轻轻捶打，适宜于皮肤或肌肉麻痹以及瘫痪诸症，在儿科中使用尤为广泛。管针是用金属制成的圆管，孔洞大小以通过针柄为准。但针管须较所用之针短三分。用时将针插入管内，迅速打入皮肤内，用以代替押手，并减少疼痛。

第二节　针的材质、名称、修理与保存

一、针的材质

古代最早使用石制的针，后来改为骨针、竹针，以后又随着社会进步

以及手工业的发展，改为使用铜针、马口铁针、银针等。目前市面所售的针具是不锈钢或合金材质的，它的优点是富有弹性，不易生锈，适于应用。

二、针的名称

全针共分为四部分。手持处叫针柄，紧接针柄处叫针根，针端叫针尖，针根与针尖之间叫针体。

三、针的修理

工欲善其事，必先利其器。既然针具是治病的工具，术者就应当很好地爱护它，并要善于修理。如针尖过于迟钝，或是针体出现弯曲，不但影响进针，而且容易使患者感到疼痛，以致影响治疗。现将注意事项及修针方法简述如下：

（一）注意针尖锐钝

修针时应先注意针尖，若针尖太钝则不易进针，此时可用细磨石来磨，但不宜磨得太尖，以防止针尖在刺入皮肤时碰成钩状，在操作及起针时容易勾住肌肉纤维，或刺破小血管，影响治疗效果。所以在磨细针尖后，还应将尖端稍稍磨秃，用棉纸蘸牙粉或牙膏将针擦亮，并在纸上扎入抽出，反复试之，无杂音时方可应用。

（二）注意针体有无弯曲或硬弯

如有弯曲，可用手将针捋直。有硬弯则很容易折断，可弃而不用，以免发生折针事故。

四、针的保存

藏针的原则是防止生锈，避免针体弯曲及针尖损伤。用过的针具经检查、修理、消毒后，应放在干净玻璃管内，管底须垫上棉花，以免放针时碰损针尖。

第三节　针的操练法

以右手拇指、食指持针，中指辅助，似持毛笔一样，针体需经常保持垂直。在刺针时，必须集中目力，心意专一，精神贯注在针尖与入针部位。在进针时，主要靠右手的腕力和指力来进行提插捻转。上下提插只在一至三分以内，左右捻转在180°～360°。

注意事项：

1）指力和腕力需要力度适当，不要过强或过弱。过强则易使针体弯曲，或造成钝尖。过弱则针尖部压力减弱，不易刺入。故必须腕与指力度适当，使针体垂直方易进针。

2）针体必须和刺入方向保持一致，否则易发生折针或弯曲等情况，并且如果指力不能作用到针尖，则会进针困难。

3）在捻转时一定要带有提插的动作，否则捻转困难。在提插时也要带些捻转的动作，否则不能发挥针刺应有的作用，难以获得满意的疗效。

平时可以进行进针练习，方法如下：取适量脱脂棉揉团成球，外用棉线缠绕，握在左手内，右手持三寸长针渐渐捻进棉球内。在练习时，先要一针一针地穿透棉球，如此练习十次八次可以略微休息，然后继续作捻转的练习。在练习至操作熟练而腕部不感到酸楚时，可将棉球缠线数十圈，再换五寸长针，照前法练习，待技术熟练自如后方可临床治疗。

第四节　针灸禁忌与禁穴

一、针灸疗法的禁忌和禁穴

必须明确针灸疗法的禁忌和禁穴，临床上才能不出偏差。《灵枢》所载的禁忌节录如下，以供参考：

（1）五夺：①形肉已夺。②大夺血之后。③大汗出之后。④大泄之后。⑤新产及大出血之后。以上情况均不可用泻法。

（2）五逆：①热病脉静，汗已出，脉盛燥。②病泄，脉洪大。③着痹不移，䐃肉破，身热脉偏绝。④淫而夺形，身热，色夭，及后下血衃，血衃笃重。⑤寒热夺形，脉坚搏。

（3）十禁：①新内勿刺，已刺勿内。②已醉勿刺，已刺勿醉。③新怒勿刺，已刺勿怒。④新劳勿刺，已刺勿劳。⑤已饱勿刺，已刺勿饱。⑥已饥勿刺，已刺勿饥。⑦已渴勿刺，已刺勿渴。⑧大惊大恐，必定其气，乃刺之。⑨乘车来者卧而休之，如食顷，乃刺之。⑩步行而来者，坐而休之。如行十里顷，乃刺之。

二、针灸禁忌问题

针灸禁忌问题在治疗效率、生命安全和医学伦理等方面均有相当重要的意义。为了避免医疗事故的发生，医师对这个问题必须加以重视。首先，要对患者的生理情况和病理状态有明确的认识和正确的判断。其次，要进行严密的消毒和恰当的手术处理。这些不仅仅是单纯禁针或禁灸，应当注意以下几点原则。

1）注意患者的生理情况和进针处解剖部位。尤其是在头颈、胸腔、腹腔等处进行治疗时，要注意在这些部位不宜作过深的刺入，需要严格遵循文献所载的刺入深度，以免刺伤重要脏器、组织。

2）注意患者之病理状态。如患者处于病久衰弱、过度疲劳、妊娠期等虚弱状态，或是患有严重贫血、心力衰竭、呼吸困难、精神异常、高度敏感、恶性肿瘤、急性阑尾炎等疾病时，要特别慎重考虑治疗方案，以防出现偏差。

3）手术消毒。需要根据科学理论，严格施行消毒措施。消毒位置包括医者的手和医疗器械，以及患者的治疗部位。

4）古代禁针穴和禁灸穴。古代相传的禁针、禁灸说法很多，这些说法众说纷纭，但并非闭门造车的乱说，而是在大量临床案例基础上总结的结果。按照古代文献的说法，禁针穴就是绝对禁刺的穴位，禁灸穴就是绝对禁灸的穴位。但《针灸新书》说：“凡禁穴未必皆禁，要穴未必皆要。要在医者善于运用而已。”因此需要我们在实践中辨证论治，具体问题具体分析。

禁针穴位包括：脑户、囟会、神庭、玉枕、络却、承灵、颅息、角孙、承泣、神道、灵台、膻中、水分、神阙、会阴、横骨、气冲、箕门、承筋、手五里、三阳络、青灵、海泉、颧髎。

禁针穴歌：

脑户囟会及神庭，玉枕络却到承灵，
颅息角孙承泣穴，神道灵台膻中明，
水分神阙会阴上，横骨气冲针莫行，
箕门承筋手五里，三阳络穴到青灵，
孕妇不宜针合谷，三阴交内亦通论，
石门针灸应须忌，女子终身孕不成，
外有云门并鸠尾，缺盆主客深晕生，
肩井深时亦晕倒，急补三里人还平，
刺中五脏胆皆死，冲阳出血投幽冥，
海泉颧髎乳头上，脊间中髓伛偻形，
手鱼复陷阴股内，膝髌筋会及肾经，
腋股之下各三寸，目眶关节皆通评。

禁灸穴位包括：哑门、风门、天柱、承光、头临泣、头维、丝竹空、攒竹、睛明、素髎、禾髎、迎香、颧髎、下关、人迎、天牖、天府、周荣、渊腋、乳中、鸠尾、腹哀、肩贞、阳池、中冲、少商、鱼际、经渠、地五会、腰阳关、脊中、隐白、漏谷、阴陵泉、条口、犊鼻、阴市、伏兔、髀关、申脉、委中、殷门、承扶、心俞、白环俞、脑户、耳门、瘈脉。

禁灸穴歌：

哑门风府天柱擎，承光临泣头维平，
丝竹攒竹睛明穴，素髎禾髎迎香呈，
颧髎下关人迎去，天牖天府到周荣，
渊液乳中鸠尾下，腹哀臂后寻肩贞，
阳池中冲少商穴，鱼际经渠一顺行，
地五阳关脊中主，隐白漏谷通阴陵，
条口犊鼻上阴市，伏兔髀关申脉迎，
委中殷门承扶上，白环心俞同一经，
灸而勿针针勿灸，针经为此尝叮咛，
庸医针灸一齐用，徒使患者炮烙刑。

除此以外，还应参考《新针灸学》中的说法：“孕妇怀孕五个月以下的，下腹部各穴不能针。五个月以上的连上腹部也不能针。”总之，凡孕妇禁穴和神经末梢部位，最好不针。”

第五节　施术时患者的体位

针刺时，患者的体位是非常重要的。如果体位不合适，很容易发生进针困难的情况，或患者因留针时间较长感到疲劳而自行移动体位，造成弯针、折针以及晕针的事故。因此，选用合适的体位，除了以方便医师入针为原则以外，还应尽可能使患者肌肉松弛而感觉舒适，方可进行治疗。

患者的体位，主要包括卧位与坐位两大类。

针刺施术时患者体位

卧位		仰卧位	应用范围很广，如刺前头部、面部、胸腹部、上肢掌侧、下肢前侧以及手足等部的穴位 会阴取穴可用截石位
卧位		俯卧位	取后头部、后颈部、肩、背、腰、骶部，以及下肢后侧诸穴
卧位		侧卧位	取侧头部、侧胸部、臀部及下肢外侧诸穴
坐位	头面部	仰靠位	取前头部及颜面部的穴位
坐位	头面部	俯伏位	取头顶、后头及后颈部的穴位
坐位	头面部	侧伏位	取侧头部及耳区的穴位
坐位	上肢	伸肘仰掌	取肘关节掌侧面的穴位
坐位	上肢	屈肘仰掌	取前臂及手的掌侧穴位
坐位	上肢	屈肘俯掌	取前臂及手的背侧穴位
坐位	上肢	屈肘拱手	取肩部及上肢桡侧穴位
坐位	肩、背、腰、骶部		可采取坐位的俯伏位，或俯卧位

除此以外，还有一些特殊的注意事项。按《黄帝内经》的说法，针刺下关时，应当闭口取穴；针刺犊鼻时，应当屈膝而不能伸膝；针刺内关与外关时，应当伸肘而不能屈肘；针刺环跳时，应当侧卧并伸下足而屈上

足，等等。

总之，选取体位时，主要是根据患者的具体情况来决定，对于初诊、年老、体弱及过敏的患者，应当尽可能地选取卧位，以免发生晕针等事故。此外术者也应注意自己的体位，以避免因体位不便而影响针刺的操作。

第六节　刺针的方向及深浅

一、针刺的方向

应根据针刺部位和治疗目的来灵活掌控针刺方向。

（1）直刺：针体和皮肤呈直角刺入体内。这种方法最为常用，不论是在表浅或深入的部位，均可应用。

（2）斜刺：针体和皮肤呈 35°～55°刺入体内。这种方向的针刺可深可浅，一般利用斜刺避开进针部位上的血管或瘢痕，或用来辅助寻找直刺时没有的针感，也可用于不可深刺的部位，如头部、颜面、胸部等。

（3）横刺：针体和皮肤约呈 15°刺入体内。这种刺法虽然进入皮肤的针体部分很多，但仍然属于浅刺法。但因为刺激范围较大，有时一针可以贯穿几个穴位，也容易引起牵扯性疼痛，因此需要注意。

二、针刺的深浅

针刺深度一般以文献记载为标准，但是还需综合考虑受针者的年龄、体型、刺入部位、感觉而灵活掌握。成人、肥胖者、感觉迟钝者以及在臀部、股部、肘部操作时，可以刺入较深；小儿、瘦弱者、肢体末端感觉灵敏或过敏者以及在头部、面部、胸部、肋部操作时，需要刺入较浅。

《素问·刺要论》说："病有浮沉，刺有浅深，各至其理，无过其道，过之则内伤，不及则生外壅，壅则邪从之，浅深不得，反为大贼，内动五藏，后生大病。"《素问·刺齐论》说："刺皮无伤肉，刺肉无伤筋，刺筋无伤骨。"总之，关于针刺深浅的选择要有原则和计划，所以古人所说的"浅深有致，远近若一"这句话，实为至理名言。

第七节　施术者之态度与施术前之准备

一、施术者之态度

针灸治疗，要想达到良好效果，除了明确诊断、熟悉穴位、掌握手法之外，施术者的态度也很重要。医师必须心平气和，庄重严肃，聚精会神，小心谨慎，如果举止轻浮，粗心大意，很容易引起患者恐惧或精神紧张，造成进针或退针的困难以及晕针或折针的危险。操作时更要随时观察患者的表情，并询问进针后的感受。所以古人说："目无外视，手如握虎，心无内慕，如待贵宾。"又说："神在秋毫，属意病者，审视血脉，刺之无殆。"在留针时，更要随时观察患者神色，不可离开患者他往，以免发生事故不能及时处理。

二、施术前之准备

1）手术室的温度要适宜。

2）刺针以前，先确定入针的深浅程度和患者的体质情况。

3）指导患者选择适当体位。

4）定好穴位以后，要做好严密消毒工作。先用2.5%碘酒在手术区消毒，然后再用78%酒精将碘酒脱去。同时在术者治疗前应用肥皂洗净双手，并用酒精消毒。

5）术者自己的体位和姿势也要适当，这样操作才能持久。此外，对于初次受针，或身体衰弱、精神敏感，以及过于紧张的患者，应进行适当的解释，解除其精神负担，并应当告其在针刺过程中不要移动。如果有任何不适感觉，要随时告知医生。至于对小儿、老人、体质过胖或过瘦者以及衰弱、贫血、神经过敏等患者，都要根据患者的体质、病情来灵活选择治疗的方法。对于因种种原因不宜选择针灸治疗的患者，应当向患者说明情况，婉言谢绝，切不可草率从事，以免发生事故。

第八节　进针法

进针法是针刺操作技术中重要的一部分。如果掌握不好，就会给患者带来不必要的痛苦，同时也影响疗效。在学习进针法以前，先要掌握押指法，才能达到进针不疼痛的目的。

一、刺针押指法

刺针押指法，在进针技术上非常重要。无论采取何种进针法，都要配合押指手法，共同操作才能达到进针快速、减轻疼痛的目的。现将临床常用的几种押指法列举如下：

1. 指切押手法

以左手拇指或食指的爪甲用力按压在应针之穴位上，将针沿爪甲刺下。这种押手法适用性很强，故而广泛采用。

2. 拇食指押手法

以左手之拇、食两指之指端相扣成环状，其余手指张开按压皮肤表面，以防动摇，针即从两指缝间刺入。这种手法也很常见。

3. 相对押手法

将左手之拇、食指相对张开，呈平行状，同时在皮肤表面上向对侧推移，使成皱襞，将针作水平式刺入。此法多用于胸背部及应浅刺的部位。

4. 平掌押手法

将五指紧紧靠拢，平掌放于所刺部位上，然后将针由指缝中刺入。此法适用于腹部及腰部等处。

押指可以保持和固定针体位置，不让它倾斜和弯曲；可以防止穴位皮肤在进针时滑动，或患者因针刺时感觉疼痛而移动体位；可以防止患者在受针时身体发生不由自主的摇摆、颤动；在押指固定皮肤和肌肉后，进针较为容易；受针部位经过押指按压，神经可处于暂时的麻痹阶段，这时急速进针可以有效缓解痛感。

（二）进针的操作方法

进针时的操作目的，是要将针顺利刺入真皮以下，使患者减少疼痛或全无疼痛，常用的方法有下列几种：

1. 捻转进针法

本法又名缓慢捻入法，是在进针时徐徐捻转、边捻边进的方法。捻转的角度要适宜，针体要保持垂直。等到针尖透过真皮，感觉针下轻松时为止。这种方法普遍应用，适用性强。手法又分为两种：

（1）用押手：医师将手指押于被刺穴位上，或用食、中二指放平，轻轻夹住针体，押在穴位的皮肤上而进针。

（2）不用押手：医师单手持针捻转进入，或两手持针边捻边送。

以上两法，捻转时均应轻柔而缓和，逐渐将针捻进。切勿急躁，以免发生弯针，如弯针反而不易进入，甚至引起疼痛。

2. 刺入进针法

用押指切正穴位后，将毫针迅速刺入，到达一定深度，暂停片刻后，开始操作进针后的各种手法。此法适用于肌肉较厚的部位，或是神经过敏的患者。

3. 管针进针法

管针进针法据说起源于日本延宝年间，由杉山和一氏所发明，是由打入法改进的。用金属制成圆管，孔洞大小以通过针柄为准。长短比所用之针的长度短三分。操作时将针具插入针管，针柄一端透出针管三分许，另一端密接在皮肤上面。用左手固定针管，右手食指叠在中指背上，对针柄端拍打一下，针体即直入皮肤。操作要点是力量稳准而轻快，必须一次打过真皮，才能不痛。之后将针管上提退出，挟于中指及无名指之间。医师左手挟住针身，右手可施用各种手法。

本法用针管代替押手，进针迅速，可较快地透过真皮，对比其他进针法操作简便而不痛。此法易学易会，对于初学者颇为合适，但在头部、面部、胸部、四肢末端等肌肉薄、血管多的地方较难操作。

4. 长针进针法

在使用长针时，针身容易向周围弯曲，针体的重心不够稳定。若单靠右手捻插进针很是困难，必须用左手来协助。方法是用右手拇指、食指、中指执持针柄，左手拇指、食指挟持针身下段并向下按送。两手同时用力，边捻边进，步调一致，如此力量可以集中，针身可以保持垂直，进针才能迅速而流畅。等进针到一定深度后，也可以单用右手来独立操作。

5. 横针进针法

本法又名沿皮针法。用左手夹起穴位上的皮肤，右手持针以15°~20°的角度刺入。进针后，将左手放开，再进行手法操作。

6. 浅刺法

这是用短针或三棱针作浅刺的针法。用拇、食、中三指执持针柄，如握钢笔状，迅速刺入皮下，不用捻转手法，使其出血或不出血。此法多用于小儿疾病或成人急救。

7. 达摩针法

此法所用之针较为特殊，针体粗而针尖细，多用马口铁制成。操作时以左手拇指或食指按压在刺激点之旁，以固定穴位；用右手拇、食二指挟持针身，露出针尖三分左右，针柄上端抵于虎口肌上，借虎口肌及腕力的协助迅速刺入，针尖透过真皮后暂停片刻，即开始用指甲在针柄上进行上下循捋，以及摇动、进退提插等操作，最后出针。此法为广西派独有针法，故用者较少。

以上各种进针法及押手法，主要是以进针顺利、不痛为原则，至于采取何种进针法，则无须固定。

第九节　手法与补泻

"病有虚实，治有补泻"。针灸同一穴位，因刺激手法不同，其所发生的作用亦因之而不同。如用强烈而持久的刺激，就可以起镇静作用（泻法），如用轻微的、短促的刺激，就可以起到兴奋作用（补法），这就是手法操作的基本原则。而古代文献所载如补、泻、迎、随、呼、吸、捻、转等不同的手法，虽然皆在补泻范围之内，但是其精微奥妙之处完全是根据患者的具体情况来施行的。因此用针灸来治疗疾病，就必须掌握补泻手法。

用针之妙，首在补泻，如不能掌握此二法，不但疗效不高，且有"实实虚虚"之弊。

第十节　进针后的手法

进针后的手法，是针刺治疗的关键问题之一，目的是要探寻神经，针对疾病特点给予适当的刺激，以求达到良好的治疗效果。

《标幽赋》云："气之至也，如鱼吞钩饵之浮沉。"《黄帝内经》云："刺之而气不至，无问其数。刺之而气至，乃去之，勿复针。"气至是医师将针刺入皮肤后针下出现沉紧的感觉，同时患者也有酸、麻、重、胀等感觉，此时就可以施用补泻的手法，所以入针后应当观察患者反应，体会患者的感觉。这也是医师主要的操作技术。

一、基本操作方法

针灸操作的方法很多。无论是强刺激还是弱刺激，一定要找到神经，再进行应用的手法。基本操作方法包括进、退、捻、留、捣等。

（一）进针

进针即将毫针从外向内刺入体内的方法。其要点为：

1）探寻神经，追求针刺时"气至"的感觉。

2）在找到感觉后，如果希望加强刺激，还可以再向里捻入，捻入较快时刺激就强烈，反之则缓和。

（二）退针

退针即将毫针从内向外退出身体的方法，但针尖不要退出皮肤。其要点为：

1）当毫针刺入一定深度，而患者的针感并不明显时，就可稍稍退针，可以略转方向，再行进针。但针退到中途时，若患者有了感觉，就可以抓住时机，将针捻动，以保持针感。

2）当患者因针刺过猛、刺激太强而出现不适的感觉时，为了减轻刺激，也要进行退针。

（三）捻针

捻针即在进针、退针或是不进不退时，将针体在原处捻转。其要点为：

1）用捻针的手法来寻找针感。

2）获得针感后，调整捻转的角度、次数、速度、轻重，来控制刺激的强弱。

（四）留针

留针即在体内将毫针停住不动。其要点为：

1）留针的目的是为了延长刺激的时间。

2）针入皮肤内，若皮肤过于紧张或过于松弛而不产生感觉时，需要留针。

（五）捣针

捣针即将毫针上下反复捣动。其要点为：

1）患者在进针后没有针感，经捻转操作后针感仍不明显时，就可以进行捣针，到获得针感为止。

2）为了加强刺激，可以进行捣针操作。捣针时操作幅度不要过大，连捣几下以后，需要间歇片刻，同时要随时观察患者表情。此法对于年老及过敏或体弱的患者应当慎重使用。

二、各种手法及适应证

（一）现代手法

现代手法可分为强刺激与弱刺激两大类，每类包括许多不同的手法。在进针后应按患者的症状及需要，来选用合适的手法。

1. 弱刺激法

弱刺激法通常被称为补法，有单刺、旋捻、回旋、细振、皮针、微针六种操作方式。弱刺激法所用的毫针较细，在技术操作上，有快、轻、浅的特点，能够起着兴奋机体的作用，多用于治疗退行性疾病以及虚证和阴性疾病。

（1）单刺术：将针刺入一定深度，患者自觉有轻微酸、麻、重、胀时，不再施用留捻操作，即轻轻提起出针。这是一种单纯性的进针和出针方法。

（2）旋捻术：在进针到出针的完整过程中，始终不停地做着向右旋捻的操作，刺激力较单刺术略强。

（3）回旋术：又名缓刺激法。若进针时顺时针捻，则出针时就逆时针捻；若进针时逆时针捻，则出针时就顺时针捻。总之进针和出针的捻转方向相反。

（4）细振术：进针到一定深度后稍停片刻，开始作轻微震颤的操作，或者进针后用拇指或食指爪甲轻轻刮磨针柄上所缠金属丝，也能使针身颤动。

（5）皮针术：这种针法并不深入肌肉，而是在表皮与真皮之间刺入，深度在半分至一分左右，这也是一种轻刺激法。

（6）微针术：用细毫针以轻微的手法操作，进针到三分左右即可，捻动力要轻，作用范围较小，在短时间内轻轻出针。

2. 强刺激法

强刺激法通常被称为泻法，有雀啄、歇啄、劲捻、歇捻、乱针、置针六种操作方式。强刺激法所用的毫针较粗，在技术操作上有慢、重、久的特点，能够起着抑制及镇静机体的作用，多用于治疗进行性疾病、急性疾病以及实证和阳性疾病。

（1）雀啄术：进针到一定程度之后，略停片刻，即将针作一二分上下的提插捣动，好似麻雀啄食样的节律。到患者感觉针下发生酸、麻、胀、重等强烈感应时，稍停片刻，然后出针。

（2）歇啄术：就是在作雀啄术的时候，中间加入其他操作，一般有两种操作形式：

①进针到一定程度之后，稍歇片刻，开始作雀啄操作，待患者感觉强烈时即停止操作，稍候片刻，仍作如上之雀啄操作。如此反复进行，其间歇的时间长短和次数多少，可随病证的需要而决定。

②进针到三分之一时行雀啄术，略歇片刻，再进针三分之一，仍行雀啄术，又歇片刻，再进针最后三分之一，复行雀啄术，略歇，然后轻轻退针。在这段进针、出针手法操作过程中，共作三次雀啄，三次停歇。但在行雀啄术的过程中，当患者觉有强烈感应时，必须停止操作，停歇至患者感应消失时，方可再做第二、三次操作。出针时亦须等患者感应消失时，方可出针。

（3）劲捻术：在进针到出针的过程中，一直用较强之指力进行捻转，捻转的幅度要稍大一些，可兼做提插操作，等患者感觉反应强烈、忍无可忍之时，就不再捻动，略停片刻，待感觉消失后方可轻轻出针。这种手法刺激很大，宜慎重用之。

（4）歇捻术：在劲捻术操作时，中间加入几个间歇阶段。这也是一种比较重的强刺激法。

（5）乱针术：针刺入一定深度后，立即拔至皮部，略转方向，再行刺入，并以迟、速、上、下、左、右等不同手法进行反复提插。其深浅程度要根据穴位的肌肉厚薄、病情轻重而决定。

另外，在病灶局部范围内，按病情来决定穴位、针数、刺入深度来进行操作，也可被称为乱针术。

乱针术可使血液加速运行，有排毒、消炎、退肿、止痛的功效。此法对于局部皮肤肌肉神经机能减退，发生麻痹、瘫痪、萎缩等病变时效果良好。它可以激发和调整神经机能的作用。

使用乱针术时，针尖应注意避开该部位的血管和骨骼，避免引起损伤。要用较粗的针（26～28号针）进行操作，因其刺激力强，进针不要过深，不超过四分即可。

（6）置针术：进针到一定深度之后开始作捻捣提插等操作，待患者自觉针下发生酸、麻、重、胀等任何一种感应时就停止操作，放置不动留针，时间可按病证情况来规定，由五分钟至一二小时不等。

另外，临床上还可以采取多针久留、多捻久留、温针久留的方法。多针久留是指同时取数穴进针，之后一起留针。多捻久留是指进针之后略作捻转，获得针感后即行留针。在留针时间中段，可加做一次捻转操作，当患者再觉针感后，停止操作继续留针。直到留针时间结束时再做最后一次的捻转操作，等针感消失后轻轻出针。本法一般做三次捻转操作（前、后、中），也有不分阶段的情况，每隔数分钟就捻一次。温针久留是指进针到一定深度后，将艾绒搓成圆球，套在针柄上燃着，可以连续燃一至二壮。本法不宜在头面及胸背部施用。

置针术操作时需要注意以下几点：①此项针法刺激力较强，操作前先要判断患者的体质与耐受程度，来计划置针时间和用针数目。若是久病体虚、耐力较弱或不耐针刺的人，留针时间更应酌量。②刺针应将针身留在皮肤外五六分长，不可将针身完全刺入身体，以防齐根折断。③预先嘱咐患者不可移动体位，医生也不要离开患者，时时注意，不可疏忽。

3. 单纯浅刺法

对于治疗由于中枢神经系统疾病（如脑出血、脑脊髓膜炎、小儿急痫等）引起的神昏、痉厥、角弓反张、四肢抽搐、高热、发狂等，除选用远近穴位外，还可以用单纯浅刺法，刺到一定深度后立即出针，既不留针也不做操作。临床多用的刺激点包括印堂、人中、素髎、承浆、大陵、劳宫、神门、昆仑、太溪、涌泉、手足十二井、十宣等穴。在以上各穴中酌选数穴，配入针灸处方之中，同时应用，浅刺分许。如患者体壮，发生高热、神昏、痉厥、谵妄，或无高热但神识不清、胡言乱语、痉挛抽搐等症状，均可在手足十二井、委中、曲泽等穴处用粗针或三棱针浅刺出血，以达到止痉、退热、消炎等作用。此法收效迅速，需注意严密进行消毒。

4. 刺血法

本法又名浅刺、乱刺，是治疗神经麻痹（如肢体运动失常、局部皮肤及肌肉知觉异常）以及局部炎症的常用方法。可在肢体末梢或局部皮肤病灶范围内使用粗针或三棱针刺入一分许，也可随病症状况、病灶大小及患者身体强弱而调整。

本法刺激很强，疼痛明显，因此才能够引起感觉神经与运动神经的感应。主要作用是宣滞通涩、祛瘀生新，同时要明确刺血法是在症状发生处不计针数的浅刺或针刺出血，符合古人所说的“天应穴”“阿是穴”的概念，这与按特定穴位刺入的单纯浅刺法是有区别的。

（二）古代的各种补泻手法

古代针法，虽然可简单分为“补”“泻”两大类，但是每一类中的手法众多，作用亦多有不同。手法的选择是根据患者的不同症状而确定的。

部分手法的名称较为夸张，似近玄谈，如青龙摆尾、白虎摇头、烧山火、透天凉等，但这些操作在临床实践上又非常具体，说明这些手法是古人在临床实践中积累下的宝贵经验，而后世的各种手法多不能出其范围，所以学习中医学，如果望文生义是会有误解的。

补、泻二法，基本等同于现代医学所说的“兴奋”与“抑制”作用，远隔离刺激法（诱导法）就是《黄帝内经》所说的“上病取下”“下病取上”“左病取右”“右病取左”，也就是巨刺和缪刺的意义。以下是几种常用的手法：

1. 迎、随、补、泻

古语有云：“迎而夺之谓之泻，随而济之谓之补。”《黄帝内经》亦云：“迎而夺之，恶得无虚。”说是邪之将发，先迎而亟夺之，无令邪布。“随而济之，恶得无实”，说是邪之已过，随后以济助之，无令气忤。《难经》云：“迎而夺之者，泻其子也；随而济之者，补其母也。”《黄帝内经》是指整体受病的迎随补泻法，《难经》是指一经受病的迎随补泻法，虽然所论不同，但是以迎为泻、以随为补的原则是一致的。

（1）循经迎随：从十四经起止的循行路线，进行迎随补泻手法操作。迎随手法是由针刺方向而定的。

①迎：向着经脉循行的来路去取穴针刺，“迎”有迎头痛击的意思。

②随：跟着经脉循行的去路来取穴针刺，“随”似顺水行舟的意思。

循经迎随手法操作

经络走的方向	刺时针尖方向	迎随	补泻
手三阳从手走头	针尖向头	随	补
	针尖向手	迎	泻
手三阴从胸走手	针尖向胸	迎	泻
	针尖向手	随	补
足三阳由头走足	针尖向头	迎	泻
	针尖向足	随	补
足三阴由足走腹	针尖向腹	随	补
	针尖向足	迎	泻

（2）病势迎随：在疾病的不同阶段进行迎随补泻手法操作。

①迎：病势正在进行发作、上升猖獗的时期，应用各种泻法给病势以迎头痛击，使疾病来势顿挫，迅速减轻或消失。

②随：患者病势缠绵不愈、身体较为虚弱的时期，应用各种补法扶助正气，正复则邪自退。

2. 捻转补泻法

是捻针顺时针转或逆时针转，以及捻针时指力偏重于顺时针捻转或偏重于逆时针捻转的补泻手法。

（1）补

手三阳经和足三阴经的气血流动路线均是自下而上，如针这六经的左侧，捻针为逆时针方向，拇指向后、食指向前。

手三阴经和足三阳经的气血流动路线均是自上而下，如针这六经的左侧，捻针为顺时针方向，拇指向前，食指向后。

（2）泻

针刺手三阳经和足三阴经右侧时，捻针为逆时针方向，拇指向后，食指向前。

针刺手三阴经和足三阳经左侧时，捻针为顺时针方向，拇指向前，食指向后。

（3）陈宏纲氏捻转补泻法

不按经络循行的路线，入针得气后，如用泻法，不分刺左右侧，一概向外捻。用补法，也不分刺左右侧，一概向内捻。

3. 提插补泻法

从进针到出针的过程，以提、插、徐、疾不同特点进行操作的补泻手法。

（1）补：针刺某一穴位，须刺入一寸五分深时，就分作三次进针。每刺入五分深，留捻操作一次，最后稍停片刻，一次提起出针。古语云："三进一退谓之补，徐插疾提谓之补。"

（2）泻：针刺某一穴位，须刺入一寸五分深时，就一直进针到一寸五分深，留捻操作一次，然后将针提出五分，每提一次针，就留捻一次，共分三次将针提出皮肤。古语云："一进三退谓之泻，疾插徐提谓之泻。"

（3）其他：还有"渐出其针而疾按其穴"的补法与"疾出其针而不按其穴"的泻法。它们可以与其他手法配合应用。

4. 呼吸补泻法

本法是在患者呼吸时而进行出针、入针操作的补泻手法。

（1）补：在患者呼气时进针，吸气时出针。

（2）泻：在患者吸气时进针，呼气时出针。

5. 深呼吸追气补泻法

本法操作简单，而在临床实践中效果明显。

（1）呼吸补法：

①入针：令患者呼气一口（气息悠长为佳）而进针，略停，再进针，进入真皮后，再进针两次而止。

②候气：略刮针柄，或用微振术，以诱导气至，候至针动；或针下沉紧，或针边之皮高起、低落，即是气至。

③提插：气既至，将针提起二三分，停留时间约二十秒左右，插下。如此继续提插操作，共九次。

④呼吸：提插毕，令患者口中吹气一口、吸气三口（气息悠长为佳）为一次。以后每过十分钟，照前提插呼吸法行一次，如是共行四次为止。

⑤出针：令患者吸气一口，出针三分之一，再吸气一口，再出针三分之一，最后将针提出，急按其穴，勿使泄气。

（2）呼吸泻法：

①入针：令患者吸气一口，进针三分之二，略停，再进针三分之一，共两次进针而止。

②候气：静候十几分钟，针下沉紧，气已至。

③提插：将针提插六次（提插方式如补法）。

④呼吸：提插毕，令患者口中吸气一口，吹气三口（呼吸深长为佳，但虚者呼气不可过长）为一次，每十分钟行一次，共行三次为止。

⑤出针：令患者口中吹气一口，出针三分之一，再吹一口，又出针三分之一，最后将针提出，缓按其穴。

按：古之补泻要义，本为“迎随”之法，以后在“迎随”的基础上，发展出各种手法。但是手法越多，医师越难掌握，甚至以补为泻，以泻为补，颠倒杂乱，莫衷一是，导致医师与患者都会对针灸疗效产生怀疑。《黄帝内经》云：“宁失其时，勿失其气。”失气就谈不到迎随补泻，当然影响疗效。但是，气为无形之物，往来莫察，倘若不失其气，就必须用呼吸来协助，而呼吸是主气之升降的，如呼之则气升，吸之则气降，说明呼吸与气血循环有关。如能掌握呼吸补泻，对于治疗效果很有帮助。同时用此法必须操作适当，不要太过，以免发生偏差。

第十一节　退针法

一、退针概述

通过针刺手法达到治疗目的之后，患者感觉良好，或针下沉重感觉消失时即可退针，而在退针时宜用押手帮助进行。最好的方法，就是以消毒脱脂干棉围在针体近穴位四周并向下按压，然后将针缓缓提出，如此患者不感疼痛，亦不导致出血。退针后，用干棉揉按于穴位上，使刺伤之针孔迅速愈合，以免感染。

二、退针困难之原因

施行针刺后，每发生退针困难之事，其主要原因不外于弯针与滞针，因此必须认清原因，予以适宜处置。若不明其原因，盲目强行拔针，不但不能退出，且有折针的危险。

（一）弯针

弯针是指在入针后由于某种原因针体在体内弯曲的现象。弯针时，针柄常偏向一侧，进行捻针时，操作者能感到一种特殊的抵抗感，觉得针柄在体内难以捻动，同时患者也感到疼痛。因此发生弯针之后，医师在手法操作或出针时，均会有一定的困难。

1. 弯针的原因

1）由于强烈的刺激感引起了患者严重的肌肉收缩，以致弯针。

2）术者进针时手力不均，或用力过猛碰到坚硬的组织。

3）患者体位转动。

2. 弯针的处理

1）如是轻度弯针，可以按一般出针法将针起出。

2）若针体弯曲的角度较大则不易退针，此时可顺着弯针的方向轻轻摇动，向针柄倾斜的方向将针起出。有时针体可以发生多处弯曲，故在起针的时候常常要放开手指，观察针体弯曲情况，以便随时顺着弯曲的方向巧妙地将针起出。

3）若因患者体位移动所致，则应恢复刺针时之体位，再行起针。

（二）滞针

滞针是指毫针在体内一时性捻转不动，而且进退不能的现象。

1. 滞针的原因

1）针刺部位的肌肉过度紧张。

2）向同一方向捻针过度，以致皮下纤维组织缠绕针体。

3）留针时间过久。

2. 滞针的处理

1）继续留针，等待肌肉松弛时方行退针。

2）轻弹针柄，使其局部产生轻微的刺激，以缓解局部紧张。

3）若能捻进，可再捻进少许，趁着局部组织稍有松解时将针起出，若滞针原因是向一个方向连续捻针所致，则应向相反方向将针捻回后退出。

4）以手指循按针穴周围，或针刺上、下、左、右相距一二寸的穴位，大约二到四针之后可使肌肉松弛，则针便易退出。

二、退针之手技

古代退针亦分补、泻两种情况，所谓“泻则摇大其孔，补则紧闭其孔”。近代则更注重出针的不同方法引起机体兴奋或抑制。总之，不论用何种方法出针，必须采取轻捻慢提、边捻边提的方式，将针缓缓提出。另外还有不用捻转、将针轻提退出者，但也不要太快，以免碰破毛细血管而发生出血或遗留后遗症。如退针时发生出血，切勿慌乱，应迅速用干棉球揉按一二分钟即止。有时会有皮下出血，发生皮肤青紫或肿胀的现象，除了以干棉球揉按之外，还可在一段时间后用热手巾温敷数小时，血肿即可消失。

第十二节　晕针与折针

一、晕针

（一）晕针之原因

晕针是针刺时产生的刺激量超过了患者在当时生理状态下所能接受的

极限，导致暂时性血压下降，遂发生晕针现象。一般晕针之发生，常有以下两种原因：

（1）心理性晕针：多发生于神经过敏性体质的患者。患者因初次受针，心存恐惧，精神紧张。此时医者如不加以抚慰，亦未能适当控制针感，则晕针因此而发生。

（2）生理性晕针：患者身体极度羸瘦，虚弱，或是久病疼痛，或在针刺时体位不适，勉强支持，或因过度疲劳、饥饿，或留针过久以及刺激过于强烈。以上各种原因，均可引起晕针现象。

（二）晕针的症状

轻者仅有眩晕心烦、恶心呕吐等症状，重者则有颜面苍白，四肢厥冷，冷汗淋漓，瞳孔散大，血压降低，摇摇欲倒，甚至脉伏心停，知觉全失，或二便失禁，呈昏迷状态。此时如处理不当，患者常有生命危险。

（三）晕针的处理

处理晕针，首重争取时间，若不及时处理，拖延过久，会有不良的后果。

1）如果患者坐位时发生晕针，可立刻扶患者躺下，并将头部放平；如患者卧位时发生晕针（少见），可将其枕头取下，使头部放平。

2）发生晕针后，可针刺人中、少商、合谷、足三里等穴，用兴奋手法来救治。亦可灸百会数壮，同时给予温水饮用，有很显著的疗效。

（四）如何防止晕针

主要原则是按晕针发生的原因加以预防，要注意下列事项：

1）注意患者精神状态，除了从其言行外貌上观察之外，可在刺针前先以极轻微刺激试探之。对于反应特别敏感者，则应注意防止晕针发生。

2）注意患者生理状态，如身体是否羸弱，有无严重贫血，是否久病等。

3）注意患者当时情绪，如精神是否紧张不安，有无恐惧心理等。医者可于施针前简单解释针灸疗法之原理及作用。

4）尽可能采取卧位，使患者舒适，同时肌肉亦可因此而松弛。

5）对初次受针者及神经质患者，选穴宜少，刺激宜轻，可择远端部位，避免突然而强烈的刺激。

6）随时密切观察患者的神情，并询问入针后感应的强弱，医者可凭此灵活掌握手法，同时态度必须和蔼，使患者感到亲切而心理安定，则晕针自可避免。

二、折针

（一）折针之原因

折针是针在体内发生折断的现象。过去由于针的质量不好，比较容易折断。目前针的质量较佳，若能做好针刺前的检查工作并在施术时加以注意，则基本可以避免折针的事故发生。折针的原因如下：

1）针的质量不好，缺乏弹性。

2）针体若曾有弯折，或有锯齿样的损坏时，虽经捋直，也易发生折针。

3）若将针体全部插入皮肤以内，针根部容易折断。

4）针刺时突然引起患者强烈的肌肉痉挛，或患者体位移动，容易导致折针。

（二）折针之处理

万一遇到折针时，医者需要镇定处理，并告知患者不要惊慌，同时也不要乱动。如果针折断后，尚有部分针体留在皮外，可用镊子钳出；若折断部分全在皮内，而距皮下不远，则可用手指将穴位附近肌肉捏起，从下向上将针托出。如果用上法仍不能将针取出，就需要请外科医生慎重处理。倘在折针处位于脏器附近，更须即时处理，以保安全。

（三）如何防止折针

1）尽可能选用质量较好且富有弹性的针。

2）注意针刺前的准备工作，仔细检查针体。

3）避免突然的过强刺激。

4）在进针或留针时，针体不应全部刺入皮肤。

5）针疗前要嘱患者，在针刺过程中不要乱动，如有不适感觉或欲咳嗽，均应告知医者。

第十三节　出针后之“后遗感觉”

一、概念

针刺时，患者所感觉到的酸、麻、胀、重等现象，是在毫针刺激神经时所应有的反应，同时还可以根据这些现象的有无、轻重和范围大小来判断针刺的疗效。但是这种感觉是有限的，只有在手法操作、留针时以及出针后的一段时间内才会发生，之后应逐渐消失。若出针后这种感觉持续不止，甚至持续多日，则被称为后遗感觉，属于病理状态。造成后遗感觉之主要原因包括：刺激手法过强；患者酸、麻、重、胀感觉正在剧烈时即行出针；应用强刺激手法后留针时间不够，或在反应尚未消失即行出针；患者身体突然移动，针尖伤及神经纤维。

二、应对方法

首先需要尽量避免后遗感觉的发生。除了注意避免上述能引起后遗感觉的种种原因之外，更应在针灸治疗时掌握好刺激量及留针时间。当发生后遗感觉后，可在后遗感觉处循经远端部位取一二穴用轻刺激法进行针刺，则后遗感觉可以很快消失。

第五章　灸疗术

第一节　灸术之定义及研究

灸法是用特制的艾叶在体表的特定部位上进行点燃，借助艾叶特有的温热之性和气味刺激，达到治疗疾病或强身健体的目的。据古代文献记载，灸法具有助元阳、通经络、温中逐冷、补虚泻实、发郁散邪等功能。

在三十余年前，日本医学博士三浦仅之助氏等人用动物实验研究灸法，证明灸法可以改变血压，增加肠道蠕动，对神经和精神也有影响作用。他的实验结果发表之后，引起了医学界的重视。我国历代的针灸学家，很多人都偏重于针而忽略于灸，因此影响了灸学的进展。实际上，灸法与针法一样，治疗意义同样重大，因此应当重视，并予以进一步研究。

第二节　施灸之原料

古时灸法的种类很多，所用的原料亦不相同，如火筷灸、烟草灸、油捻灸、硫黄灸、艾灸等。但从古至今最常用的灸法仍然是艾灸。艾属于菊科植物，在我国遍地皆有，以蕲县产者最好。艾叶厚绒毛多，古人以其性温能降，气芳香，功能通经活络，有温气血、祛寒湿等很多优点，并且容易引火，温和有力。那种荡漾的温热感，不但可以渗透到深部，而且可向远处放散，使人感到非常舒服。

艾绒愈陈愈佳。因艾叶中含有一种黄绿色的挥发性油质成分，新制艾绒的油质尚存，灸时火力较强；若日久油质已经挥发，则火力柔和，所以古书上有“七年之病，求三年之艾”的记载，也就是说应当用陈艾来治旧病。所以选用艾时，应尽可能选择较陈者为宜。

第三节　灸的种类及用法

由于使用的材料不同，艾炷下面所垫的东西不同，施灸的程度不同，以及在艾内掺药与否之不同，灸法作用也有不同，兹列举如下：

一、按不同材料而分类

可分为艾、烟草、火筷、油捻、桑枝、桃枝、硫黄等。

二、按艾炷下面所垫不同而分类

1. 隔姜灸

以姜切片约三分厚，针刺数孔，上放艾丸，置于皮肤上，点燃。感觉灼痛时，将姜片微提起，片刻后仍放原处。当穴位上汗湿红润，按之灼热，即可止灸。

2. 隔蒜灸

本法以蒜片置于皮肤上，与隔姜灸操作类似，唯在灼热时并不移动，适用于痈疡初起之证。当病灶疼痛时，可灸至不痛；当病灶不痛或有麻木感时，可灸至痛。

3. 隔附子灸

本法多用于治疗疮瘘。以附子研粉，稍加白芨粉，以水和之成饼，置瘘孔上，以艾灸之。附子饼如被灼干，则更换一个，觉热为止。

4. 豉饼灸法

本法多用于治疗疽疮不起。用豆豉和菽、姜、盐、葱，捣碎制成饼，厚三分，放在疮上灸之，到内部觉热为止。已化脓者不可灸。

三、艾灸的分类

1. 艾炷灸

用细艾绒，不加入任何药料，制成圆锥形艾炷，置在皮肤上（直接灸）或放于姜片上再灸（间接灸）。艾炷大小不一，最大者如鸽卵，次者如半个枣大，再次者如半个枣核大，再次者如麦粒大，最小者如粟粒大。

前三种多用于无瘢痕灸，后两种瘢痕灸及无瘢痕灸都可以用。治疗时在艾炷尖端燃着，每用一个就叫一壮。艾炷大小及壮数多少，应按患者病症、年龄、体质来决定。

2. 艾条灸

本法是从艾炷灸发展而成的一种灸法。艾条是用细麻纸（或易燃的薄纸）紧裹艾绒卷成，亦可用手工式卷烟机制成。艾条形如纸烟，长六寸，比纸烟略粗。操作时持其一端，另一端接近皮肤施灸。本法使用简便，并且容易掌握刺激强度。广为适用。

按操作方法的不同，艾条灸又可分为两种。其一是温和灸，即连续给患者一种舒适的温和刺激；其二是雀啄灸，即用艾火刺激一下皮肤后马上离开，之后再刺激后离开，如此反复刺激。

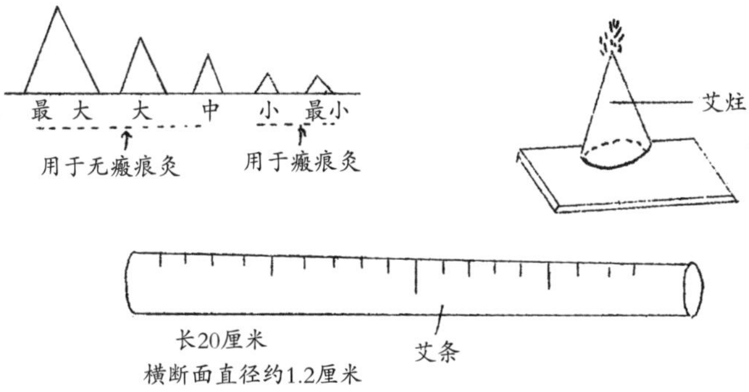

各种艾灸

3. 掺入药料的艾灸

（1）太乙神针灸法

艾绒三两	硫黄二钱	麝香一钱	乳香一钱
没药一钱	丁香一钱	檀香一钱	桂枝一钱
雄黄一钱	白芷一钱	杜仲一钱	枳壳一钱
皂角刺一钱	独活一钱	细辛一钱	穿山甲一钱

上药研末，放艾绒内拌匀，用纸搓成艾条，燃着吹灭，放在患者穴位上熨之。

（2）雷火神灸法

艾绒二两	乳香一钱	没药一钱	穿山甲一钱

硫黄一钱　雄黄一钱　川乌一钱　草乌一钱

桃树皮一钱　麝香五分

上药共研细末，拌匀，用纸卷之，如大爆竹粗细，长约一尺，外以鸡子清涂之，以防泄出药气，用时燃着。另以布一尺，叠成六层或八层，蒙于艾条燃着处，在穴位上熨之，在治疗时热气与药气俱从布孔中透出，入于毛孔，热减再燃，可连续灸十五分钟至二十分钟。

以上两种灸法，治沉寒积冷、筋骨疼痛、经络不舒等疾病，很有功效。

4. 灸器灸

灸器多为金属制成，形式多种多样。内放艾绒，多用于灸腰部及腹部。

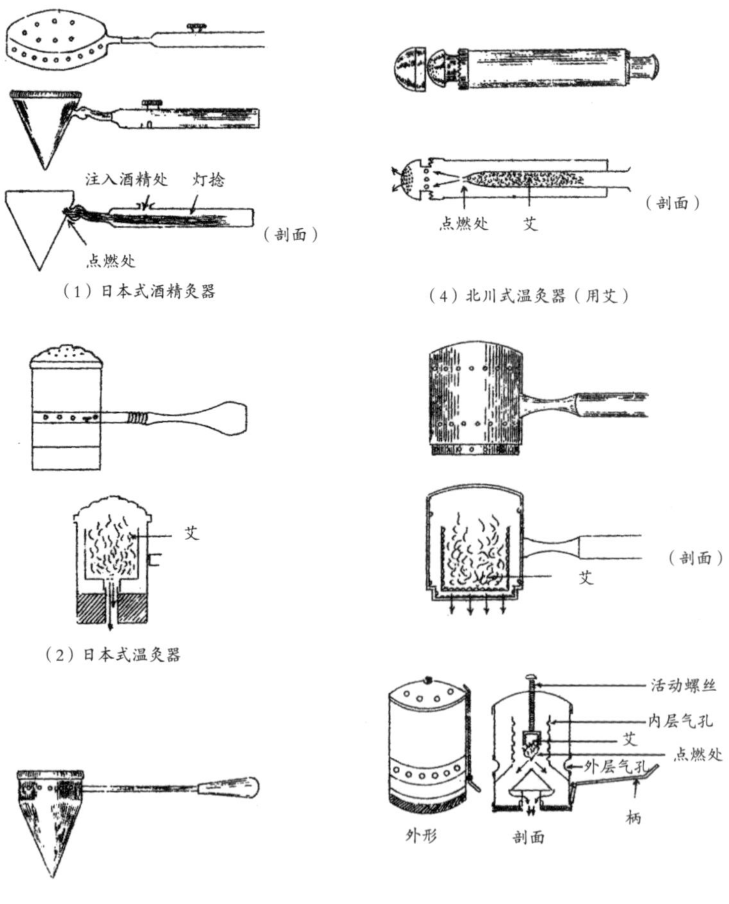

（1）日本式酒精灸器

（4）北川式温灸器（用艾）

（2）日本式温灸器

（3）日本式灸器

（5）南京制温灸器

各种灸器

第四节　灸法的种类及作用

一、瘢痕灸

医师将麦粒或枣核大小的艾炷点燃后直接放在穴位皮肤上，使皮肤发生火伤，结痂后即留下瘢痕。本法可以直入组织深部，效果明显，但近年来很少应用。

二、无瘢痕灸

医师不直接将艾绒放于皮肤上面，而是将艾绒置于姜片或蒜片上面再灸。本法仅使皮肤有温热感觉，不至于造成火伤，所以用者较多。

三、直接灸

医师在病灶局部直接施灸。

四、诱导灸（远隔离灸）

医师在与病灶有关的远隔部位施灸，如《黄帝内经》云“病在上取之下，病在下取之上，病在中旁取之”之意。

第五节　灸之作用及对身体之影响

根据古代文献记载，灸法具有助元阳、通经络、温中逐冷、补虚泻实、发郁散邪的功效，但是并未详细说明灸法作用的原理，而近年来日本部分学者研究灸疗学有不少成果，现在简单介绍如下，以供参考。

日本部分学者为探明灸法之本质，曾观察施灸之后皮肤组织的灸痕状态，发现灸法不但是一种热刺激，而且或许可使某种物质溶入血液中来发挥其治疗作用。后来，部分学者联想到烧伤致病的原理是因为人体局部因受热而所发生蛋白质异常分解，同时产生一种名为“火毒素”的毒素。有人曾进行试验，给予家兔过度的灸疗，就发现家兔逐渐憔悴，食欲减少，体重减轻，精神状态萎靡，其状态与蛋白质分解的症状相似。因此，灸的作用与火毒素有关系，如能掌握好灸的热度，使机体产生适当的火毒素来进行刺激，则有升高体温、兴奋神经、止痛的作用。灸法可以有效促进心功能及机体新陈代谢，提高红细胞、白细胞数量，促进内分泌活动，帮助机体营养吸收，达到增进身体免疫力的目的。

虽然日本对于灸法的研究较多，但是因其所用灸法多为瘢痕灸，因此理论与研究也是多从瘢痕灸入手的，而实际上瘢痕灸现在已很少被使用。其实，无瘢痕灸的疗效同样显著。如果医师操作准确，无瘢痕灸能够产生类似针刺的感觉，甚至比针刺感觉还要舒适。如为患者灸上髎、次髎，仅仅半小时后，患者首先感觉到小腹发热，之后从下肢到足部都产生了特殊感觉。此外，对于胃肠机能低下的患者，灸足三里可促进胃肠蠕动；灸神门可使失眠患者迅速进入睡眠。种种事例，若仅参考日本医家所提出的机体组织蛋白质变性的原理，恐怕疗效不会这样快速而显著。根据临床，目前认为灸的作用是借艾的温热之性刺激人体，达到调整高级神经的管制机能的目的。这与针法刺激的作用是一致的，医师应当进一步予以研究。

第六节　施灸时注意事项

施灸时应注意以下几点：①医生细心掌握灸法，以认真的态度进行灸治，否则会影响治疗的效果。②身体有毛发的部位不宜多灸，灸时要特别注意。③避免烧灼患者的皮肤，避免点燃周围其他的东西。④注意室内温度，保持空气流通，灸完要将艾熄灭，放于密闭的罐内，以免复燃。⑤对于急性传染病需要戒灸。⑥若让患者带艾条回家灸时，除告诉患者具体施灸的方法外，特别应嘱咐患者，灸完注意将艾全部熄灭，以免发生火灾。

第六章　经穴

第一节　手太阴肺经

一、经穴歌诀

手太阴肺十一穴，中府云门天府列，
次则侠白下尺泽，又次孔最与列缺，
经渠太渊下鱼际，拇指少商如韭叶。

二、经穴分寸歌诀

中府乳上三肋间，上行云门一寸许，
云在璇玑旁六寸，天府腋三动脉求，
侠白肘上五寸主，尺泽肘中约纹是，
孔最腕侧七寸拟，列缺交叉食指端，
经渠寸口陷中取，太渊掌后横纹头，
鱼际节后散脉里，少商大指内侧端。

三、见证歌诀

掌热心烦复善嚏，痰结膈中阻呼吸，
喘咳缺盆咽喉痛，腹胀脐右有动气，
乍寒乍热两乳痛，肩背疼痛悲歌泣，
溲数溏泄肤痛麻，鼻衄喉痹刺可已，
肺经见证故须记，治疗太渊与偏历。

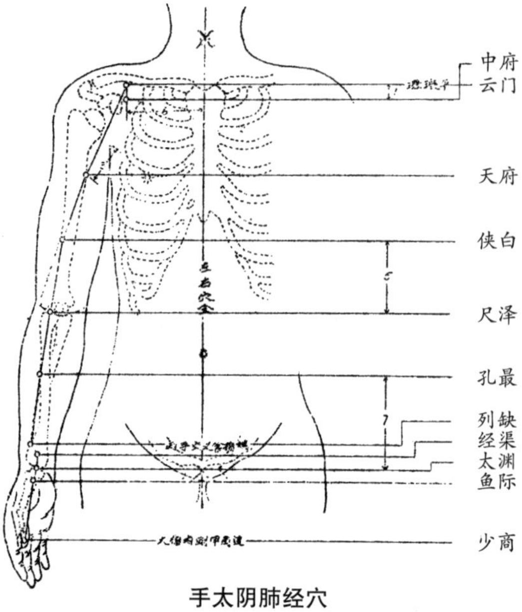

手太阴肺经穴

四、常用穴位

（一）中府

1. 穴属：手太阴肺经之募穴。

2. 位置：云门穴下方一寸，中行旁开六寸。

3. 解剖部位：在前胸壁之外上方，第二肋骨之外侧，胸大肌之上部。有胸肩峰动脉，胸外侧动脉，分布着肋间神经和胸神经前支。

4. 治疗：

（1）古代主治：肺病寒热，胸中热盛，喘咳气逆，肩息不得卧，噎食不下，膺肩连臂痛，汗出恶风，皮痛面肿，呕唾浊痰，四肢浮肿，腹胀，瘿瘤。

（2）现代主治：喘息，支气管炎，扁桃体炎，回归热，肺病，心脏病，头面和四肢浮肿，胸部疼痛。

5. 疗法：针三分深，灸五至十二分钟。

（二）尺泽

1. 穴属：手太阴肺经所入为合（水）。

2. 位置：肘窝横纹的桡侧两肌中间。

3. 解剖部位：在肱桡关节部，当肱二头肌腱的外方，肱桡肌起始部，有桡反动脉，分布着桡神经和前臂外侧神经。

4. 治疗：

（1）古代主治：肩臂痛，汗出恶风，善嚏，悲哭风痹，臑肘筋挛，臂不能举，喉痹，呕吐口干，咳嗽唾痰，咯血，寒热痎疟，四肢肿，短气，肺部膨胀，烦闷，劳热，喘满，腰脊强痛，小便数，小儿慢惊风。

（2）现代主治：肺结核（肺痨），咯血，支气管炎，胸膜炎，喘息，四肢麻痹（四肢不举），膀胱括约肌麻痹（小便失禁），精神病，前臂部痉挛，小儿搐搦（惊风），肩胛神经痛，偏瘫。

5. 疗法：针三分深，灸五分钟。

（三）列缺

1. 穴属：手太阴肺经之络穴。

2. 位置：腕桡侧上一寸五分。

3. 解剖部位：在桡骨之桡侧，茎突之上方，外展拇长肌腱之外缘，旋前方肌中，有桡动脉的分支，分布着前臂外侧皮神经和桡神经。

4. 治疗：

（1）古代主治：偏风，口眼㖞斜，手肘痛而无力，半身不遂，掌心发热，口噤不用，寒热似疟，呕沫，咳嗽，善哭，纵唇，健忘，阴茎痛，痫惊妄见，面目、四肢臃肿，肩痹，胸背寒栗，少气不足以息，尸厥。

（2）现代主治：头面神经痉挛或麻痹（抽动疼痛或口眼㖞斜），三叉神经痛，头痛，牙痛，喘息，偏瘫。

5. 疗法：针三分深，灸五至十分钟。

（四）经渠

1. 穴属：手太阴肺经所行为经（金）。

2. 位置：腕上一寸桡动脉侧。

3. 解剖部位：在桡侧屈腕肌腱与外展拇长肌腱之间，旋前方肌中，为桡动脉之通路。分布着前臂外侧皮神经和桡神经。

4. 治疗：

（1）古代主治：疟疾寒热，胸背拘急，胸满膨，喉痹，掌中热，咳逆上气，数欠，伤寒热病汗不出，暴痹喘促，心痛呕吐。

（2）现代主治：扁桃体炎（喉痹、喉风、喉痈、乳蛾），喘息，食道痉挛，呕吐、呃逆，欠伸，桡神经作痛或麻痹。

5. 疗法：针二分深，禁灸。

（五）太渊

1. 穴属：手太阴肺经所注为俞[①]（土）。

2. 位置：掌后横纹上，桡动脉侧。

3. 解剖部位：在桡侧屈腕肌腱的外侧，外展拇长肌腱的内侧，旋前方肌的下缘，舟状骨结节之外，上部有桡动脉，分布着前臂外侧皮神经和桡神经。

4. 治疗：

（1）古代主治：胸痹气逆，咳嗽呕哕，烦闷不得眠，肺胀膨膨，臂内廉痛，目生白翳和赤筋，乍寒乍热，缺盆痛引臂膊，掌中热，数欠，寒喘不得息，噫气上逆，心痛脉涩，咳血呕血，振寒咽干，狂言，口癖，溺色变，遗矢无度。

（2）现代主治：肺气肿（肺胀、胸痹），肺与支气管出血（咯血），咳嗽，肋神经痛（臂痛），结膜炎，角膜炎，失眠。

5. 疗法：针三分深，灸三分钟。

（六）鱼际

1. 穴属：手太阴肺经所溜为荥（火）。

2. 位置：大指本节后的桡侧，太渊穴前方一寸。

3. 解剖部位：在第一掌骨基底与舟状骨的关节部，即外展拇短肌的停止部，有桡动脉的分支，分布着桡神经。

4. 治疗：

（1）古代主治：酒病，恶风，寒热，舌上黄，身热头痛，咳嗽，呕哕，呕血，伤寒汗不出，痹疾胸背走痛，痰阻不得息，目眩心烦，腹痛食不下，肘挛肢满，喉中干燥，寒栗鼓颔，咳引尻痛，悲恐，乳痈。

---

① “五俞穴”及其“俞穴”为旧有说法，现行教材为“五输穴”“输穴”，请读者注意与“背俞穴”进行区分。

（2）现代主治：头痛，头晕，神经性心功能亢进，失眠，多汗症，扁桃体炎。

5. 疗法：针三分深，灸三分钟。

（七）少商

1. 穴属：手太阴肺经所出为井（水）。

2. 位置：大指桡侧，距爪甲约一分。

3. 解剖部位：在拇指末节爪廓之桡侧，有指掌侧固有动脉形成的动脉网，分布着正中神经而来的指掌侧固有桡神经和神经浅支。

4. 治疗：

（1）古代主治：项肿，喉痹，烦心呕哕，胸部满闷，汗出而寒，咳逆唾沫，唇干引饮，食不下，痎疟，振寒，手指挛痛，掌热寒栗，喉中鸣，乳蛾。

（2）现代主治：脑充血（卒倒，脸部红潮），口颊炎，喉炎，食道狭窄，黄疸，呃逆，齿龈出血，舌下软病（重舌），手指痉挛，腮腺炎，扁桃体炎，失眠盗汗，小儿搐搦。

5. 疗法：针一分深，灸三分钟。

第二节　手阳明大肠经

一、经穴歌诀

手阳明穴起商阳，二间三间合谷藏，
阳溪偏历历温溜，下廉上廉三里长，
曲池肘髎迎五里，臂臑肩髃巨骨起，
天鼎扶突接禾髎，终以迎香二十止。

二、经穴分寸歌诀

商阳食指内侧边，二间寻来本节前，
三间节后陷中取，合谷虎口歧骨间，
阳溪腕上筋间是，偏历交叉中指端，
温溜腕后去五寸，池前四寸下廉看，

池前三寸上廉中，池前二寸三里逢，
曲池屈肘纹头尽，肘髎大骨外廉近，
大筋中央寻五里，肘上三寸行向里，
臂臑肘上七寸量，肩髃肩端举臂取，
巨骨肩尖端上行，天鼎扶下一寸真，
扶突人迎后寸五，禾髎水沟旁五分，
迎香禾髎上一寸，大肠经穴是分明。

三、见证歌诀

面痛齿痛腮颊肿，鼻流清涕及血涌，
目黄口干耳鸣聋，喉痹肩臑臂皆痛，
气满一切皮肤病，大指次指为一统，
合谷列缺取为妙，刺后方知有奇功。

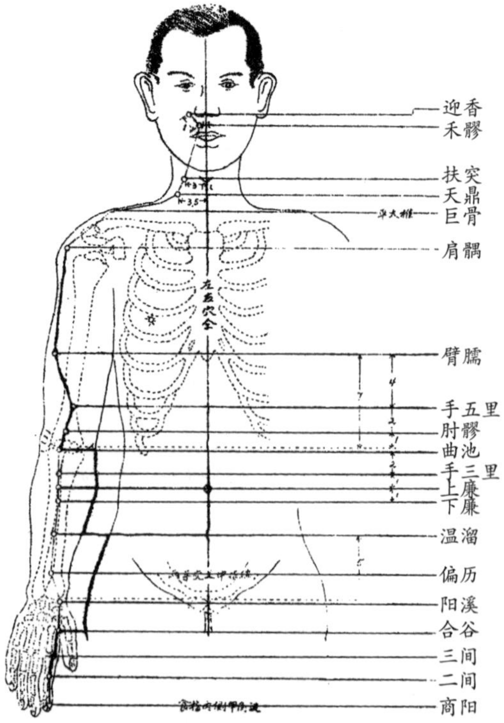

手阳明大肠经穴

四、常用穴位

（一）商阳

1. 穴属：手阳明大肠经所出为井（金）。

2. 位置：食指桡侧，距指甲约一分。

3. 解剖部位：在食指爪廓之桡侧，有指掌侧固有动脉形成的动脉网，分布来自正中神经的指掌侧固有神经。

4. 治疗：

（1）古代主治：胸中气满，喘咳，热病汗不出，耳鸣耳聋，寒热痎疟，口干颔肿，齿痛恶寒，肩背肢臂痛相引，缺盆中痛，目盲。

（2）现代主治：胸膜炎，喘息，间歇热，脑充血，颜面组织炎，口部诸肌萎缩，口腔炎，喉头炎，齿神经痛（牙痛），耳聋，耳鸣。

5. 疗法：针一分深，灸三分钟。

（二）二间

1. 穴属：手阳明大肠经所溜为荥（水）。

2. 位置：食指桡侧，本节前横纹凹陷中。

3. 解剖部位：在食指桡侧，第一节指骨基底的前方，有来自桡动脉的背动脉，分布着桡神经浅支。

4. 治疗：

（1）古代主治：喉痹，颔肿，肩背痛，振寒，鼻鼽衄血，多惊，齿痛目黄，口干口㖞，饮食不通，伤寒水结。

（2）现代主治：喉头炎，扁桃体炎，食道狭窄，急性口轮诸肌萎缩，肩背和臂神经痛（肩背肌痛），黄疸，衄血，齿神经痛。

5. 疗法：针三分深，灸三分钟。

（三）三间

1. 穴属：手阳明大肠经所注为俞（木）。

2. 位置：食指本节后桡侧陷中。

3. 解剖部位：在食指桡侧第二掌骨小头之后方，握拳时当第二掌骨与第一背侧骨间肌之间，有来自尺动脉的指背动脉，分布着桡神经浅支。

4. 治疗：

（1）古代主治：喉痹，咽中如梗，齿龋痛，嗜卧，胸腹满，肠鸣洞泄，寒热痎疟，唇焦口干，气喘，目眦痒痛，喜惊，秘结不通，伤寒热证，寒热结水。

（2）现代主治：扁桃体炎，呼吸困难，痰阻塞，肩背神经痛，臂神经痛，齿神经痛，肠雷鸣，腹泻，眼睑痒痛。

5. 疗法：针三分深，灸五至十分钟。

（四）合谷

1. 穴属：手阳明大肠经所过为原。

2. 位置：手的大指次指歧骨之间，靠近次指边缘。

3. 解剖部位：在第一掌骨和第二掌骨之骨间，第二掌骨之桡侧，第一背侧骨间肌中，有来自桡动脉的指背动脉，分布着桡神经浅支。

4. 治疗：

（1）古代主治：伤寒大渴，脉浮在表，发热恶寒，头痛脊强，无汗寒热，鼻衄不止，热病汗不出，目视不明，生白翳，齿龋痛，耳聋，喉痹，面肿，唇吻不收，喑不能言，口噤不开，偏风，风疹，痂疥，偏正头痛，腰脊内引痛，小儿乳蛾。

（2）现代主治：头痛，肩胛神经痛，角膜白斑，视力减退，耳聋，耳鸣，衄血，牙痛，扁桃体炎，呼吸困难，痰阻塞，喘息，窒息，虚脱，失眠，盗汗，月经闭止，神经衰弱。

5. 疗法：针五分深，灸五至二十分钟。

（五）阳溪

1. 穴属：手阳明大肠经所行为经（火）。

2. 位置：腕的桡侧，两肌之间，正对合谷。

3. 解剖部位：在舟状骨、桡骨之间，桡腕关节之桡侧端，当伸拇短肌腱与伸拇长肌腱之间，桡骨动脉后方，有桡动脉的分支，分布着桡骨神经浅支。

4. 治疗：

（1）古代主治：狂言喜笑，幻见，热病烦心，目痛赤烂有翳，厥足头痛，胸满不得息，恶寒发热，寒嗽呕沫，喉痹，耳鸣，耳聋，惊掣，肘挛不举，痂疥。

（2）现代主治：头痛，耳鸣，耳聋，扁桃体炎，齿神经痛，偏瘫，小儿消化不良。

5. 疗法：针三分深，灸五至十二分钟。

（六）偏历

1. 穴属：手阳明大肠经之络穴。

2. 位置：在腕后三寸。

3. 解剖部位：在桡骨远位之背侧面，伸拇短肌腱与外展拇长肌腱之间，有桡动脉分支，分布着桡神经浅支和前臂外侧皮神经。

4. 治疗：

（1）古代主治：肩臂肘腕酸疼，目视䀮䀮，齿痛，鼻衄，口㖞寒热，癫疾多言，咽干，喉痹耳鸣，汗不出，利小便，治水蛊。

（2）现代主治：衄血，耳鸣，耳聋，牙痛，肩胛以下至腕部的神经痛、麻痹或痉挛，喉头炎，扁桃体炎。

5. 疗法：针三分深，灸五至十二分钟。

（七）手三里

1. 位置：曲池穴下二寸。

2. 解剖部位：在桡骨之桡侧，桡侧伸腕长肌之后缘，桡侧伸腕短肌之前缘，有桡动脉之分支，分布着支配该部肌肉的桡神经和前臂侧皮神经。

3. 治疗：

（1）古代主治：中风，口癖，手足不遂，虚劳羸瘦，霍乱泄泻，失音，齿痛，颊肿，食癖，气块，瘰疬，肘挛不伸。

（2）现代主治：牙痛，口颊炎，颈淋巴腺炎，肘臂神经痛，偏瘫，中风，颜面神经麻痹，乳腺炎，感冒。

4. 疗法：针五分深，灸五至二十分钟。

（八）曲池

1. 穴属：手阳明大肠经所入为合（土）。

2. 位置：屈肘横纹头陷中。

3. 解剖部位：在肱骨外上髁与桡骨的关节部之桡侧，桡侧伸腕长肌起始部，肱桡肌之外侧，有桡返动脉，分布着支配该部肌肉的桡神经和前臂背侧皮神经。

4. 治疗：

（1）古代主治：肘中痛，偏风，半身不遂，恶风，泣出喜忘，风疹瘾疹，喉痹不能言，胸中烦满，臂膊疼痛，筋缓无力，屈伸不便，风痒，伤寒余热不尽，皮肤干燥及疥癣，瘛疭癫疾，绕骨风，手臂红肿，妇人经脉不通。

（2）现代主治：扁桃体炎，臂神经痛，肩胛神经痛，肘部神经痛，偏瘫，脑充血，胸膜炎，肋间神经痛，神经衰弱症，贫血。

5. 疗法：针五至八分深，灸十至三十分钟。

（九）臂臑

1. 位置：肩髃穴下三寸，肘上七寸。

2. 解剖部位：在肱骨的外侧，三角肌尖端的后缘，肱三头肌的外缘，有旋肱后动脉，分布着腋神经和臂背侧皮神经。

3. 治疗：

（1）古代主治：寒热臂痛不能举，瘰疬，颈项拘急，目疾视力减弱，辨色模糊。

（2）现代主治：臂神经痛，颅顶部诸肌痉挛，颈淋巴腺结核（瘰疬），头痛。

4. 疗法：针三分深，灸五至二十分钟。

（十）肩髃

1. 位置：肩之端，两骨缝间，举臂有凹陷。

2. 解剖部位：在肩峰和肱骨大粗隆间，三角肌的中央，有旋肱后动脉、肩胛上动脉（肩胛横动脉）、胸肩峰动脉等围成的动脉网，由臂外侧皮神经（来自腋神经）以及后锁骨上神经司感觉。

3. 治疗：

（1）古代主治：中风手足不遂，偏风瘫痪，半身不遂，肩中热，头不可回顾，肩臂疼痛，臂无力，手不能举，挛急，风热瘾疹，焦粹，虚劳泄精，伤寒发热不已，四肢热，诸瘿气。

（2）现代主治：偏瘫，血压亢进，枕部和肩胛部诸肌痉挛，臂神经痛。

4. 疗法：针六分深，灸五至二十分钟。

（十一）迎香

1. 位置：睛明穴之下，紧靠鼻孔旁骨陷中。

2. 解剖部位：在鼻翼外缘沟中央，上唇方肌中。内方为梨状孔的边缘，有眶下动脉，分布着颜面神经颊支。司感觉的是三叉神经第二支的眶下神经，深部有面前动脉。

3. 治疗

（1）古代主治：鼻塞不闻香臭，偏风口㖞，浮肿面痒，状如虫行，唇肿痛，喘息不利，多涕衄血，鼻有息肉。

（2）现代主治：急性卡他性鼻炎（多涕），鼻塞，嗅觉减退，衄血，鼻息肉，颜面神经麻痹，颜面组织炎，喘息。

4. 疗法：针一至三分深，禁灸，闭目，用艾条以温和灸法灸三至五分钟亦可。

第三节　足阳明胃经

一、经穴歌诀

四十五穴足阳明，承泣四白巨髎经，
地仓大迎登颊车，下关头维对人迎，
水突气舍连缺盆，气户库房屋翳存，
膺窗乳中下乳根，不容承满出梁门，
关门太乙滑肉起，天枢外陵大巨里，
水道归来达气街，髀关伏兔走阴市，
梁丘犊鼻足三里，上巨虚连条口底，
上巨虚旁有丰隆，解溪冲阳陷谷同，
内庭厉兑阳明穴，大趾次趾之端终。

二、经穴分寸歌诀

胃之经兮起头维，神庭旁开四五寻，
下关耳前动脉经，颊车耳下曲颊寻。

承泣目下七分中，四白目下一寸从，
巨髎鼻孔旁八分，地仓侠吻四分迎。
大迎颔前寸三分，人迎喉旁寸五真，
水突筋前迎下在，气舍突下穴相乘。
缺盆舍外横骨内，相距中行四寸明，
气户璇玑旁四寸，至乳五寸又八分，
库房屋翳膺窗近，乳中正在乳头心，
次有乳根出乳下，各一寸六不相侵。
却去中行须四寸，以次而下肋间陈，
再下便是不容穴，旁开巨阙有二寸。
其下承满与梁门，关门太乙滑肉门，
上下一寸无多少，共去中行二寸寻。
天枢脐旁二寸间，枢下一寸外陵安，
枢下二寸大巨穴，枢下四寸水道全。
水下一寸归来好，气冲归来下一寸，
髀关膝上有尺二，伏兔膝上六寸是。
阴市膝上方三寸，梁丘膝上二寸记，
膝髌陷中犊鼻存，膝下三寸三里至。
膝下六寸上巨虚，膝下八寸条口位，
膝下九寸下巨虚，条口之旁丰隆系。
却是踝上八寸量，解溪跗上系鞋处，
冲阳跗上五寸唤，陷谷庭后二寸间，
内庭次趾外间陷，厉兑大次趾外端。

三、见证歌诀

腹膜心闷意凄怆，恶人恶火恶灯光，
耳闻木响心中惕，鼻衄口㖞膺骨伤，
弃衣登高身寒热，颈肿足痛复癫狂，
中消水肿还呕吐，冲阳公孙一刺康。

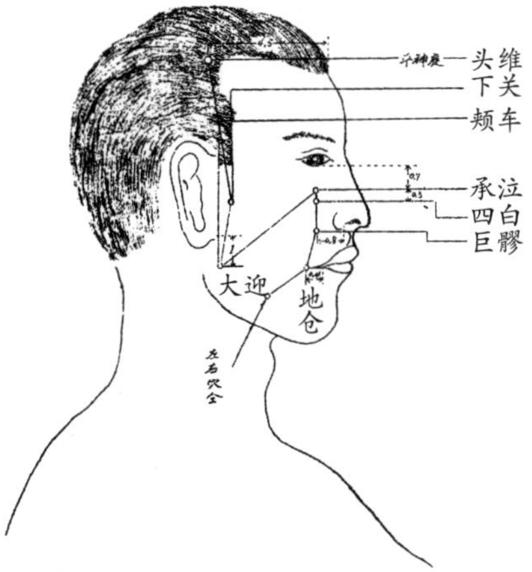

足阳明胃经穴（1）

四、常用穴位

（一）头维

1. 位置：神庭穴之旁开约四指半横径，额角之发际骨缝陷中。

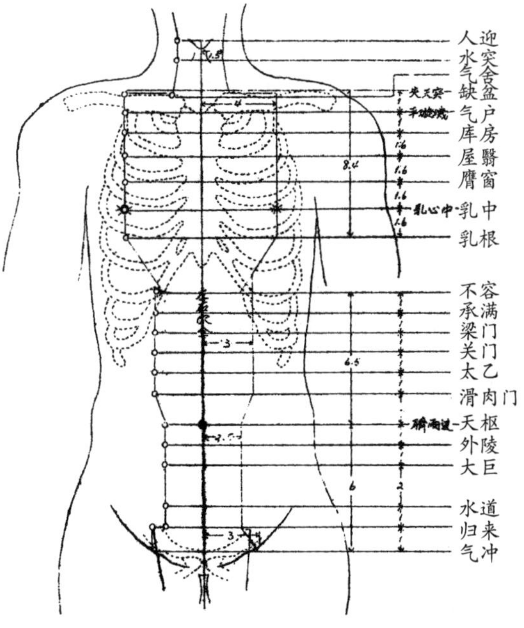

足阳明胃经穴（2）

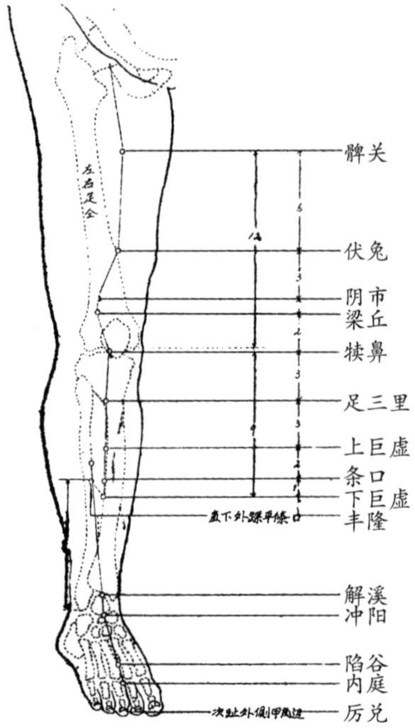

足阳明胃经穴（3）

2. 解剖部位：在颞上线与冠状缝（额骨和顶骨缝合部）交界处，颞肌上缘有颞浅动脉的额支，分布着颜面神经的颞支，由三叉神经的一、二、三支共司该部感觉。

3. 治疗：

（1）古代主治：头痛如破，目痛如脱，目瞤，目风泪出，偏风，视物不明。

（2）现代主治：脑充血，额神经痛，偏头痛，脓漏性结膜炎，视力减退，溢泪症，颜面神经，麻痹。

4. 疗法：针三分深，禁灸。

（二）下关

1. 位置：耳前颧弓下陷。

2. 解剖部位：在下颌小头的前方，颧弓下缘与下颌切迹所围成的空间，皮下有腮腺，再深部是咬肌，有颞浅动脉分出的面横动脉，分布着颜面神经颧支和颜面神经腮腺丛，由三叉神经第三支司感觉。

3. 治疗：

（1）古代主治：聤耳出脓，偏风，口㖞，牙车脱臼。

（2）现代主治：齿神经痛，颜面神经麻痹，眩晕，耳鸣，耳聋。

4. 疗治：针三分深，灸三分钟。

（三）颊车

1. 位置：耳下一寸左右，下颌角的前上方一横指陷中。

2. 解剖部位：在下颌角的前上方，咬肌附着部，皮下为腮腺，有咬肌动脉，分布着三叉神经第三支分出的咬肌神经，由颈丛分出的耳大神经司皮肤感觉。

3. 治疗：

（1）古代主治：中风牙关不开，口噤不语，失音，牙车疼痛，颔颊肿，牙不可嚼物，颈强不得回顾，口眼㖞。

（2）现代主治：颜面神经麻痹或三叉神经痛，声音嘶哑，口颊炎，颈部诸肌挛缩或疼痛，颈部扭伤不能回顾，偏瘫或全身瘫痪，咀嚼肌痉挛，下齿神经痛，甲状腺肿。

4. 疗法：针三分至五分深，灸五至二十分钟。

（四）四白

1. 位置：承泣穴下三四分。

2. 解剖部位：当上颌骨的前面眶下孔部，上唇方肌中，有眶下动脉，并有颜面神经分支以及三叉神经第二支的眶下神经。

3. 治疗

（1）古代主治：头痛，目眩，目赤肿，僻泪不明，目痒，目生翳，口眼㖞僻不能言。

（2）现代主治：三叉神经第一支的眼神经痛，结膜瘙痒，角膜白斑，头痛，眩晕，上颌窦蓄脓症，颜面神经麻痹和痉挛，语言障碍，鼻膜炎。

4. 疗法：针三分深，仰卧行雀啄灸法三至五分钟。

（五）巨髎

1. 位置：按直视的瞳孔直下，鼻孔之旁开八分，横平水沟穴，直对四白。

2. 解剖部位：当上颌骨的前面上唇方肌中，第一小臼齿根部，有面前动脉的分支，分布着颜面神经颊支和三叉神经第二支的眶下神经。

3. 治疗：

（1）古代主治：瘛疭，唇颊肿痛，口㖞僻，目障，青盲无见，远视𥆧𥆧，翳覆瞳子，面风，鼻䪼肿，痈痛，脚气，膝肿痛。

（2）现代主治：颜面神经麻痹和三叉神经痛，角膜炎，绿内障（青光眼），近视，角膜白斑，上颌窦蓄脓症，齿神经痛，唇颊部炎症。

4. 疗法：针三分深，灸五分钟。

（六）地仓

1. 位置：口角外方约四分。

2. 解剖部位：在口角外方口轮肌部，由三叉神经第二、三支司感觉，由颜面神经颊支司运动，有面前动脉通过。

3. 主治：

（1）古代主治：偏风口㖞，目不得闭，脚肿，失音不语，饮水不入，水浆漏落，眼瞤动不止，瞳子痒，远视𥆧𥆧，昏夜无见。

（2）现代主治：颜面神经麻痹和三叉神经痛，口裂诸肌之痉挛，眼诸肌痉挛或收缩，语言障碍。

4. 疗法：针三分深，灸五分钟。

（七）大迎

1. 位置：曲颌前一寸三分。

2. 解剖部位：在第三大臼齿的下方下颌骨中部，咬肌附着前缘部，面前动脉的后缘，分布着颜面神经的下颌支，由三叉神经第三支及耳大神经司感觉。

3. 治疗：

（1）古代主治：风痉，口噤不开，唇吻瞤动，颊肿牙痛，寒热颈痛，瘰疬，口㖞，齿龋痛，数欠，恶寒，舌强不能言，风壅面浮肿，目痛不得闭。

（2）现代主治：颜面浮肿，口裂诸肌痉挛，咀嚼肌痉挛，下齿神经痛，颈部神经痉挛，腮腺炎，眼球痉挛。

4. 疗法：针五分深，灸五至十分钟。

（八）天枢

1. 穴属：手阳明大肠经之募穴。

2. 位置：平脐，旁开二寸。

3. 解剖部位：上层为腹直肌鞘前叶，下层为腹直肌，有腹壁下动脉，分布着肋间神经。此穴正当腹直肌前最下腱鞘中。

4. 治疗：

（1）古代主治：奔豚，泄泻胀疝，赤白痢，水痢不止，食不下，水肿腹胀，肠鸣，上气冲胸，不能久立，久积冷气，绕脐切痛，时上冲心，烦满呕吐，霍乱，冬月感寒，泻痢，疟寒热，狂言，伤寒饮水过多，腹胀气喘，妇人癥瘕，血结成块，漏下赤白，月事不时。

（2）现代主治：慢性胃肠病，肠炎，慢性下痢，水肿，间歇热肾炎，子宫内膜炎，月经不调。

5. 疗法：针五分至一寸深，灸二十至五十分钟。

（九）伏兔

1. 位置：膝上六寸，起肉之间（大腿前侧肌肉之中）。

2. 解剖部位：在股骨的前外侧，股直肌的肌腹中，有旋股外侧动脉的分支，分布着股神经肌支与前皮支。

3. 治疗：

（1）古代主治：膝冷不得温，风痹，痹逆狂邪，手挛缩，瘾疹，腹胀少气，头重，脚气。

（2）现代主治：膝盖部厥冷症，下肢痉挛和厥冷，头痛，脚气，下肢神经痛，子宫病。

4. 疗法：针五分至一寸深，灸十至二十分钟。

（十）阴市

1. 位置：膝上三寸。

2. 解剖部位：在股骨的前外侧，股直肌与股外侧肌之间，有旋股外侧动脉降支，分布着股神经肌支与前皮支。

3. 治疗：

（1）古代主治：腰膝寒如注水，痿痹不仁，不得屈伸，寒疝小腹痛满，少气。

（2）现代主治：腰部、股部、膝盖部厥冷和麻痹，脚气，腹痛，子宫痉挛，糖尿病。

4. 疗法：针四分深，灸十至三十分钟。

（十一）梁丘

1. 位置：膝上二寸（自髌骨上缘标起）。

2. 解剖部位：在股骨的外前侧，股直肌与股外侧之间，有旋骨外侧动脉降支，分布着股神经肌支与前皮支。

3. 治疗：

（1）古代主治：二脚膝痛，冷痹不仁，不可屈伸，足寒，乳肿痛。

（2）现代主治：腰部与膝盖部神经痛或麻痹，乳腺炎痛，下肢倦怠或疼痛。

4. 疗法：针四分深，灸十至二十分钟。

（十二）足三里

1. 穴属：足阳明胃经所入为合（土）。

2. 位置：膝盖下三寸，胫骨之外约一寸。

3. 解剖部位：在胫骨上端和腓骨小头关节部的下方，胫骨前肌和伸趾长肌之间，有胫前动脉，分布着腓深神经，由股神经前皮支和腓肠外侧皮神经司皮肤感觉。

4. 治疗：

（1）古代治疗：胃中寒或热，心腹胀痛，逆气上逆，气虚惫，胃气不足，恶闻食臭，腹痛肠鸣，食不化，大便不通，腰痛膝弱，不得俯仰，小肠气诸病皆治，食气，水气，蛊毒痃痹，四肢肿满，膝胻酸痛，目不明疗，五劳七伤，羸瘦虚乏，瘀血乳痈。

（2）现代主治：急性慢性胃炎，消化不良，胃痉挛，食欲减退，羸瘦，口腔疾患，腹膜炎，腹鸣，便秘，尿闭，动脉硬化，血压亢进，四肢倦怠，或麻痹或疼痛，脚气，头疼眩晕，呃逆，眼病等。其他神经疾患及内脏疾患用此穴亦有效力。此穴常针或灸可起到保健作用。

5. 疗法：针五至八分深，灸二十至五十分钟。

（十三）上巨虚

1. 位置：足三里穴下三寸，翘起足尖取之。

2. 解剖部位：在胫骨与腓骨之间，即胫骨前肌中，有胫前动脉、腓深神经通过，由腓肠外侧皮神经司皮肤感觉。

3. 主治：

（1）古代主治：脏气不足，偏风脚气，腰腿手足不仁，足胫酸，骨髓冷痛，不能久立，夹脐腹痛，肠中切痛，飧泄，食不化，喘息不能行，腹胁支满，狂走。

（2）现代主治：腰疼，胃肠炎，肠疝痛，腹鸣，食欲不振，消化不良，脚气，下肢麻痹或痉挛，膝关节炎，脑贫血。

4. 疗法：针五分深，灸五至二十五分钟。

（十四）丰隆

1. 穴属：足阳明胃经之络穴。

2. 位置：外踝之上八寸，上廉穴之后。

3. 解剖部位：在胫腓两骨之间，胫骨前肌肌腹的外缘，有胫前动脉分支，分布着腓深神经，由腓肠外侧皮神经司皮肤感觉。

4. 主治：

（1）古代主治：头痛面肿，喉痹不能言，风逆癫狂，好笑，厥逆，胸痛如刺，大小便难，怠惰，腿膝酸痛，屈伸不便，腹痛，肢肿，足部清冷寒湿。

（2）现代主治：下肢神经痉挛或麻痹，胸膜炎，肝脏炎，精神病，头痛，便秘，尿闭。

5. 疗法：针三分至五分深，灸五至二十分钟。

（十五）解溪

1. 穴属：足阳明胃经所行为经（火）。

2. 位置：冲阳穴后一寸五分足腕之上（系鞋带处）陷中。

3. 解剖部位：伸趾长肌腱与伸踇长肌之间，当小腿十字韧带，中有胫前动脉，分布着腓浅神经。

4. 主治：

（1）古代主治：风气面浮肿，头痛，目眩生翳，厥气上冲，喘咳，腹胀，癫疾，烦心悲泣，惊瘛，转筋，霍乱，大便下重，股膝胻肿，胃热，善饥不食，食即支满，腹胀，痎疟寒热。

（2）现代主治：风湿病，下肢肌炎，颜面浮肿，眩晕，头痛，癫痫，便秘，鼓肠。

5. 疗法：针五分深，灸五至二十分钟。

（十六）冲阳

1. 穴属：足阳明胃经所过为原。

2. 位置：陷谷穴后足背高处，骨间动脉侧。

3. 解剖部位：在足背最高处，第二、三楔状骨，第二、三跖骨的关节部。当伸趾长肌腱之内缘，有足背动脉，分布着来自腓浅神经的足背内侧皮神经。

4. 主治：

（1）古代主治：偏风而肿，口眼㖞斜，齿龋，伤寒发狂，振寒，汗不出，腹坚，不嗜食，发寒热，足痿跗肿，或胃疟先寒后热，喜见光明，得火乃快。

（2）现代主治：下肢神经痛或麻痹，足关节炎，牙痛，齿龈炎，癫痫，呕吐，鼓肠，食欲不振。

5. 疗法：针三分深，灸五至十分钟。

（十七）陷谷

1. 穴属：足阳明胃经所注为俞（木）。

2. 位置：内庭穴后二寸，足二趾之趾本节后凹陷中。

3. 解剖部位：在第二、三跖骨骨间腔中，第二、三跖骨的伸趾长肌腱之间，有来自胫前动脉的足背动脉，分布着来自腓浅神经的足背内侧皮神经。

4. 主治：

（1）古代主治：面目浮肿及水病，善噫，肠鸣，腹痛，汗不出，痎疟，疝气，少腹痛。

（2）现代主治：颜面浮肿，眼球充血，腹水，腹鸣，肠疝，间歇热及其他热病，盗汗，足跟痛。

5. 疗法：针三分深，灸三至七分钟。

（十八）内庭

1. 穴属：足阳明胃经所溜为荥（水）。

2. 位置：足二趾与三趾缝处陷中。

3. 解剖部位：在足第二、三趾的跖趾关节之前，第二趾伸趾短肌腱之外侧，有趾背动脉，分布着来自腓浅神经的趾背神经。

4. 主治：

（1）古代主治：四肢厥逆，腹满，不得息，恶闻人声，振寒，咽痛，口㖞齿龋，鼻衄，瘾疹，赤白痢疟，不嗜食。

（2）现代主治：齿痛，咽喉肿痛，鼻衄，热病，吐酸，腹泻，痢疾，便秘，足背肿痛，跖趾关节痛。

5. 疗法：针三分深，灸五至七分钟。

（十九）厉兑

1. 穴属：足阳明胃经所出为井（金）。

2. 位置：足第二趾外侧，距趾甲约一分。

3. 解剖部位：足第二趾外侧爪廓之旁，有来自胫前动脉的距背动脉，分布着来自腓浅神经的趾背神经。

4. 主治：

（1）古代主治：尸厥，口噤气绝，状如中恶，心腹满，水肿，热病，汗不出，寒热疟，不食，面肿，喉痹，齿龋，恶风，鼻不利，多惊发狂，好卧，足寒，膝髌肿痛。

（2）现代主治：肝炎，消化不良，脑贫血，精神病，扁桃体炎，齿龈炎，腹股沟以下神经痛或组织炎，腹水，水肿，口轮肌、笑肌萎缩，急性鼻炎。

5. 疗法：针一分深，灸三分钟。

第四节　足太阴脾经

一、经穴歌诀

足太阴脾由足𧿹，隐白先从内侧起，

大都太白继公孙，商丘直上三阴交，

漏谷地机阴陵泉，血海箕门冲门前，

府舍腹结大横上，腹哀食窦天溪连，

胸乡周荣大包尽，二十一穴太阴全。

二、经穴分寸歌诀

大趾内侧端隐白，节前陷中求大都，
太白节后白肉际，节后一寸公孙呼，
商丘踝前陷中逢，踝上三寸三阴交，
踝上六寸漏谷是，膝下五寸地机朝，
膝下内侧阴陵泉，血海膝髌上内廉，
箕门穴在鱼腹取，动脉应手越筋间，
冲门横骨两端同，去腹中行三寸半，
冲上七分府舍求，舍上三寸腹结算，
结上寸三是大横，却与脐平莫胡乱，
中脘之旁四寸取，便是腹哀分一段，
中庭旁五食窦穴，膻中去六是天溪，
再上寸六胸乡穴，周荣相距亦同然，
大包腋下有六寸，渊腋之下三寸半。

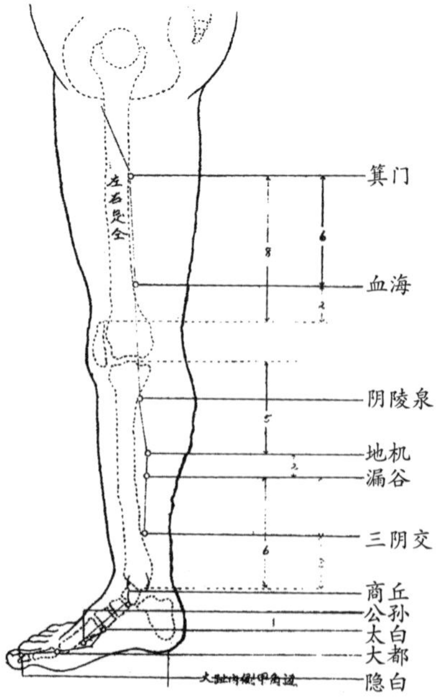

足太阴脾经穴（1）

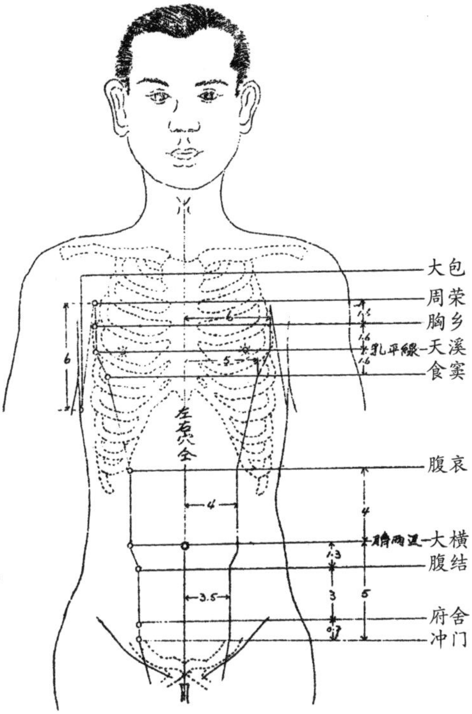

足太阴脾经穴（2）

三、见证歌诀

面黄口疳舌本强，呕吐翻胃痛腹肠，
股膝臑胻肿且痛，懒惰嗜卧思虑忘，
心中烦闷肌肉痛，二便不调体不康，
体重转侧难摇动，太白丰隆取穴良。

四、常用穴位

（一）隐白

1. 穴属：足太阴脾经所出为井（木）。

2. 位置：足大趾内侧（小趾的反对侧，离趾甲一分）。

3. 解剖部位：在足踇趾第二节的末端内缘爪廓之旁，有趾背动脉，分布着来自腓浅神经的趾背神经。

4. 治疗：

（1）古代主治：腹胀喘满，不得卧，呕吐，食不下，胸中痛，烦热，暴泻，衄血，尸厥不识人，足寒不得温，月经过时不止，小儿客忤惊风。

（2）现代主治：失神，腹膜炎，急惊风，肠炎，下肢厥冷，月经过多，子宫痉挛，小儿搐搦。

5. 疗法：针一分深，灸三分钟。妇人孕期和产后禁针。

（二）大都

1. 穴属：足太阴脾经所溜为荥（火）。

2. 位置：大趾第二节后，本节前，内侧骨缝中。

3. 解剖部位：在蹈趾、跖趾关节之前，外展蹈肌停止部之下缘，有跖内侧动脉，分布着胫神经的分支，跖内侧神经。

4. 治疗：

（1）古代主治：热病汗不出，不得卧，身重骨痛，伤寒，手足逆冷，腹满呕吐闷乱，腰痛不可俯仰，四肢肿痛。

（2）现代主治：全身倦怠，胃痉挛，腹肌痉挛，腰痛，小儿搐搦。

5. 疗法：针三分深，灸五至二十分钟。妇女孕期和产后不满百日禁忌针灸。

（三）太白

1. 穴属：足太阴脾经所注为俞（土）。

2. 位置：足大趾本节后内侧，梅核样小骨下凹陷中。

3. 解剖部位：在第一跖骨小头的后下方，外展蹈肌中。当伸蹈长肌上缘，有来自胫后动脉的跖内侧动脉，分布着来自胫神经的跖内侧神经。

4. 治疗：

（1）古代主治：身热，烦满，腹胀，食不化，呕吐，泄利脓血，腰痛，大便难，气逆霍乱，腹中切痛，肠鸣，膝股胻酸，转筋，身重，骨痛。

（2）现代主治：胃痉挛，呕吐，消化不良，便秘，肠疝痛，肠出血，肠痛，下肢疼痛或麻痹。

5. 疗法：针三分深，灸五至十分钟。

（四）公孙

1. 穴属：足太阴脾经之络穴。

2. 位置：足大趾本节后一寸。

3. 解剖部位：在第一跖骨基底的前下缘，外展踇肌中，当屈踇长肌上缘，有跖内侧动脉，分布着跖内侧神经。

4. 治疗：

（1）古代主治：寒疟不食，痫气，好太息，多寒热，汗出喜呕，卒面肿，心烦多饮，胆虚，水肿，腹胀如鼓，脾冷，胃痛。

（2）现代主治：心肌炎，胸膜炎，胃癌，呕吐，食欲减退，下腹痉挛，肠出血，头部和颜面浮肿，癫痫，腹水。

5. 疗法：针三分深，灸三至五分钟。

（五）商丘

1. 穴属：足太阴脾经所行为经（金）。

2. 位置：内踝之下稍前陷中。

3. 解剖部位：在内踝前下方，与舟状骨结节之间，小腿十字韧带的下侧，有来自胫前动脉的内踝前动脉，分布着小腿内侧皮神经（隐神经）和来自腓浅神经的足背内侧皮神经。

4. 治疗：

（1）古代主治：胃脘痛，腹胀，肠鸣不便，脾虚令人不乐，身寒，善太息，心悲气逆，呕吐，舌强，脾积，痞气，黄疸，寒疟，体重，支节痛，怠惰嗜卧，骨疽，痔疾，阴股内痛，狐疝走引小腹，疼痛不可俯仰。

（2）现代主治：腹部膨胀，腹鸣，小腹痛，咳嗽呕吐，便秘，痔疮，消化不良，黄疸，小儿搐搦，百日咳，腓肠肌痉挛。

5. 疗法：针三分深，灸五至十分钟。

（六）三阴交

1. 位置：内踝之上三寸，骨后陷中。

2. 解剖部位：在胫骨后方比目鱼肌与屈趾长肌之间，有胫后动脉，分布着隐神经及胫神经。

3. 治疗：

（1）古代主治：脾胃虚弱，心腹胀满，不思饮食，腹痛，身重四肢不举，飧泄痢血，痃癖，脐下痛不可忍，中风卒厥，不省人事，膝内廉痛，足痿不行，难产，月水不禁，赤白带下，小肠疝气，偏坠，木肾肿痛，小便不通，浑身浮肿。

（2）现代主治：男女生殖器疾患，尤以月经过多、子宫出血、阴茎痛、遗精早泄、淋病等为特效穴。此外，下肢神经痛或麻痹、肠炎、消化不良、痔出血、失眠、神经衰弱等也有效。

4. 疗法：针四分至六分深，灸十至三十分钟。

（七）阴陵泉

1. 穴属：足太阴脾经所入为合（水）。

2. 位置：膝下二寸，内辅骨下陷中。

3. 解剖部位：在胫骨内踝下缘，胫骨后缘，比目鱼肌与腓肠肌三角腔中，缝匠肌的附着部，有胫后动脉、膝内动脉，分布着隐神经及支配该部肌肉的胫神经。

4. 治疗：

（1）古代主治：腹中寒痛，胀满，喘逆不得卧，小便不利，气淋，寒热不节，腰痛不可俯仰，霍乱，疝瘕，遗尿，泄泻，阴痛，足膝红肿。

（2）现代主治：上腹部厥冷，腹膜炎，消化不良，局限性痉挛，腹泻，肠神经痛，遗尿，尿闭，阴道炎，脚气，失眠。

5. 疗法：针五至六分深，灸三分钟。

（八）血海

1. 位置：髌膝之上一寸，内侧白肉际陷中。

2. 解剖部位：在股骨前内下部，股骨内上髁之上缘，缝匠肌与股内侧之间，有膝上内动脉，分布着隐神经及股神经前皮支与肌支。

3. 治疗：

（1）古代主治：女子崩中漏下，月事不调，带下，逆气腹胀，肾藏风，两腿疮痒，湿不可当。

（2）现代主治：慢性腹膜炎，月经不调，子宫出血，子宫内膜炎，睾丸炎，湿疹痈疽，下肢溃疡。

4. 疗法：针三至五分深，灸五至二十分钟。

第五节 手少阴心经

一、经穴歌诀

手少阴心起极泉，青灵少海灵道全，
通里阴郄神门下，少府少冲小指边。

二、经穴分寸歌诀

少阴心起极泉中，腋下筋间动引胸，
青灵肘上三寸觅，少海肘后纹头取，
灵道掌后一寸半，通里腕后一寸同，
阴郄去腕五分是，神门掌后锐骨缝，
少府小指本节末，小指内侧是少冲。

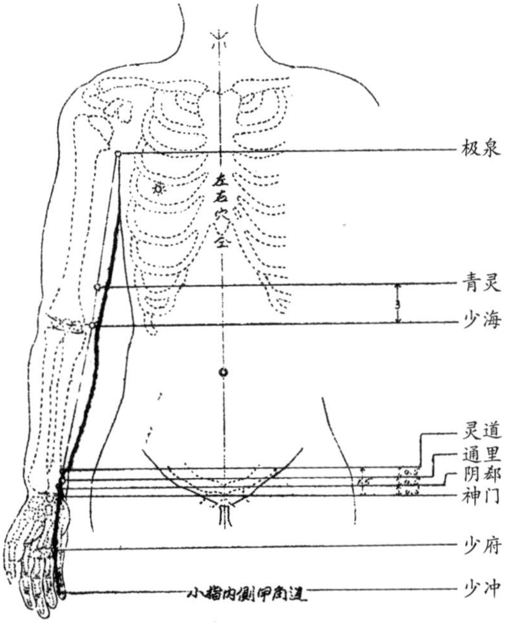

手少阴心经穴

三、见证歌诀

腮赤舌强悲难当，善笑善哭复善忘，
身热腹痛掌发热，口干心痛目赤黄，
后廉腰脊痛何忍，消渴眩仆藏内伤，
惊悸怔忡及呕血，神门支正最擅长。

四、常用穴位

（一）少海

1. 穴属：手少阴心经所入为合（水）。

2. 位置：肘内侧，横距肘端五分陷中。

3. 解剖部位：在肱两头肌腱之内方，肱前肌停止部，肱骨内上髁之前面，有尺侧下副动脉，分布着臂内侧皮神经和前臂内侧皮神经。

4. 治疗：

（1）古代主治：主寒热，齿龋痛，目眩发狂，呕吐涎沫，项不得回顾，肘臂、腋胁下痛，四肢不得举，齿寒，脑风头痛，气逆噎哕，瘰疬，心痛，手颤，健忘。

（2）现代主治：腺毒病（如生老鼠疮），手指厥冷，精神病，牙痛，头痛，眩晕，肋神经痛，三叉神经痛，项肌收缩不能回顾，臂肘部痉挛，肺结核，胸膜炎。

5. 疗法：针二至三分深，灸十至二十分钟。

（二）灵道

1. 穴属：手少阴心经所行为经（金）。

2. 位置：掌后一寸五分。

3. 解剖部位：在尺骨下部之前内侧，尺侧屈腕肌腱之桡侧，为尺动脉和尺神经的通路，分布着前臂内侧皮神经。

4. 治疗：

（1）古代主治：主心痛干呕，悲恐相引，瘛疭，肘挛，暴喑不言。

（2）现代主治：心内膜炎（心痛），癔病（失心风），急性舌骨肌麻痹或萎缩，恶心，肘关节炎，肘部神经痛，尺神经痛。

5. 疗法：针三分深，灸十至二十分钟。

（三）通里

1. 穴属：手少阴心经之络穴。

2. 位置：腕侧后一寸，灵道穴前半寸陷中。

3. 解剖部位：在尺侧屈肘肌腱与屈指浅肌之间，为尺动脉及尺神经之通路，分布着前臂内侧皮神经。

4. 治疗：

（1）古代主治：主目眩头痛，热病，懊丧，数欠，频呻悲，面热无汗，头风，暴喑不言，目痛心悸，肘臂臑痛，苦呕喉痹，少气，遗溺，妇人经血过多，崩中。实则支满膈肿，泻之；虚则不能言，补之。

（2）现代主治：头痛，眩晕，神经性心功能亢进（心悸、怔忡、急脉），扁桃体炎，急性舌骨肌麻痹，眼球充血，上肢痉挛，精神病，月经过多，遗尿。

5. 疗法：针三分深，灸十至二十分钟。

（四）神门

1. 穴属：手少阴心经所注为俞（土）。

2. 位置：在掌后尺侧锐骨之端陷中，阴郄穴前五分。

3. 解剖部位：在豆骨与尺骨之关节部，即尺侧屈腕肌腱之桡侧，当尺动脉和尺神经之通路，由前臂内侧皮神经及尺神经掌皮支司皮肤感觉。

4. 治疗：

（1）古代主治：主疟，心烦，欲得冷饮，恶寒则欲处温中，咽干不嗜食，心痛数噫，恐悸，少气不足，手臂寒，面赤喜笑，掌中热而哕，目黄胁痛，喘逆身热，狂悲狂笑，呕血，振寒上气，遗溺失音，心性痴呆，健忘，心积伏梁，五痫。

（2）现代主治：心脏肥大，鼻膜炎，舌肌麻痹，食欲减退，产后失血，淋巴腺炎，神经性心功能亢进，扁桃体炎，失眠等均效，为神经性疾病和心脑病的要穴。

5. 疗法：针三分深，灸十至二十分钟。

（五）少府

1. 穴属：手少阴心经所溜为荥（火）。

2. 位置：在小指本节后骨缝陷中。

3. 解剖部位：在第四掌骨和第五掌骨之间，即对掌小指肌的桡侧，有指掌侧总动脉，分布着神经之分支。

4. 治疗：

（1）古代主治：主烦满少气，悲怒畏人，掌中热，臂酸，肘腋挛急，胸中痛，手蜷不伸，振寒，阴挺出，阴痒，阴痛，遗尿偏遂，小便不利，太息。

（2）现代主治：肋间神经痛（胸中痛），尿闭症或遗尿症，月经过多症，阴门瘙痒，神经性心功能亢进，间歇热，臂神经痛。

5. 疗法：针三分深，灸五至十分钟。

（六）少冲

1. 穴属：手少阴心经所出为井（木）。

2. 位置：小指桡侧，距指甲角约一分。

3. 解剖部位：在小指第三节之桡侧，爪廓之旁，有指掌侧固有动脉的动脉网，分布着尺神经之分支。

4. 治疗：

（1）古代主治：主热病烦满，上气，嗌干渴，目黄，臑臂内后廉痛，胸心痛，痰气悲惊，寒热，肘臂不伸①。

（2）现代主治：热病后衰弱，胸膜炎，肋神经痛，神经性心功能亢进，上肢神经痉挛，喉头炎（喉头肿痛）。

5. 疗法：针一分深，灸三至五分钟。

第六节　手太阳小肠经

一、经穴歌诀

手太阳经小肠穴，小指端外为少泽，
前谷后溪腕骨陷，阳谷后髁养老列，
支正小海上肩贞，臑俞天宗秉风穴，
曲垣肩外复肩中，天窗循次上天容，
颧骨边际颧髎穴，听宫穴数共十九。

---

① 张洁古治前阴臊臭，泻肝经行间穴后取少冲，以治其标。

二、经穴分寸歌诀

小指端外为少泽，前谷外侧节前觅，
节后捏拳取后溪，腕骨腕前骨陷侧，
锐骨下陷是阳谷，腕后锐上觅养老，
支正腕后五寸量，小海肘端五分到，
肩贞胛下两筋间，臑俞大骨下陷保，
天宗秉风后骨中，秉风髎外举有空，
曲垣肩中曲胛陷，外俞去脊三寸从，
中俞二寸大椎旁，天窗扶突后陷详，
天容耳下曲颊后，颧髎面頄锐端量，
听宫耳前珠子傍，此为小肠手太阳。

三、见证歌诀

面白耳前热不良，颊肿嗌痛两臂旁，
颈项肿痛难转侧，苦寒烦满闷非常，
肩似拔兮臑似折，耳聋指痛目亦黄，
臑背肘外后廉痛，腕骨通里取为良。

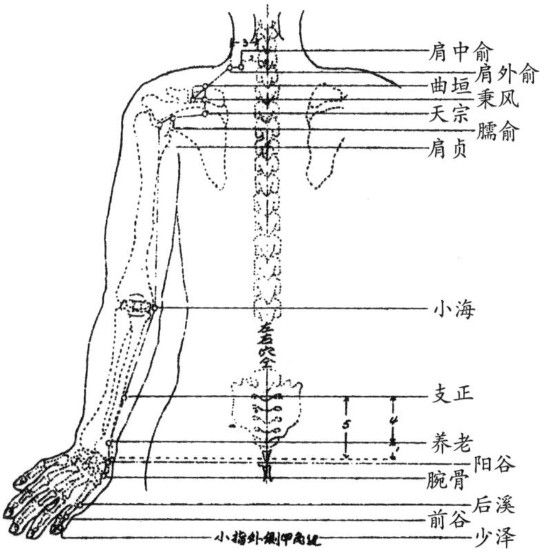

手太阳小肠经（1）

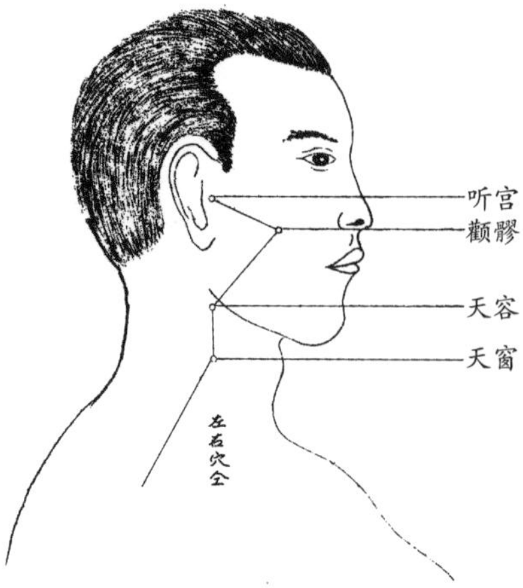

手太阳小肠经（2）

四、常用穴位

（一）少泽

1. 穴属：手太阳小肠经所出为井（金）。

2. 位置：小指端尺侧，距爪甲约一分。

3. 解剖部位：在第五指末节爪廓之尺侧，有来自尺动脉之指掌侧固有动脉，分布着来自尺神经之指掌侧固有神经。

4. 治疗：

（1）古代主治：恶寒发热，汗不出，喉痹舌强，口干心烦，臂痛瘛疭，咳嗽，口中涎唾，颈项急不得回顾，目生肤翳，覆瞳子，头痛。

（2）现代主治：咳嗽，头痛，扁桃体炎，心脏肥大，前臂神经痛，颈项神经痉挛，角膜白斑，产后乳闭，乳腺炎。

5. 疗法：针一分深，灸三至五分钟。

（二）前谷

1. 穴属：手太阳小肠经所溜为荥（水）。

2. 位置：手小指本节之前，横纹外侧陷中。

3. 解剖部位：在第五指骨第一节基底前方尺侧，分布着来自尺神经的皮支。

4. 治疗：

（1）古代主治：热病汗不出，疟疾，癫疾，耳鸣，颈项肿，喉痹，颊肿，引耳后痛，鼻塞不利，咳嗽吐衄，臂痛不得举，妇人产后无乳。

（2）现代主治：癫痫，呃逆，吐血，扁桃体炎，耳鸣，鼻塞，前臂神经痛，产后乳闭，乳腺炎。

5. 疗法：针一分深，灸三分钟。

（三）后溪

1. 穴属：手太阳小肠经所注为俞（木），奇经八脉中之督脉穴。

2. 位置：手小指外侧，本节后掌横纹头陷中。

3. 解剖部位：在第五掌骨小头后方之尺侧，外展小指肌与第五掌骨之间，有来自尺动脉的指背动脉，分布着来自尺神经的指背神经。

4. 治疗：

（1）古代主治：疟疾寒热，目赤生翳，鼻衄，耳聋，胸满，头项强不得回顾，癫疾，臂肘急挛，痂疥。

（2）现代主治：肘臂痉挛，癫痫，衄血，耳聋，角膜炎，角膜白斑，疥疮，扁桃体炎。

5. 疗法：针二分深，灸五至十分钟。

（四）腕骨

1. 穴属：手太阳小肠经所过为原。

2. 位置：手外侧，腕豆骨的旁侧。

3. 解剖部位：在第五掌骨基底与三角骨之间，尺侧伸腕肌停止部的外缘，外展小指肌中，有尺动脉经过，分布着尺神经的背支。

4. 治疗：

（1）古代主治：热病汗不出，胁下痛不得息，颈颔肿，寒热身黄，耳鸣，目冷流泪生翳，狂惕，偏枯，肘不得屈伸，痎疟，头痛，烦闷，惊风，瘛疭，五指掣痛。

（2）现代主治：肘腕部及五指关节炎，口颊炎，角膜白斑，溢泪症，耳鸣，头痛，呕吐，胸膜炎。

5. 疗法：针三分深，灸五至二十分钟。

（五）阳谷

1. 穴属：手太阳小肠经所行为经（火）。

2. 位置：手外侧腕中锐骨的前面陷中，腕中锐骨即尺骨的茎突。

3. 解剖部位：在尺骨茎突与三角骨之间（屈肘仰掌之体位），当尺侧伸腕肌腱之尺侧缘，有腕背侧动脉，分布着尺神经的背支。

4. 治疗：

（1）古代主治：癫疾，狂走妄言，热病汗不出，肠痛，颈颔肿，恶寒发热，耳聋，耳鸣，齿痛，臂外侧痛不举，吐舌戾颈，目眩，小儿瘛疭，舌强。

（2）现代主治：目眩，头痛，耳聋，耳鸣，癫痫，口腔炎，齿龈炎（牙根肿痛出脓），肋间神经痛，尺神经痛（前臂痛），小儿搐搦等。

5. 疗法：针二分深，灸五至二十分钟。

（六）支正

1. 穴属：手太阳小肠经之络穴。

2. 位置：腕后五寸。

3. 解剖部位：在尺骨后面中央，尺侧伸腕肌之尺侧缘，背侧有骨间动脉，分布着前臂内侧皮神经。

4. 治疗：

（1）古代主治：惊恐，悲愁癫狂，五劳，四肢虚弱，肘臂挛，难屈伸，手不能握，十指尽痛，热病，腰颈酸，口渴喜饮，项强，痂疥。

（2）现代主治：精神病，脑神经衰弱，眩晕，头痛，颜面充血，臂神经痛，肘臂痉挛，手指疼痛，握手不能，眼睑麦粒肿。

5. 疗法：针三分深，灸五至二十分钟。

（七）小海

1. 穴属：手太阳小肠经所入为合（土）。

2. 位置：肘大骨外侧，横取肘端五分。

3. 解剖部位：在肱骨内上髁和尺骨鹰嘴的中间，尺神经沟中，当尺侧屈腕肌起始部，为尺神经通过之处，有尺侧下副动脉，分布着臂内侧皮神经。

4. 治疗：

（1）古代主治：肩臑肘臂外后廉痛，寒热，齿龈肿，风眩，颈项痛，疡肿振寒，肘腋痛肿，小腹肠痛，痫疾羊鸣，戾颈，瘛疭狂走，颔肿不可回顾，肩似拔，臑似折，耳聋目黄，颊肿。

（2）现代主治：颈部组织炎，肩肘臂诸肌痉挛及尺神经痛，听觉器麻痹，齿龈炎，舞蹈病，腹下神经痛（小腹痛）。

5. 疗法：针二分深，灸五分钟。

（八）肩贞

1. 位置：臑俞的下方肱骨与肩胛骨之间，直对腋缝。

2. 解剖部位：在肩关节后面的下方，肩胛骨外侧缘，下层是大圆肌，有旋肱后动脉，深部有腋神经，臂内侧皮神经及肋间神经，外侧皮支司感觉。

3. 治疗：

（1）古代主治：伤寒发热，耳鸣，耳聋，缺盆肩中热痛，风痹，手足麻木不举。

（2）现代主治：耳鸣，耳聋，头痛，肩胛部疼痛，上肢关节炎或神经痛，或麻痹。

4. 疗法：针五至七分深，灸五至十分钟。

（九）肩外俞

1. 位置：肩胛上内侧，去脊三寸，即陶道穴旁开约三寸，陷中。

2. 解剖部位：在肩胛骨内侧角，骨之边缘，表层为斜方肌，深部为提肩胛肌和小菱形肌，有颈横动脉，分布着第六、七颈神经后支，肩胛神经和副神经。

3. 治疗：

（1）古代主治：肩胛痛，痹寒至肘。

（2）现代主治：肩胛部、肱部神经痛或麻痹，肺炎，胸膜炎，神经衰弱，低血压。

4. 疗法：针六分深，灸三至十分钟。

（十）听宫

1. 位置：耳前小尖瓣（即耳珠）的前方。

2. 解剖部位：在耳珠前缘，下颌小头后缘，有头浅动脉的耳前支，分布着三叉神经第三支的耳颞神经，深部有颞前动脉从此发出。

3. 治疗：

（1）古代主治：失音，癫疾，心腹满，聤耳，耳聋，如物滞塞，耳中蝉鸣。

（2）现代主治：耳鸣，耳聋，外耳道炎，声音嘶嗄之失声症。

4. 疗法：针二至三分深，灸五至十五分钟。

第七节　足太阳膀胱经

一、经穴歌诀

足太阳经六十三，睛明攒竹曲差参，
五处承光接通天，络却玉枕天柱边，
大杼风门引肺俞，厥阴心膈肝胆居，
脾胃三焦胃俞次，大肠小肠膀胱如，
中膂白环皆二行，去脊中间二寸许，
上髎次髎中后下，会阳须下尻旁取，
还有附分在三行，二椎三寸半相当，
魄户膏肓与神堂，譩譆膈关魂门傍，
阳纲意舍及胃仓，肓门志室连胞肓，
秩边承扶殷门穴，浮郄相邻是委阳，
委中再下合阳去，承筋承山相次长，
飞扬附阳达昆仑，仆参申脉过金门，
京骨束骨近通谷，小趾外侧寻至阴。

二、经穴分寸歌诀

足太阳是膀胱经，目内眦角始睛明，
眉头头中攒竹取，眉冲直上旁神庭，
曲差入发五分际，神庭旁开寸五分，
五处旁开亦寸半，细算却与上星平，

承光通天络却穴，相距寸五调匀看，
玉枕夹脑一寸三，入发三寸枕骨取，
天柱项后发际中，大筋外廉陷中献，
自此夹脊开寸五，第一大杼二风门，
三椎肺俞厥阴四，心五督六椎下论，
膈七肝九十胆俞，十一脾俞十二胃，
十三三焦十四肾，气海俞在十五椎，
大肠十六椎之下，十七关元俞穴椎，
小肠十八胱十九，中膂俞穴二十椎，
白环廿一椎下当，以上诸穴可推之，
更有上次中下髎，一二三四腰空好，
会阳阴尾骨外取，既是尻骨旁边到，
又从脊上开三寸，第二椎下为附分，
三椎魄户四膏肓，第五椎下神堂尊，
第六譩譆膈关七，第九魂门阳纲十，
十一意舍之穴存，十二胃仓穴已分，
十三肓门端正在，十四志室不须论，
十九胞肓二十秩，背部三行诸穴匀，
又从臀下横纹取，承扶居下陷中央，
殷门扶下方六寸，委阳腘外两筋乡，
浮郄宝居委阳上，相距只有一寸长，
委中在腘约纹里，此下二寸寻合阳，
承筋合阳之下直，穴在腨肠之中央，
承山腨下分肉间，外踝七寸上飞扬，
跗阳外踝上三寸，昆仑后跟陷中央，
仆参跟下脚边上，申脉踝下五分张，
金门申前墟后取，京骨外侧骨际量，
束骨本节后肉际，通谷节前陷中强，
至阴却在小趾侧，太阳之穴始周详。

三、见证歌诀

头及眉棱内眦痛，疟疾狂癫便血脓，
小腹胀痛溲不得，腰和足腿痛难行，
项似拔兮筋痿缩，脱肛痔漏泪常盈，
欲知何穴解疾苦，京骨大钟刺可能。

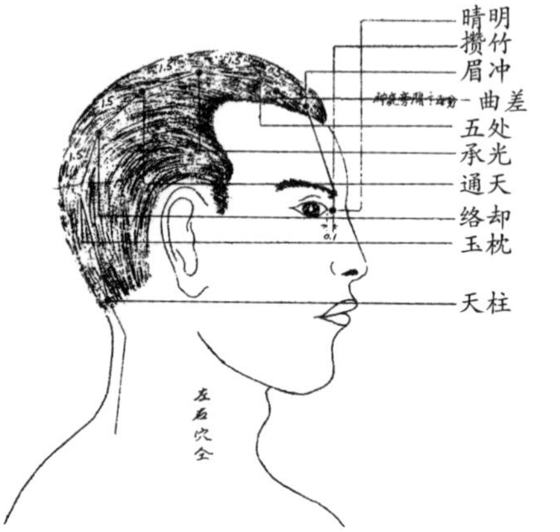

足太阳膀胱经（1）

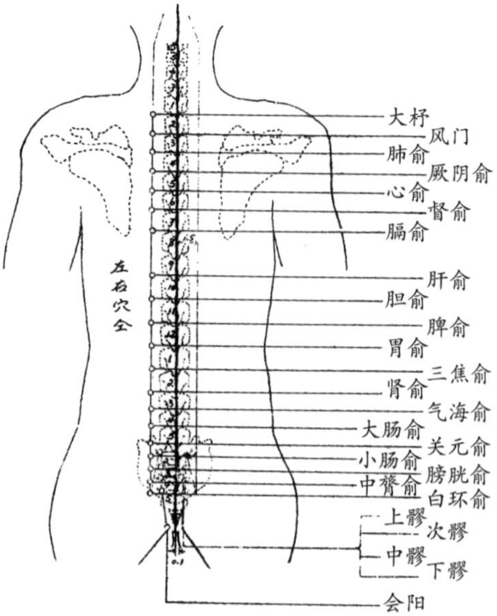

足太阳膀胱经（2）

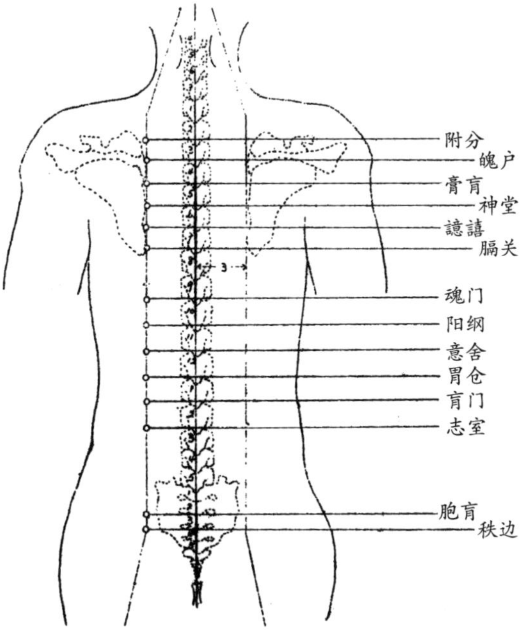

足太阳膀胱经（3）

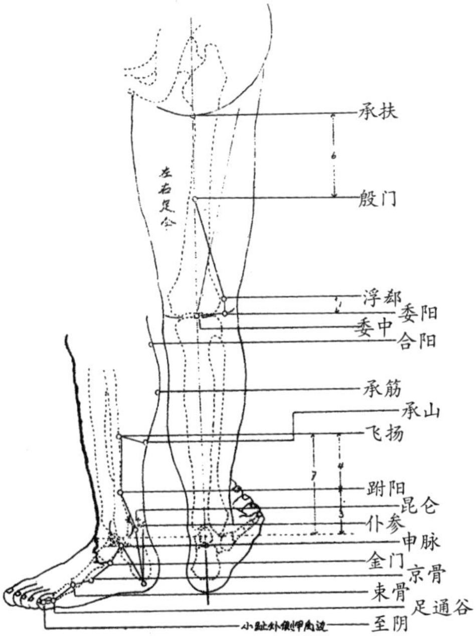

足太阳膀胱经（4）

四、常用穴位

（一）睛明

1. 位置：约距目内眦角一分①。

2. 解剖部位：在内眦的边缘皮肤，正当内侧睑韧带，有从面前动脉而来的内眦动脉，分布着三叉神经第一支的滑车下神经。

3. 治疗：

（1）古代主治：目痛视不明，见风泪出，胬肉攀睛，白翳，眦痒，头痛目眩。治雀目者可久留针，然后速出之。

（2）现代主治：眼病，如角膜白斑、视网膜炎、眼球充血或瘙痒、夜盲、结膜炎等，对鼻塞也有效。

4. 疗法：针二分深，禁灸。

（二）攒竹

1. 位置：眉头之陷中。

2. 解剖部位：在额骨之下际，眉弓之内端，皮下正当皱眉肌，有额动脉，分布着三叉神经第一支的额神经额支。

3. 治疗：

（1）古代主治：目视䀮䀮，泪出目眩，瞳子痒，眼中赤痛，及腮睑瞤动不卧。

（2）现代主治：角膜白斑，夜盲，视力减退，溢泪症，眩晕，额神经痛。

4. 疗法：针二分深，禁灸②。

（三）通天

1. 位置：承光穴后一寸五分，百会穴之外侧，旁开约二横指。

2. 解剖部位：在顶骨部，当项结节的内方，有颞浅动脉和枕动脉吻合的动脉网及枕大神经分布。

---

① 按市尺计标寸分，其他眼、耳、口、鼻、颞、颈前、颈后均同此。

② 有些书上此穴不禁灸。

3. 治疗：

（1）古代主治：头旋顶痛，不能转侧，鼻塞偏风，口㖞，衄血，头重，耳鸣，狂走瘛疭，恍惚，青盲内障。

（2）现代主治：鼻膜炎，鼻塞，衄血，口部诸肌挛缩，颅顶部痉挛，慢性支气管炎，三叉神经痛。

4. 疗法：针三分深，灸五至十分钟。

（四）天柱

1. 位置：项之后发际，哑门穴两旁，大肌外侧陷中。

2. 解剖部位：当第一、二颈椎之间，斜方肌的外缘，有枕动脉的分支，分布着第三枕神经。

3. 治疗：

（1）古代主治：头旋脑痛，鼻塞泪出，项强肩背痛，足不任身，目瞑不欲视。

（2）现代主治：头痛，枕肌及肩胛肌挛缩，回顾困难，喉头炎，鼻塞，嗅觉障碍，衄血，神经衰弱。

4. 疗法：针三至五分深，灸五至十五分钟。

（五）大杼

1. 穴属：骨会大杼。

2. 位置：第一椎之下，陶道穴旁开约二横指。

3. 解剖部位：在第一、二胸椎棘突间的两旁，上层为斜方肌，下层为小菱形肌和后上锯肌，有颈横动脉降支，分布着胸神经的后支，肩胛背神经和支配斜方肌的副神经。

4. 治疗

（1）古代主治：伤寒汗不出，腰脊项背强痛不得卧，喉痹烦满，痎疟，头痛，咳嗽，身热目眩，癫疾，筋挛瘛疭，膝痛不可屈伸。

（2）现代主治：支气管炎，头痛，眩晕，胸膜炎，癫痫，项背强直，腰背肌痉挛，肩背疼痛，膝关节炎也有效。

5. 方法：针三至五分深，灸十至二十分钟。

（六）风门

1. 位置：第二椎之下，旁开约二横指。

2. 解剖部位：在第二、三胸椎棘突间的外侧，上层为斜方肌，下层为大菱形肌和后上锯肌。有颈横动脉降支，最上肋间动脉后支，分布着肩胛背神经和胸神经的后支。

3. 治疗：

（1）古代主治：伤寒头痛，项强。目瞑。鼽嚏，胸中热，呕逆上气，喘卧不安，身热，黄疸，痈疽发背。此穴能泻一身热气，常灸之永无痈疽、疮疥等患。

（2）现代主治：胸膜炎，颅顶部和颈项部痉挛，支气管炎，百日咳，嗜眠，呕吐，胸背部诸肌痉挛，痈疽，可预防感冒。

4. 疗法：针三分至五分深，灸十至二十分钟。

（七）肺俞

1. 位置：第三椎之下，旁开约二横指。

2. 解剖部位：在第三、四胸椎棘突间的外侧，当斜方肌大菱形肌和后上锯肌中，有肋间动脉后支和横颈动脉降支，分布着副神经，肩胛背神经和胸神经后支。

3. 治疗：

（1）古代主治：五劳，传尸痨，骨蒸，肺风肺痿，咳嗽呕吐，上气喘满，虚烦口干，目眩，支满，汗不出，腰脊强痛，背痿如龟，寒热瘿气，黄疸。

（2）现代主治：肺结核，肺出血，支气管炎，心内膜炎，心外膜炎，心脏麻痹，黄疸，皮肤瘙痒，口颊炎，吞酸，呕吐，腰背痛，小儿营养不良症。

4. 疗法：针三至五分深，灸十至五十分钟。

（八）膈俞

1. 穴属：血会膈俞。

2. 位置：第七椎之下，旁开约二横指。

3. 解剖部位：第七、八胸椎棘突间的外侧，皮下为斜方肌和背阔肌，再下为骶棘肌，有肋间动脉后支，分布着胸神经的后支。

4. 治疗：

（1）古代主治：心痛痹，膈胃寒痰暴痛，心满气急，吐食反胃，痃癖五积，气块血块，咳逆，四肢肿痛，怠惰嗜卧，骨蒸，喉痹，热病汗不出，食不下，腹胁胀满，诸血病者皆宜灸之。

（2）现代主治：心脏内外膜炎，心脏肥大，心悸亢进，胸膜炎，喘息，支气管炎，胃炎，胃癌呕吐，食道狭窄，食欲减退，肠炎，肠出血，恶疽，四肢倦怠，盗汗等，小儿营养不良。

5. 疗法：针四分深，灸二十至三十分钟。

（九）肾俞

1. 位置：第十四椎下，旁开约二横指，命门穴之旁约与脐平。

2. 解剖部位：在第二、三腰椎棘突间的外侧，上层为腰背肌膜和骶棘肌，下层为背最长肌，有腰动脉后支，分布着腰神经的后支。

3. 治疗：

（1）古代主治：虚劳羸瘦，面目黄黑，耳聋，肾虚，水藏久冷，腰痛，梦遗，精滑，脚膝拘急，身热头重，振寒，心腹膜胀，两胁满，痛引少腹，少气，溺血便浊，淫泺，赤白带下，月经不调，阴中痛，五劳七伤，虚惫无力，足寒如冰，洞泄，食不化，身肿如水，男女久积气痛，变成劳疾。此穴主泻五脏之热。

（2）现代主治：肾炎，肝脏肿大，膀胱麻痹及痉挛，痔疮，淋病，糖尿病，尿血，腰神经痛，精血缺乏，遗尿，遗精，身体羸瘦，月经不调，胃出血，肠出血，肋间神经痛。

4. 疗法：针五至八分深，灸十至二十五分钟。

（十）膏肓

1. 位置：第四椎之下旁开约四横指。

2. 解剖部位：在第四、五胸椎棘突间的外方，肩胛骨的内缘，上层为斜方肌，下层为大菱形肌，有颈横动脉降支，肋间动脉后支，分布着肩胛背神经和胸神经后支。

3. 治疗：

（1）古代主治：百病无所不疗，虚羸瘦损，五劳七伤诸病，梦遗失精，上气咳逆，痰火发狂，健忘，胎前产后各症。

（2）现代主治：对于各种慢性病有预防作用，肺结核，支气管炎，胃出血，神经衰弱，梦遗失精，健忘，呕吐，胸膜炎。

4. 疗法：针三至五分深，灸二十至五十分钟。

（十一）承扶

1. 位置：在臀下横纹中央。

2. 解剖部位：在臀下皱裂中央，即臀大肌的下缘，股二头肌和腱肌之间，有臀下动脉，分布着支配臀大肌的臀下神经和股后皮神经，深部为坐骨神经的通路。

3. 治疗：

（1）古代主治：腰脊相引如解，久痔，臀肿，大便难，胞寒，小便不利。

（2）现代主治：腰背神经痛，痔疮，便秘，尿闭，臀部发炎，坐骨神经痛。

4. 疗法：针八分至一寸深，灸五至十分钟。

（十二）委阳

1. 位置：腘窝外侧两肌之间，屈膝取之。

2. 解剖部位：在股二头肌之内侧，腘窝外侧，有膝上外动脉的分支，分布着腓总神经、腓肠外神经。

3. 治疗：

（1）古代主治：腰脊腋下肿痛，不可俯仰，引阴中，不得小便，胸满身热，瘛疭，癫疾，小肠满，痿厥不仁。

（2）现代主治：腰背部痉挛，膝腘窝神经痛，腓肠肌痉挛，癫痫，解热亦可用此穴。

4. 疗法：针七分深，灸三至五分钟。

（十三）委中

1. 穴属：足太阳膀胱经之所入为合（土）。

2. 位置：腘窝中央约正中之动脉侧。

3. 解剖部位：在膝关节的后面，股二头肌、半膜肌、跖肌、腓肠肌内侧头等围成的腘窝中，有腘动静脉及胫神经通过，由股后皮神经司皮肤感觉。

4. 治疗：

（1）古代主治：大风眉发脱落，太阳疟从背起先寒后热，熵熵然汗出难已，头重转筋，腰脊背痛，半身不遂，遗溺，小腹坚，风痹，髀枢痛，膝痛，足软无力。凡肾与膀胱寒而腰痛者针，虚者不宜针。此穴主泻四肢之热，委中者血郄也，凡热病汗不出，小便难，衄血不止，脊强反折，瘛疭，癫疾，足热厥逆不得屈伸。

（2）现代主治：感冒，腹部膨胀，膝关节炎，中风汗出不止和热病汗不出，发眉脱落，痔疮出血，鼻出血，呕吐，腹泻。

5. 疗法：针三至五分深，灸三分钟。

（十四）承山

1. 位置：小腿肚分肉之间陷中。

2. 解剖部位：在小腿后面正中，腓肠肌两侧肌腹交界的下端，跟腱上端有胫后动脉，分布着胫神经，腓肠内侧皮神经司皮肤感觉。

3. 治疗：

（1）古代主治：头热，鼻衄，寒热，癫疾，疝气，腹痛，痔肿便血，腰背痛，膝肿，胫酸跟痛，霍乱，转筋战栗不能行立，凡有邪热者可泻之。

（2）现代主治：局限性痉挛，呕吐腹泻，便秘，淋病，脚气，小儿搐搦，痔疮。

4. 疗法：针七分深，灸五至十五分钟。

（十五）飞扬

1. 穴属：足太阳膀胱经之络穴。

2. 位置：外踝之上七寸腓骨之侧。

3. 解剖部位：在腓骨后侧，当腓肠肌的外侧肌腹移行于腱处，有腓动脉，分布着腓肠外侧皮神经。

4. 治疗：

（1）古代主治：痔痛，脚酸肿不能立，历节风不得屈伸，癫疾，寒疟，头目眩，逆气。

（2）现代主治：痔疮，风湿性关节炎，脚气，眩晕，癫痫。

5. 疗法：针五至七分深，灸五至二十分钟。

（十六）昆仑

1. 穴属：足太阳膀胱经所行为经（火）。

2. 位置：外踝之后，跟骨之上陷中。

3. 解剖部位：在外踝与跟腱之中央陷凹部，腓骨短肌中，有踝后动脉、腓动脉，分布着腓肠神经。

4. 治疗：

（1）古代治疗：腰尻，脚气，足腨肿痛不能步立，头痛衄衄，肩背拘急，咳喘，目眩，阴肿，产难，胞衣不下，小儿瘛疭。

（2）现代主治：头痛，眩晕，衄血，肩背部神经痉挛，腰痛，坐骨神经痛，跟踝关节炎，脚气，佝偻病，阴门肿痛，胎盘不下，痔疮出血。

5. 疗法：针三分深，灸五至二十分钟。

（十七）申脉

1. 穴属：奇经八脉之阳跷脉。

2. 位置：外踝下方，赤白肉际陷中。

3. 解剖部位：在外踝直下跟骨滑车突下缘，外展小趾肌的上缘，有来自腓动脉的跟外侧支，分布有来自胫神经的跖外侧神经。

4. 治疗：

（1）古代主治：风眩癫疾，腰脚痛，膝胻寒酸，不能坐立，如在舟车中，气逆，腿足不能屈伸，妇人气血痛，脚气胫肿。

（2）现代主治：头痛，眩晕，腰部和下肢疼痛，胫部麻痹，动脉硬化症，子宫痉挛，中风。

5. 疗法：针三分深，灸三分钟。

（十八）京骨

1. 穴属：足太阳膀胱经所过为原。

2. 位置：足外侧，大骨下束骨穴后赤白肉际。

3. 解剖部位：在第五跖骨基底的前外侧，外展小趾肌中，有来自腓动脉的跖外侧动脉，分布着来自胫神经的跖外侧神经。

4. 治疗：

（1）古代主治：腰脊痛如折，髀不可屈，项强不能回顾，筋挛，善惊，痃疟寒热，目眩，内眦赤烂，头痛鼽衄，癫病狂走。

（2）现代主治：心肌炎，脑充血，腰痛，间歇热，佝偻病，癫痫，小儿搐搦。

5. 疗法：针三至五分深，灸五至二十分钟。

（十九）束骨

1. 穴属：足太阳膀胱经所注为俞（木）。

2. 位置：足小指外侧本节后赤白肉际。

3. 解剖部位：在第五跖骨小头的后外侧陷中，外展小趾肌之前端，有趾外侧动脉的分支，分布着趾外侧神经。

4. 治疗：

（1）古代主治：肠澼泄泻，疟痔，癫痫，发背痈疔，头痛晕眩，内眦赤痛，耳聋，腰膝痛，项强不可回顾。

（2）现代主治：头痛，眩晕，耳聋，内眦炎，泪管狭窄，颅顶部疼痛，项肌收缩，不能回顾，腰背神经痛，腓肠肌痉挛，痈疽疔疮。

5. 疗法：针三分深，灸三至五分钟。

（二十）足通谷

1. 穴属：足太阳膀胱经所溜为荥（水）。

2. 位置：足小指外侧，本节之前骨下陷中。

3. 解剖部位：在第五指跖趾关节的前外侧，有来自跖外侧动脉的趾跖侧动脉，分布着来自跖外侧神经的趾跖侧固有神经。

4. 治疗：

（1）古代主治：头痛目眩，项痛鼽衄，善惊，目䀮䀮，结积留饮，食多不化，失欠。

（2）现代主治：头痛眩晕，衄血，颈项部痛，慢性胃炎，子宫充血。

5. 疗法：针二分深，灸五至二十分钟。

（二十一）至阴

1. 穴属：足太阳膀胱经所出为井（金）。

2. 位置：足小趾外侧，距趾甲约一分。

3. 解剖部位：第五趾第三节外侧，爪廓之旁，有趾背动脉，分布着来自腓肠神经的第五趾背神经。

4. 治疗：

（1）古代主治：风寒头重，鼻塞，目痛生翳，胸胁痛，转筋，寒疟，汗不出，烦心，足下热，小便不利，失精，脉痹，从足小趾起牵引上下。

（2）现代主治：头痛，眩晕，眼球充血，角膜白斑，尿闭，遗精，鼻孔闭塞，偏瘫，足关节炎。

5. 疗法：针二分深，灸三分钟。

第八节　足少阴肾经

一、经穴歌诀

足少阴肾二十七，涌泉然谷照海出，
太溪水泉连大钟，复溜交信筑宾立，
阴谷横骨趋大赫，气穴四满中注得，
肓俞商曲石关蹲，阴都通谷幽门值，
步廊神封出灵墟，神藏彧中俞府毕。

二、经穴分寸歌诀

足掌心中是涌泉，然谷踝前大骨边，
太溪踝后跟骨上，大钟跟后踵筋间，
水泉太溪下一寸，照海踝下四分觅，
复溜踝上后二寸，交信踝上二寸连，
二穴止隔筋前后，太阴之后少阴前，
筑宾内踝上腨分，阴谷膝下内辅边，
横骨大赫并气穴，四满中注亦相连，

五穴上行皆一寸，中行旁开五分边，
肓俞上行亦一寸，俱在脐旁寸半间，
商曲石关阴都穴，通谷幽门五穴缠，
下上俱是一寸取，各门中行寸半前，
步廊神封灵墟穴，神藏彧中下上连，
各开寸六旁二寸，璇玑旁二俞府观。

三、见证歌诀

面黑嗜卧饥不餐，胸满腹痛大便难，
咳血善恐足下热，脊臀股痛腰冷寒，
腹大颈肿阴下湿，四肢痿厥目力艰，
肠澼冻疮兼下利，太溪飞扬取为先。

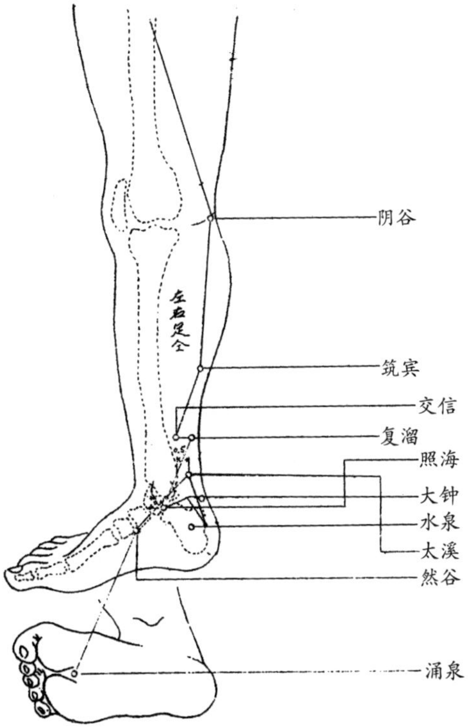

足少阴肾经（1）

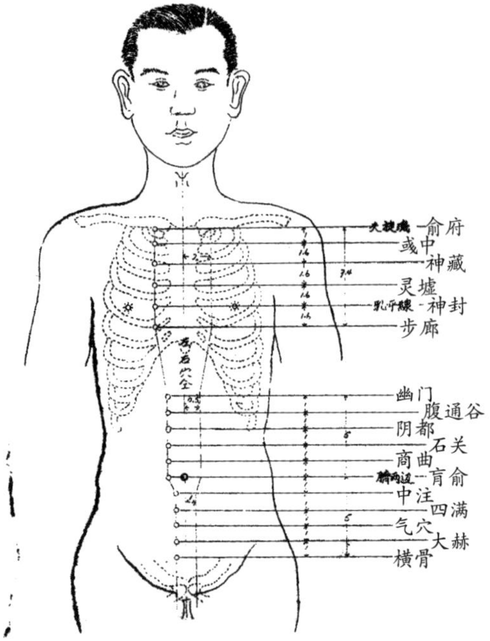

足少阴肾经（2）

四、常用穴位

（一）涌泉

1. 穴属：足少阴肾经所出为井（木）。

2. 位置：足心陷中，当第二趾间至足跟后缘的五分之二。

3. 解剖部位：在足第二、三跖骨之间，跖腱膜中，有来自胫前动脉的足底弓，分布着跖内侧神经和跖外侧神经。

4. 治疗：

（1）古代主治：尸厥面黑，喘嗽有血，目视䀮䀮无所见，心中结热，风疹，风痫，心痛，不嗜食，男子如蛊，女子如妊，咳嗽气短，身热，喉痹，目眩，颈痛，胸胁满，小便痛，肠澼，泄泻，霍乱，转胞不得尿，腰痛，大便难，转筋，足胫寒痛，肾积奔豚，热厥，五趾尽痛，足不践地。

（2）现代主治：舌骨肌麻痹，声音嘶嘎，失声症，咳嗽，急性扁桃体炎，心悸亢进，黄疸，眩晕，子宫下垂，足跖神经痛，下肢痉挛，小儿搐搦有大效，其他急救的场合下均可用。

5. 疗法：针五分深，灸三至七分钟。

（二）然谷

1. 穴属：足少阴肾经所溜为荥（火）。

2. 位置：公孙后一寸。

3. 解剖部位：在第一跖骨小头的后下方，外展蹋肌中，当屈蹋长肌上缘，有来自胫后动脉的跖内侧动脉。分布着来自胫神经的跖内侧神经。

4. 治疗：

（1）古代主治：喘呼烦满，咳血喉痹，消渴，舌纵，心恐少气，涎出，小腹胀，痿厥，寒疝，足跗肿，胻酸，足一寒一热，不能久立，男子遗精，妇人阴挺出，月经不调，不孕，初生小儿脐风撮口，痿厥，洞泄。此穴主泻肾脏之热，若治伤寒，亦宜出血。

（2）现代主治：喉头炎，心肌炎，扁桃体炎，流涎，呕吐，盗汗，膀胱炎，尿道炎，睾丸炎，精液缺乏，遗尿，糖尿病（消渴），子宫位置异常的不孕症，月经不调，子宫充血，阴唇充血，阴门瘙痒，疮毒症，小儿强直痉挛。

5. 疗法：针五分深，灸五至十分钟。

（三）太溪

1. 穴属：足少阴肾经所注为俞（土）。

2. 位置：内踝之后五分，跟骨上动脉侧陷中。

3. 解剖位置：在内踝与跟腱之间陷中，当胫后动脉和胫神经通路，由小腿内侧皮神经司皮肤感觉。

4. 治疗：

（1）古代主治：热病，汗不出，伤寒，手足厥冷，嗜卧，咳嗽，咽肿，衄血，溺赤，消瘅，大便难。久疟，咳逆烦心，不眠，脉沉，手足寒，呕吐，不嗜食，善噫，腹疼，瘠瘦，寒疝痃癖。

（2）现代主治：热病后四肢厥冷，心内膜炎，胸膜炎，横膈膜痉挛，喉头炎，口腔炎，喘息，咳嗽，呃逆，呕吐，便秘，子宫痉挛，乳腺炎。

5. 疗法：针三分深，灸五至十分钟。

（四）大钟

1. 穴属：足少阴肾经之络穴。

2. 位置：太溪穴下，水泉穴上，两穴之间后方。

3. 解剖位置：在跟腱附着的内侧陷中，有胫后动脉、胫神经通过，小腿内侧皮神经司皮肤感觉。

4. 治疗：

（1）古代主治：气逆烦闷，小便淋闭洒洒，恶寒，腰脊强痛，大便秘涩，嗜卧，口中热，虚则呕逆多寒，欲闭户而处，胸胀喘息，舌干食噎不得下，善惊恐不乐，喉中鸣，咳唾血。

（2）现代主治：神经性心功能亢进，精神病，口腔炎，呕吐，食道狭窄，便秘，淋病，子宫痉挛。

5. 疗法：针三分深，灸五至二十分钟。

（五）照海

1. 穴属：奇经八脉之阴跷脉。

2. 位置：内踝之下一寸陷中。

3. 解剖位置：在舟状结节之后，跟骨载距突之下陷中，外展踇肌停止处，有胫后动脉，跖内侧神经通过，由小腿内侧皮神经司皮肤感觉。

4. 治疗：

（1）古代主治：咽干呕吐，四肢懈惰，嗜卧善悲，不乐，大风偏枯，半身不遂，久疟，卒疝，腹中气痛，小腹淋痛，阴挺出，月经不调。

（2）现代主治：咽喉干燥，四肢倦怠，精神病，扁桃体炎，肠疝痛，阴茎异常勃起，淋病，月经不调，失眠症。

5. 疗法：针三分深，灸五至十分钟。

（六）复溜

1. 穴属：足少阴肾经所行为经（金）。

2. 位置：太溪之上二寸，交信穴后五分。

3. 解剖位置：在胫骨后方，比目鱼肌下端，移行于跟腱处，有胫后动脉与胫神经的分支，由腓肠内侧皮神经司感觉。

4. 治疗：

（1）古代主治：肠澼，痔疾，腰脊内引痛，不得俯仰，善怒多言，舌干涎出，足痿胻寒不得履，目视𥆧𥆧，肠鸣腹痛，四肢肿，十种水病，五淋，盗汗，齿龋，脉微细。

（2）现代主治：脊髓炎，腹膜炎，淋病，睾丸炎，腹鸣，水肿，下肢麻痹，盗汗，腰痛，牙痛，痔疮出血。

5. 疗法：针三分深，灸五分钟。

（七）阴谷

1. 穴属：足少阴肾经所入为合（水）。

2. 位置：膝内辅骨之后，大肌之间。

3. 解剖位置：在胫骨内踝的内缘后部，半腱肌和半膜肌之间，有腘动脉分支，分布着胫神经的分支及股后皮神经和股内侧皮神经。

4. 治疗：

（1）古代主治：舌纵涎下，腹胀烦满，溺难，小腹疝急引阴，阴股内廉痛，为痿为痹，膝痛不可屈伸，女人漏下不止，少妊。

（2）现代主治：股内侧部疼痛，膝关节炎，下腹膨胀，淋病，阳痿，阴茎痛，阴道炎，外阴炎，阴门瘙痒，子宫出血。

5. 疗法：针四分深，灸三分钟。

第九节　手厥阴心包经

一、经穴歌诀

心包九穴天池近，天泉曲泽郄门认，
间使内关踰大陵，劳宫中冲中指尽。

二、经穴分寸歌诀

心包穴起天池间，乳后旁一腋下三，
天泉曲腋下二寸，曲泽肘内大筋边，
郄门去腕方五寸，间使腕后三寸安，

内关去腕有二寸，大陵掌后两筋间，
劳宫曲中名指取，中冲中指之末端。

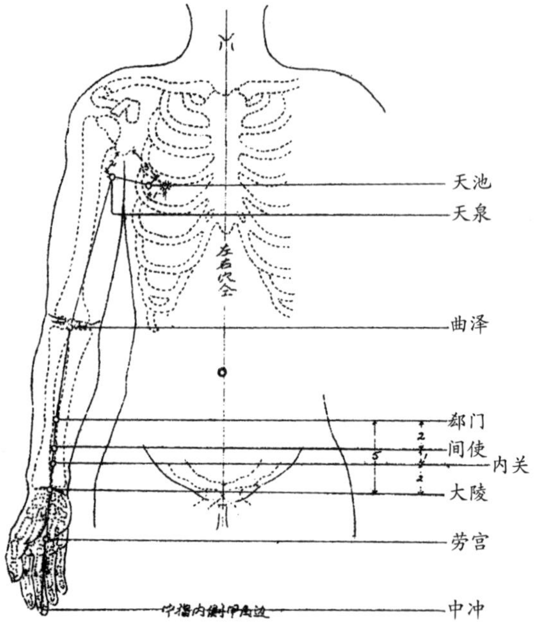

手厥阴心包经

三、见证歌诀

心中大热笑不休，手挛掌热至堪忧，
目黄面赤难伸臂，心烦心痛复悲愁，
两腋发肿心中动，胸膺胁满痹着喉，
各病虽然多痛苦，大陵外关刺即瘳。

四、常用穴位

（一）曲泽

1. 穴属：手厥阴心包经所入为合（水）。
2. 位置：肘的内侧约纹上，凹陷中。
3. 解剖位置：在肘窝正中，肱骨和臂骨的关节部，肱二头肌腱的尺侧缘，当肱动脉及正中神经之通路，皮下有肘正中静脉，由臂内侧皮神经司皮肤感觉。

4. 治疗：

（1）古代主治：心痛善惊，身热烦渴，臂肘摇动，掣痛不可伸，伤寒，呕吐气逆。

（2）现代主治：心肌炎，支气管炎，臂神经痛，呕吐，中暑，妊娠恶阻。

5. 疗法：针三分深，灸五至十分钟。

（二）间使

1. 穴属：手厥阴心包经所行为经（金）。

2. 位置：掌后三寸，二肌之间。

3. 解剖位置：在桡骨与尺骨的中间，掌长肌腱与桡侧腕屈肌腱之间，当正中神经之通路，有掌侧骨间动脉，由前臂内侧及外侧皮神经司皮肤感觉。

4. 治疗：

（1）古代主治：伤寒结胸，心悬如饥，呕沫少气，中风，气塞，昏危不语，卒狂，胸中澹澹，恶风寒，霍乱，干呕，腋肿，肘挛，卒心痛，多惊，咽中如梗，妇女月水不调，小儿客忤，久疟。

（2）现代主治：心肌炎，喉头炎，胃炎，中风，忧郁证，月经不调，子宫充血，子宫内膜炎，小儿抽搐症。

5. 疗法：针三至五分深，灸五至十分钟。

（三）内关

1. 穴属：手厥阴心包经之络穴。

2. 位置：掌后二寸，两肌中间。

3. 解剖位置：在桡骨与尺骨之间，掌长肌腱与桡侧屈腕肌腱之间，深部有正中神经通过，有掌侧骨间动脉，由前臂内侧及外侧皮神经司皮肤感觉。

4. 治疗：

（1）古代主治：中风失志，实则心暴痛，虚则心烦惕惕，面热目昏，支满肘挛，久疟不久，胸满腹痛。实则泻之，生疮灸之。

（2）现代主治：心肌炎，心脏内外膜炎，心悸亢进，黄疸，眼球出血，肘臂神经痛，胃神经痛，产后虚脱。

5. 疗法：针三至五分深，灸至十分钟。

（四）大陵

1. 穴属：手厥阴心包经所注为俞（土）。

2. 位置：以中指为直线，在手腕横纹之陷中。

3. 解剖位置：在腕关节之掌侧面横纹正中之陷凹部，掌长肌腱与桡侧腕屈肌腱之间，腕横韧带后缘，深部有正中神经通过，有掌侧骨间动脉，由正中神经掌皮支司皮肤感觉。

4. 治疗：

（1）古代治疗：热病汗不出，舌痛，咳喘，呕血，心悬如饥，善笑不休，头痛气短，胸胁痛，惊恐悲泣，呕逆，喉痹，口干目赤，臂肘挛痛，小便如血。

（2）现代主治：心肌炎，心脏内外膜炎，肋间神经痛，腋窝淋巴腺炎（腋肿），扁桃体炎，头痛，发热，疥癣，急性胃炎，胃出血，失眠症。

5. 疗法：针三分深，灸十至二十分钟。

（五）劳宫

1. 穴属：手厥阴心包经所溜为荥（火）。

2. 位置：在掌中央。

3. 解剖位置：在第三掌骨与第四掌骨之间，掌腱膜中，掌腱膜之下有尺动脉、桡动脉合成的掌浅弓，以及正中神经与尺神经合成的指掌侧总神经，由正中神经司皮肤感觉。

4. 治疗：

（1）古代主治：中风，悲笑不休，热病汗不出，胁痛不可转侧，吐衄，噫逆，烦渴，食不下，胸胁支满，口中腥气，黄疸，手痹，大小便血，热痔。

（2）现代主治：血压亢进，血管硬化，咽下困难，食欲不振，口腔炎，黄疸，衄血，小儿齿龈炎，指端知觉异常。

5. 疗法：针二至三分深，灸三分钟。

（六）中冲

1. 穴属：手厥阴心包经所出为井（木）。

2. 位置：中指的正尖端，距指甲约一分。

3. 解剖位置：在中指末节之尖端，有指掌侧固有动脉形成的动脉网，分布着来自正中神经的指掌侧总神经。

4. 治疗：

（1）古代主治：热病汗不出，头痛如破，身热如火，心痛烦满，舌强痛，中风不省人事。

（2）现代主治：心肌炎，小儿消化不良，脑充血，热病不发汗。

5. 疗法：针一分深，灸三分钟。

第十节 手少阳三焦经

一、经穴歌诀

手少三焦所从经，二十三穴起关冲，
液门中渚阳池历，外关支沟会宗逢，
三阳络入四渎内，注于天井清泠中，
消泺臑会肩髎穴，天髎天牖经翳风，
瘛脉颅息角耳门，和髎上行丝竹空。

二、经穴分寸歌诀

无名指外端关冲，液门小指次陷中，
中渚液上止一寸，阳池手表腕陷中，
外关腕后方二寸，腕后三寸支沟容，
支沟横外取会宗，空中一寸用心攻，
腕后四寸三阳络，四渎腕后五寸半，
天井肘外大骨后，骨罅中间二寸摩，

肘后三寸清冷渊，消泺对腋臂外落[1]，
臑会肩前三寸量，肩髎臑上陷中央，
天髎毖骨陷内上，天牖天容之后旁，
翳风耳后尖角陷，瘈脉耳后鸡足张，
颅息亦在青络上，角孙耳郭上中央，
耳门耳曲前起肉，和髎耳前锐发乡，
欲知丝竹空何在？眉后陷中仔细量。

三、见证歌诀

耳后疼痛耳中聋，喉痹咽干目肿眩，
脊间心后相连痛，肩背臑肘苦痛风，
大便秘结及消渴，五指尽痛手不灵，
身热头痛不得卧，阳池合取内关同。

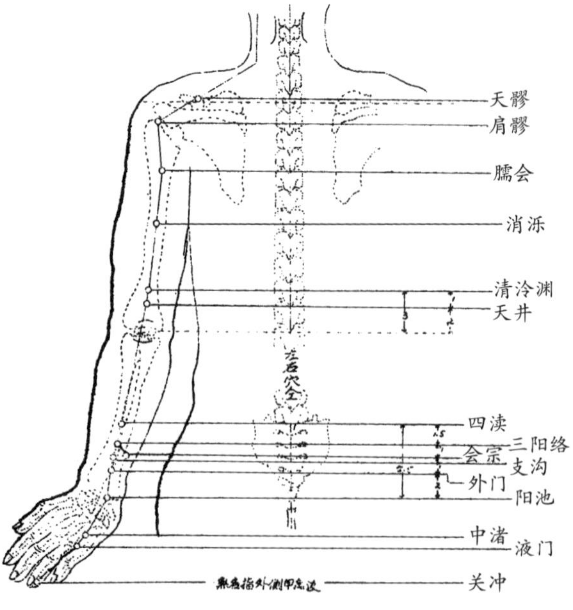

手少阳三焦经（1）

① 消泺位于臑会下二寸。

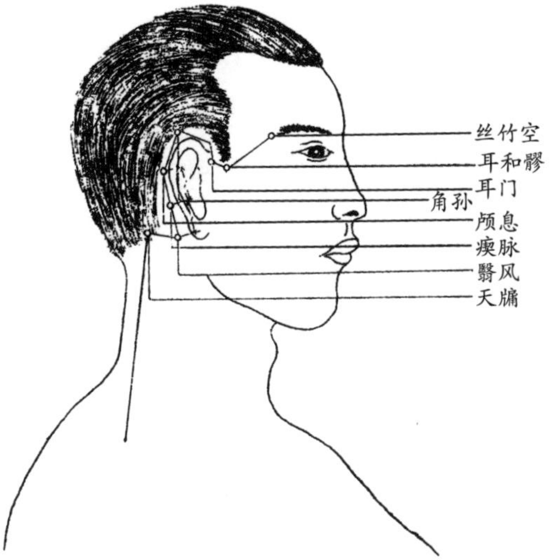

手少阳三焦经（2）

四、常用穴位

（一）关冲

1. 穴属：手少阳三焦经所出为井（金）。

2. 位置：无名指尺侧，距指甲约一分。

3. 解剖位置：在第四指骨第三节的尺侧，爪廓之旁有指掌侧固有动脉形成的动脉网，分布着来自尺神经的指掌侧固有神经。

4. 治疗：

（1）古代主治：头痛，口干，喉痹，霍乱，胸中气噎不食，肘臂痛不能举，目昏。

（2）现代主治：恶心，头痛，食欲减退，肘臂神经痛，角膜白斑，小儿消化不良。

5. 疗法：针一分深，灸三分钟。

（二）液门

1. 穴属：手少阳三焦经所溜为荥（水）。

2. 位置：无名指本节前，靠小指一侧。

3. 解剖位置：在无名指掌指关节的前方尺侧，有来自尺动脉的指背动脉，分布着来自尺神经的指背神经。

4. 治疗：

（1）古代主治：惊悸妄言，寒厥，臂痛不得上下，痎疟寒热，头痛，目眩，赤涩，泣出，耳暴聋，咽外肿，牙龈痛。若手臂红肿痛禁泻之，出血为妙。

（2）现代主治：贫血性头痛，眩晕，耳鸣，耳聋，齿龈炎，角膜白斑，肘臂部痉挛或麻痹，精神病。

5. 疗法：针一分深，灸三分钟。

（三）中渚

1. 穴属：手少阳三焦经所注为俞（木）。

2. 位置：无名指本节后。

3. 解剖位置：在第四掌骨小头的后方，尺侧的骨间陷中，有第四骨间指背动脉，分布着来自尺神经的指背神经。

4. 治疗：

（1）古代主治：热病汗不出，臂指痛不屈伸，目眩，生翳不明，耳聋，咽肿，久疟，手臂红肿泻之。出血灸五壮。

（2）现代主治：眩晕，头痛，耳聋，喉头炎，角膜白斑，臂神经痛，肘腕部关节炎及五指不能屈伸。

5. 疗法：针三分深，灸五至十分钟。

（四）阳池

1. 穴属：手少阳三焦经所过为原。

2. 位置：在手背腕上横纹陷中，与阳溪穴相隔一肌。

3. 解剖位置：在尺骨和腕骨的关节部，伸指总肌腱的桡侧，有腕背侧动脉，分布着尺神经背支和桡神经浅支。

4. 治疗：

（1）古代主治：消渴，口干，烦闷，寒热疟，或折伤手腕，捉物不得，臂不能举。

（2）现代主治：间歇热，糖尿病，腕关节炎，感冒，风湿病，前臂诸肌痉挛或麻痹。

5. 疗法：针三分深，灸三分钟。

（五）外关

1. 穴属：手少阳三焦经之络穴，奇经八脉之阳维脉。

2. 位置：在阳池穴后二寸两肌间。

3. 解剖位置：在伸指总肌和固有伸小指肌之间，屈肘俯掌时在伸指总肌之桡侧，有背侧骨间动脉，分布着前臂背侧皮神经和桡神经的肌支。

4. 治疗：

（1）古代主治：耳聋浑焞无闻，肘臂五指痛不能握。若胁肋痛者泻之。

（2）现代主治：耳聋，肘臂神经痛，上肢关节炎，牙痛，眼疾患，四肢倦怠，失眠，感冒。

5. 疗法：针五分深，灸十至三十分钟。

（六）支沟

1. 穴属：手少阳三焦经所行为经（火）。

2. 位置：在阳池穴后三寸，两肌骨间陷中。

3. 解剖位置：在桡骨与尺骨之间，伸指总肌和固有伸小指肌之间，有背侧骨间动脉，分布着前臂背侧皮神经和桡骨神经肌支。

4. 治疗：

（1）古代主治：热病汗不出，肩臂酸重，胁腋痛，四肢不举，霍乱呕吐，口噤，暴喑，鬼击，卒心痛，产后血晕不省人事，凡三焦相火盛及大便不通，胁肋疼痛者俱宜泻之。

（2）现代主治：胸膜炎，心肌炎，肋间神经痛，臂神经痛，急性舌骨肌痉挛，呕吐，习惯性便秘，产后血晕，小儿肺炎。

5. 疗法：针五分深。

（七）天井

1. 穴属：手少阳三焦经所入为合（土）。

2. 位置：肘尖上方一寸，陷中。

3. 解剖位置：在肱骨后面，鹰嘴突起的上方，肱三头肌腱之中，有肘关节动脉网，分布着臂后及臂内侧皮神经和桡神经的肌支。

4. 治疗：

（1）古代主治：咳嗽上气，胸痛不得语，唾脓，不嗜食，寒热，凄凄不得卧，惊悸悲伤，瘛疭，癫疾五痫，风痹，头项肩背痛，耳聋，目锐眦痛，颊肿，肘臂痛不得捉物，及一切瘰疬疮肿及瘾疹。

（2）现代主治：支气管炎，喉头炎，癫狂，忧郁症，耳聋，眼睑缘炎，颈项神经痛，中风，咳嗽，扁桃体炎。

5. 疗法：针三分至五分深，灸五至二十分钟。

（八）肩髎

1. 位置：肩髃穴后约一寸，微向下，举臂时更显凹陷。

2. 解剖位置：在肩胛骨肩峰的后下际，即肩关节的后方，上层是三角肌，下层是冈下肌，有旋肱后动脉、胸肩峰动脉和肩胛上动脉合成的动脉网，由肩胛上神经和臂背侧皮神经司感觉。

3. 治疗：

（1）古代主治：臂重肩痛不能举。

（2）现代主治：肩胛肌麻痹及痉挛，臂神经痛，胸膜炎，肋间神经痛。

4. 疗法：针五至七分深，灸十至二十分钟。

（九）翳风

1. 位置：耳垂根部后方陷中，按之通耳中。

2. 解剖位置：在腮腺后缘，乳突和下颌支的中间，有耳后动脉，分布着耳大神经，该部皮下有颜面神经的耳后支通过，深部正当颜面神经出茎乳孔处。

3. 治疗：

（1）古代主治：耳聋，口眼㖞斜，口噤不开，脱颌，肿颊，牙车急痛，暴喑，不能言。

（2）现代主治：腮腺炎，耳鸣，耳聋，颜面神经麻痹，口颊炎，笑肌麻痹，语言障碍，甲状腺肿。

4. 疗法：针三分深，灸五至二十分钟。

（十）耳门

1. 位置：在耳前小尖瓣之前上方，稍陷处。

2. 解剖位置：在耳前切迹的前方，下颌关节后缘，有颞浅动脉耳前支，分布着三叉神经第三支的耳颞神经，皮下有颞浅动脉通过。

3. 治疗：

（1）古代主治：耳聋，聤耳脓汁，耳生疮，齿龋，唇吻强。

（2）现代主治：耳鸣，耳聋，中耳炎，上牙痛，口裂，诸肌痉挛。

4. 疗法：针三分深，灸三分钟。

（十一）丝竹空

1. 位置：眉梢外端陷中。

2. 解剖位置：在额骨颧突的外缘，下是眼轮肌，有颞浅动脉，分布着三叉神经第一支。

3. 治疗：

（1）古代主治：头痛，目赤，目眩，视物䀮䀮，拳毛倒睫，风痫载眼，发狂吐涎沫，偏正头痛。

（2）现代主治：眼球充血，角膜白斑，头痛，眩晕，颜面神经麻痹，小儿抽搐。

4. 疗法：针三分深，禁灸。

第十一节　足少阳胆经

一、经穴歌诀

足少阳经瞳子髎，四十四穴行迢迢，
听会客主颔厌集，悬颅悬厘曲鬓翘，
率谷天冲浮白穴，窍阴完骨本神至，
阳白临泣开目窗，正营承灵脑空是，
风池肩井渊腋长，辄筋日月京门乡，
带脉五枢维道续，居髎环跳市中渎，
阳关阳陵复阳交，外丘光明阳辅高，
悬钟丘墟足临泣，地五侠溪窍阴毕。

二、经穴分寸歌诀

外眦五分瞳子髎，耳前陷中听会绕，
起骨上廉客主人，内斜曲角颔厌照，
后行颅中厘下廉，曲鬓耳际发上看，
入发寸半率谷穴，天冲耳后上二探，
浮白下行一寸间，枕骨之下窍阴安，
完骨耳后入发际，量得四分须用记，
本神神庭旁三寸，入发五分耳上系，
阳白眉上一寸许，上行发际是临泣，
临后一寸目窗穴，窗后一寸正营觅，
承灵脑空各寸半，风池耳后发际隔，
肩井肩上陷解中，大骨之前寸半寻，
渊液腋下三寸逢，辄筋复前一寸行，
日月乳下三肋缝，期门之下五分存，
脐上五分旁九五，季肋侠脊是京门，
季下寸八寻带脉，带下三寸五枢真，
维道章下五三定，章下八三居髎名，
环跳髀枢宛中陷，风市垂手中指寻。
膝上五寸是中渎，阳关阳陵上三寸，
阳陵膝下一寸是，阳交外踝上七寸，
外丘外踝七寸分，踝上五寸定光明，
踝上四寸阳辅地，踝上三寸是悬钟，
丘虚踝下陷中立，丘下三寸临泣存，
临下五分地五会，会下一寸侠溪呈，
欲觅窍阴归何处，小指次指外侧寻。

三、见证歌诀

胸胁肋髀膝外骱，绝骨外踝痛难防，
面体不泽头目痛，缺盆腋肿汗无常，

颈项瘰瘤坚似铁，振寒增风太息长，

疟生寒热口中苦，丘墟蠡沟取何防。

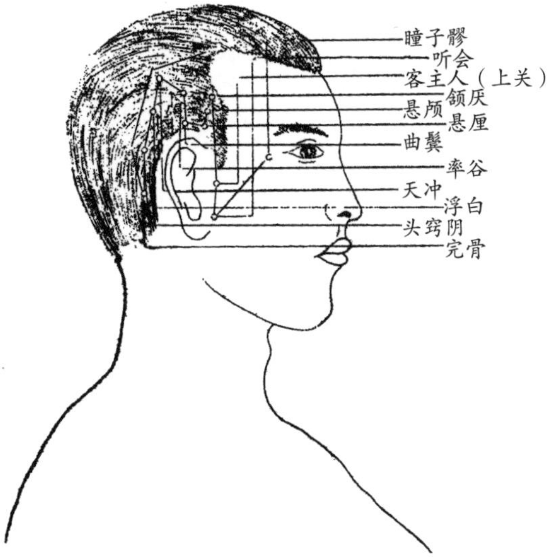

足少阳胆经（1）

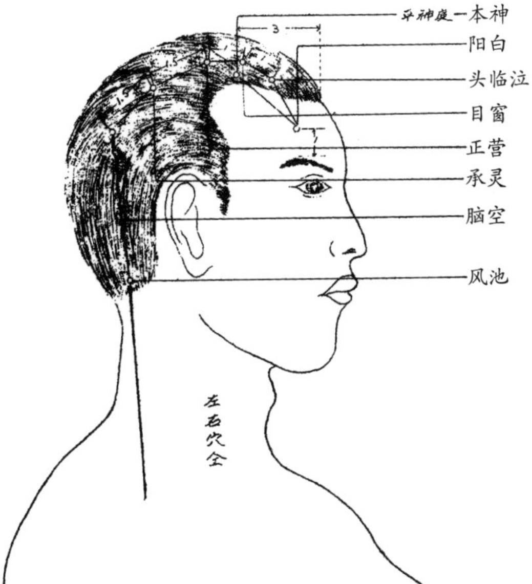

足少阳胆经（2）

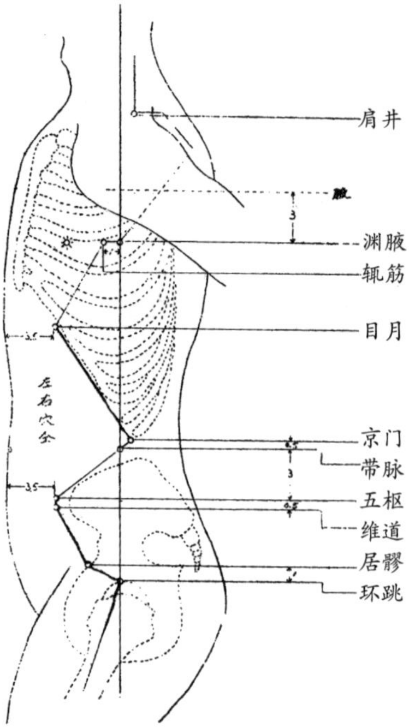

足少阳胆经（3）

四、常用穴位

（一）瞳子髎

1. 位置：目外眦之旁五分。

2. 解剖位置：在颧骨额突的外缘，皮下是眼轮肌，深部是颞肌，有颞浅动脉分出的颧眶动脉及颞深动脉前支，分布着司运动的颜面神经的颧支，司感觉的三叉神经第一、二支。

3. 治疗：

（1）古代主治：目痒，翳膜，青盲无见，远视䀮䀮，赤痛，泪出，多眵䁾，内眦痒，头痛，喉痹。

（2）现代主治：角膜炎，视网膜炎，眼球充血，夜盲，三叉神经痛，齿龈痛，颜面神经痉挛或麻痹，视神经萎缩，偏头痛。

4. 疗法：针三分深，灸五至十分钟。

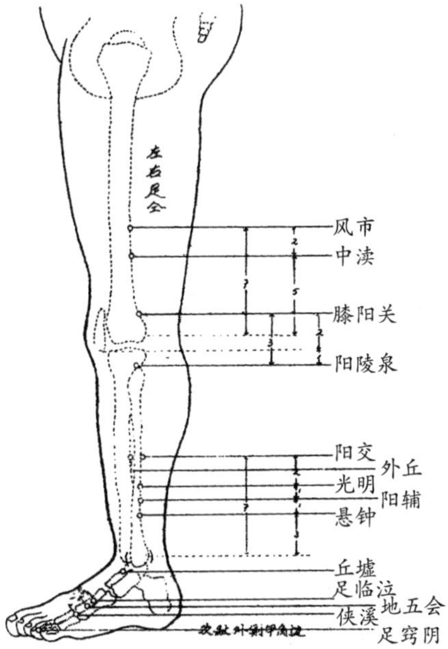

足少阳胆经（4）

（二）听会

1. 位置：耳前小尖瓣的前下方陷中，张口取穴。

2. 解剖位置：在耳珠前下方，珠间切迹前方，下颌小头颈后缘，有颞浅动脉耳前支，分布着耳大神经，皮下有颜面神经在此分支，深部有颈外动脉及面后静脉通过。

3. 治疗：

（1）古代主治：耳鸣，耳聋，牙车脱臼，牙车急不得嚼物，齿痛，恶寒物，狂走，瘛疭，恍惚不乐，中风口㖞斜，手足不遂。

（2）现代主治：外耳炎，耳鸣，耳聋，颜面神经麻痹，下颌脱臼的疼痛，咀嚼肌痉挛，牙痛，偏瘫。

4. 疗法：针五分深，灸五至十五分钟。

（三）风池

1. 位置：脑空穴直下，风府穴两侧之凹陷中。

2. 解剖位置：在枕骨下际，胸锁乳突肌与斜方肌停止部之间的凹陷中，即枕三角肌的顶点，有枕动脉和枕静脉，分布着枕小神经和枕大神经。

3. 治疗：

（1）古代主治：主洒淅寒热，伤寒温病汗不出，目眩，偏正头痛，痞疟，颈项如拔，痛不得回头，目泪出，欠气多，鼻鼽衄，目内眦赤痛，气发耳塞，目不明，腰背俱疼，伛偻引颈筋缩，脚弱无力，大风，中风，气塞涎上，不语昏危，瘿气。

（2）现代主治：脑疾患，眼疾患，耳鼻疾患，迷走神经及副神经功能异常均可治，对偏瘫、脑神经衰弱也有效。

4. 疗法：针四至六分深，灸五至二十分钟。

（四）肩井

1. 位置：冈上窝中央大椎至肩髃穴的中点。患者上肢如能举动，则以右手按在左肩上，左手按在右肩上，靠着颈部用三指去按，中指所按陷中便是。

2. 解剖部位：在斜方肌中，下层正当提肩胛肌和冈上肌之间，有肩胛上动脉，分布着锁骨上神经和副神经。

3. 治疗：

（1）古代主治：主中风，气塞涎上，不语，气逆，妇人难产①，头项痛，五劳七伤，臂痛，两手不得向头。

（2）现代主治：肩背疼痛，副神经麻痹，颈项部诸肌痉挛，或萎缩不能回顾，偏瘫，脑神经衰弱，脑充血，脑贫血，产后子宫出血，眩晕，早产后下肢厥冷。

4. 疗法：针四至六分深，不可过深，灸十至三十分钟，凡针肩井必针三里（手）以资调气。

（五）日月

1. 穴属：足少阳胆经之募穴。

2. 位置：期门穴下五分。

3. 解剖位置：在第九肋软骨下，腹外斜肌中有腹壁上动脉分布着肋间神经的外侧皮支。

---

①《针灸大成》记载：“妇人难产，堕胎后手足厥逆，针肩井立愈。”

4. 治疗：

（1）古代主治：太息善悲，小腹热欲走，多唾，言语不正，四肢不收。

（2）现代主治：胃疾患，肝疾患，黄疸，横膈膜痉挛，肠疝痛，鼓肠。

5. 疗法：针五分深，灸十至二十分钟。

（六）京门

1. 穴属：足少阴肾经之募穴。

2. 位置：章门穴旁开约一寸八分，最下的短肋骨前端。

3. 解剖位置：在侧腹部第十二肋软骨之尖端，腹外斜肌和腹内斜肌中，有腹壁上动脉之分支，分布着肋间神经。

4. 治疗：

（1）古代主治：主肠鸣，小肠痛，肩背寒痉，肩胛内廉痛，腰痛不得俯仰，久立寒热，腹胀引背不得息，水道不利，溺黄，小腹急肿，肠鸣洞泄，髀枢引痛。

（2）现代主治：肾脏炎，肠神经痛，呕吐，肠雷鸣，肩胛神经痛，肋间神经痛，腰痛，高血压。

5. 疗法：针七分深，灸二十至三十分钟。

（七）带脉

1. 位置：章门穴之下一寸八分，平脐。

2. 解剖位置：在第十一肋软骨之游离端直下，腹内外斜肌中，右为升结肠部，左为降结肠部，有腹壁上动脉，分布着肋间神经。

3. 治疗：

（1）古代主治：主腰腹纵溶溶如囊水之状，妇人小腹痛，里急后重，瘛疭，月事不调，赤白带下。

（2）现代主治：月经不调，子宫神经痛，子宫内膜炎，腰肌疼痛。

4. 疗法：针八分深，灸十至三十分钟。

（八）环跳

1. 位置：股骨上端的后方，当两足立正时的凹陷处，取穴时侧卧伸下足屈上足。

2. 解剖部位：在股骨大粗隆坐骨结节和髂后上棘连成的三角形的中间

部，上层为臀大肌，下层为臀中肌，内方深部为坐骨神经穿坐骨大孔处，分布着臀上动脉、臀上神经、臀下神经和臀中皮下神经。

3. 治疗：

（1）古代主治：主冷风湿痹不仁，风疹遍身，半身不遂，腰胯痛，蹇膝不得转侧伸缩[①]。环跳穴痛，恐生附骨疽。

（2）现代主治：偏瘫，腰部股部和膝部疼痛或组织炎，坐骨神经痛，风疹，湿疹，脚气，感冒。

4. 疗法：针一寸至二寸五分深，灸二十至五十分钟。

（九）风市

1. 位置：股外侧两肌间，立正时两手垂直覆腿上，中指尽处是穴。

2. 解剖位置：在股骱外侧，股外侧肌与股两头肌之间，髂胫束中，有旋股外侧动脉，分布着股外侧皮神经。

3. 治疗：

（1）古代主治：中风腿膝无力，脚气，浑身瘙痒，麻痹，历风疮。

（2）现代主治：下肢麻痹或痉挛，坐骨神经痛，膝关节痛，脚气。

4. 疗法：针五分深，灸五至二十分钟。

（十）阳陵泉

1. 穴属：足少阳胆经所入为合（土）。

2. 位置：膝下二寸（自髌骨下缘起）外，尖骨（腓骨小头）前的陷凹处。

3. 解剖部位：在腓骨小头前下缘，腓骨长肌和伸趾总肌之间，当腓总神经分为腓浅神经与腓深神经之分歧处，有胫前动脉的分支和胫返后动脉，分布着腓肠外侧皮神经。

4. 治疗：

（1）古代主治：主膝伸不得屈，髀枢膝骨冷痹，脚气，膝骨内外廉不仁，偏风，半身不遂，脚冷无血色，苦嗌中介然，头面肿，足筋挛。

---

① 《针灸大成》记载：仁寿宫患脚气偏风，甄权奉敕针环跳、阳陵泉、阳辅、巨虚、下廉，而能起行。

（2）现代主治：膝关节炎，偏瘫，脚气，下肢痉挛，血管硬化，颜面浮肿，习惯性便秘，舞蹈病，坐骨神经痛。

5. 疗法：针四至六分深，灸二十至三十分钟。

（十一）光明

1. 穴属：足少阳胆经之络穴。

2. 位置：外踝之上五寸。

3. 解剖部位：在腓骨前缘，伸趾长肌和腓骨短肌之间，有胫前动脉的分支，分布着腓浅神经和腓肠外侧皮神经。

4. 治疗：

（1）古代主治：淫邪浸淫，胫酸胻疼，不能久立，热病汗不出，卒狂。虚则痿躄，坐不能起，补之；实则足胻热，膝痛，身体不仁，善啮颊，泻之。

（2）现代主治：胫腓部神经痛，腓肠肌痉挛或萎缩（小腿肚转筋或偏细），对精神病也有效。

5. 疗法：针六分深，灸五至二十分钟。

（十二）阳辅

1. 穴属：足少阳胆经所行为经（火）。

2. 位置：外踝上四寸。

3. 解剖位置：在腓骨前缘，伸趾长肌与腓骨短肌之间，有胫前动脉分支，分布着腓浅神经及腓肠外侧皮神经。

4. 治疗：

（1）古代主治：主腰溶溶如坐水中，膝下浮肿，筋挛，百节酸痛，实无所知，诸节尽痛，痛无常处，腋下肿痿，喉痹，马刀挟瘿，膝胻酸，风痹不仁，厥逆，口苦，太息，心胁痛，面尘，头角颔痛，目锐眦痛，缺盆中肿痛，汗出振寒，疟疾，胸中胁肋髀膝外至绝骨外踝前痛，善洁面青。

（2）现代主治：腰痛，膝关节炎，全身疼痛，扁桃体炎，腋窝淋巴腺炎，颈淋巴腺结核（瘰疬）。

4. 疗法：针六分深，灸五至二十分钟。

（十三）绝骨

1. 穴属：足三阳之大络，髓会绝骨。

2. 位置：外踝之上三寸。

3. 解剖位置：在腓骨前缘，伸趾长肌与腓骨短肌的分歧部，有胫前动脉的分支，分布着腓浅神经，有腓肠外侧皮神经司皮肤感觉。

4. 治疗：

（1）古代主治：主心腹胀满，胃中热，不嗜食，脚气，膝胻痛，筋骨挛痛，足不收，逆气，虚劳寒损，忧患，咳逆，泄注，喉痹，颈项强，肠痔瘀血，阴急，鼻衄，脑疽，大小便涩，鼻中干，烦闷狂易，中风，手足不遂。

（2）现代主治：下肢神经痛，偏瘫，脚气，扁桃体炎，肾炎，衄血，急性鼻膜炎，颈项部疼痛，中风，血管硬化症。

5. 疗法：针六分深，灸五至二十分钟。

（十四）丘墟

1. 穴属：足少阳胆经所过为原。

2. 位置：外踝的下前方陷中。

3. 解剖部位：在外踝前下缘，骰子骨后上方，腓骨短肌腱上缘，伸趾短肌上端，有来自胫前动脉的外踝前动脉，分布着来自腓肠神经的足背外侧皮神经。

4. 治疗：

（1）古代主治：主胸胁满痛不得息，久疟，振寒，腋下肿，痿厥，坐不能起，髀枢中痛，目生翳膜，腿胻酸，转筋，卒疝，小腹坚，寒热，颈肿，腰胯痛，太息。

（2）现代主治：腓肠肌痉挛（小腿肚转筋），坐骨神经痛，脚气，肺充血，胸膜炎，呼吸困难，肠疝痛，腋下肿痛，角膜炎，角膜白斑。

5. 疗法：针五分深，灸五至二十分钟。

（十五）足临泣

1. 穴属：足少阳胆经所注为俞（木）。

2. 位置：足小趾四趾本节后之间陷中，去侠溪穴一寸五分。

3. 解剖位置：在第四跖骨之后外侧，与第五跖骨之后内侧之间，第五伸趾长肌腱之后，有足背动脉和足背中间皮神经分布。

4. 治疗：

（1）古代主治：主胸中满，缺盆中及腋下马刀疡瘘，善啮颊，天牖中肿，淫泺，胻酸，目眩，枕骨合颅痛，洒淅，振寒，心痛，周痹，痛无常处，厥逆，气喘不能行，痻疟自发，妇人月事不利，季胁支满，乳痈。

（2）现代主治：间歇热，全身麻痹或疼痛，心内膜炎，眩晕，呼吸困难，月经不调，乳腺炎，神经转移性疼痛（痛无常处），畏寒，颈淋巴腺结核（瘰疬）。

5. 疗法：针三分深，灸三至五分钟。

（十六）侠溪

1. 穴属：足少阳胆经所溜为荥（水）。

2. 位置：足小趾四趾歧骨间，本节之前。

3. 解剖位置：在第四趾的跖趾关节之前外侧，第四、五伸趾长肌腱之间，有趾背动脉，分布着来自腓浅神经的趾背神经。

4. 治疗：

（1）古代主治：主胸胁支满，寒热，热病汗不出，目外眦赤，目眩，颊颔肿，耳聋，胸中痛，不可转侧，痛无常处。

（2）现代主治：耳聋，眩晕，脑充血，其他如下肢麻痹、肋间神经痛、肺充血、咯血、乳腺炎也有效。

5. 疗法：针三分深，灸三至五分钟。

（十七）足窍阴

1. 穴属：足少阳胆经所出为井（金）。

2. 位置：足第四趾骨末节外侧前端，距趾甲约一分。

3. 解剖位置：在第四趾骨第三节的外侧，爪廓之旁，有来自胫前动脉的趾背动脉，分布着来自腓浅神经的趾背神经。

4. 治疗：

（1）古代主治：主胁痛，咳逆，不得息，手足烦热，汗不出，转筋，痈疸，头痛，心烦，喉痹，舌强口干，肘不可举，卒聋，目痛，小眦痛。

（2）现代主治：胸膜炎，心脏肥大，呃逆，头痛，口内干燥，其他如耳聋，眼球疼痛，脑贫血，咯血，乳腺炎。

5. 疗法：针一分深，灸三至五分钟。

第十二节　足厥阴肝经

一、经穴歌

足厥阴经一十四，大敦行间太冲是，
中封蠡沟伴中都，膝关曲泉阴包次，
五里阴廉上急脉，章门才过期门至。

二、经穴分寸歌

足大趾端名大敦，行间大趾缝中存，
太冲本节后二寸，踝前一寸中封名，
蠡沟踝上五寸是，中都踝上七寸寻，
膝关横二平犊鼻，曲泉屈膝横纹尽，
阴包膝上方四寸，冲下三寸五里名，
阴廉冲下有二寸，急脉距中二五定，
肘尖尽处侧卧取，脐旁季肋端章门，
期门乳下二肋端，旁距不容寸五寻。

三、见证歌诀

耳无闻声面色青，诸风眩掉睾疝疼，
胸满呕吐腰还痛，阴缩筋挛苦莫名，
妇人癥瘕小腹满，洞泄善恐骂无停，
溲难遗尿身暴痒，先针太冲次光明。

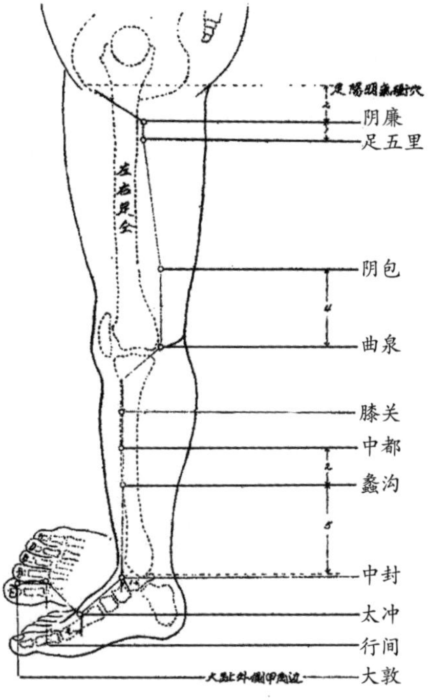

足厥阴肝经（1）

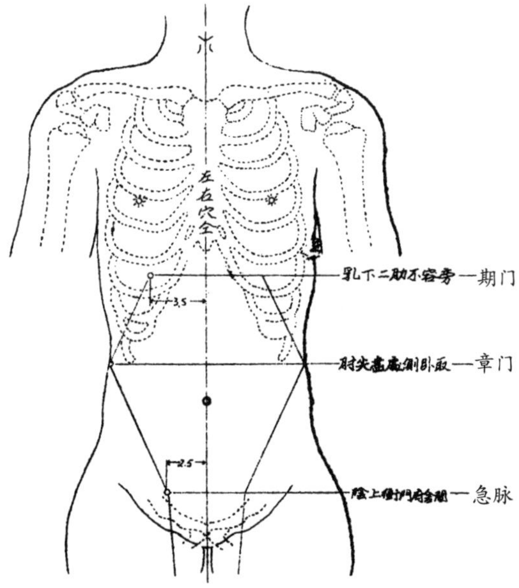

足厥阴肝经（2）

四、常用穴位

（一）大敦

1. 穴属：足厥阴肝经所出为井（木）。

2. 位置：足大趾外侧，距爪甲约一分，一说三毛尖。

3. 解剖位置：在踇趾外侧，爪廓之旁，有来自胫前动脉的趾背动脉，分布着来自腓深神经的趾背神经。

4. 治疗：

（1）古代主治：五淋，卒疝，七疝，小便数遗不禁，阴茎痛，上引小腹，阴偏大，腹脐中痛，悒悒不乐，腹胀肿病，小腹痛，中热喜寐，尸厥状如死人，妇人血崩不止，阴挺出，阴中痛。

（2）现代主治：上腹部和脐部膨胀并厥冷，肠疝痛，腰神经痛，便秘，遗尿，阴茎痛，淋病，糖尿病，月经过多，子宫神经痛。

5. 疗法：针一分深，灸五至七分钟。

（二）行间

1. 穴属：足厥阴肝经所溜为荥（火）。

2. 位置：大趾与次趾之间的陷中。

3. 解剖位置：在足踇趾，第二趾的跖趾关节之前，有趾背动脉，分布着腓深神经。

4. 治疗：

（1）古代主治：主呕逆，洞泄，遗溺，癃闭，消渴嗜饮，善怒，四肢满，转筋，胸胁痛，小腹肿，咳逆，呕血，茎中痛，腰痛不可俯仰，腹中胀，小肠气，肝心痛，色苍苍如死状，终日不得息，口㖞，癫疾，短气，四肢厥冷，嗌干烦渴，瞑不欲视，目中泪出，太息，便溺难，七疝，寒疝，中风，肝积肥气，发痎，妇人小腹肿，面尘脱色，经血过多不止，崩中，小儿急惊风。

（2）现代主治：脑贫血，腹膜炎，神经心悸亢进，肠神经痛，消化不良，便秘，遗尿，阴茎痛，糖尿病，月经过多，小儿急性抽搐（惊风），牙痛，齿龈炎，失眠盗汗，肋神经痛，脚跟痛。

5. 疗法：针三分深，灸五至十五分钟。

（三）太冲

1. 穴属：足厥阴肝经所注为俞（土）。

2. 位置：足大趾外侧，本节后一寸半。

3. 解剖位置：在第一、二跖骨的骨间空中，伸𧿹长肌腱的外缘，有来自胫前动脉的第一足背动脉，分布着腓深神经。

4. 治疗：

（1）古代主治：主肋痛，脉弦，黄疸，瘟疫，肩肿，口㖞，虚劳浮肿，腰引小腹痛，睾丸骞缩，溏泄，遗溺，阴痛，面目苍黄，胸胁支满，足寒，肝心痛，苍然如死状，太息不休，大便难，便血，小便淋，小肠疝气痛，㿉疝，小便不利，呕血，呕逆，发寒，嗌干善渴，肘肿，内踝前痛，淫淋，胻酸，腋下马刀，疡瘘唇肿，女子漏下不止，小儿卒疝。

（2）现代主治：肋神经痛，腰神经痛，下腹痉挛，淋病，子宫收缩不全。

5. 疗法：针三分深，灸三至七分钟。

（四）中封

1. 穴属：足厥阴肝经所行为经（金）。

2. 位置：内踝之前一寸，微下，大肌腱内侧，屈足时有凹陷。

3. 解剖位置：在第一楔状骨之背侧，舟状骨结节之上方，胫骨前肌腱内侧，有内踝前动脉，分布着来自腓浅神经的足背内侧皮神经及隐神经。

4. 治疗：

（1）古代主治：主痎疟，色苍苍发振寒，小腹肿痛，绕脐痛，五淋，不得小便，足厥冷，身黄有微热，不嗜食，身体不仁，寒疝，腰中痛，或身微热，瘘厥失精，筋挛，阴缩入腹，相引痛。

（2）现代主治：膀胱炎，淋病，黄疸，食欲减退，全身麻痹，下肢厥冷症。

5. 疗法：针四分深，灸五至十五分钟。

（五）蠡沟

1. 穴属：足厥阴肝经之络穴。

2. 位置：内踝之上五寸，胫骨后缘。

3. 解剖位置：在胫骨后缘与比目鱼肌之间，深部为胫骨后肌，当大隐静脉通过之处，有颈后动脉分支，分布着隐神经和支配着该部肌肉的神经。

4. 治疗：

（1）古代主治：主疝痛，小腹胀满，暴痛如癃闭，数噫恐悸，少气不足，悒悒不乐，咽中闷，如有息肉，背拘急不可俯仰，小便不利，脐下积气如石，足胫寒酸屈伸难，赤白带下，月水不调。气逆则睾丸卒痛，实则挺长，泻之；虚则暴痒，补之。

（2）现代主治：肠神经痛，下肢痉挛或麻痹，神经性心功能亢进，脊髓炎，尿闭，子宫内膜炎，月经不调。

5. 疗法：针三分深，灸五至十分钟。

（六）曲泉

1. 穴属：足厥阴肝经所注为合（水）。

2. 位置：膝内辅骨之后。

3. 解剖位置：在股骨内髁之后，半膜肌停止部之前缘，有膝关节动脉网，分布着股内侧皮神经和隐神经。

4. 治疗：

（1）古代主治：主癀疝阴腹痛，小便难，腹胁支满癃闭，少气泻痢，四肢不举，实则目眩痛，汗不出，目䀮䀮，膝关节痛，筋挛不可屈伸，发狂，衄血下血，喘呼，小腹痛引咽喉，房劳失精，身体极痛，泄水，下痢脓血，阴肿，阴茎痛，胻肿，膝胫冷痛，女子血瘕，按之如汤浸股内，小腹肿，阴挺出，阴痒。

（2）现代主治：肠神经痛，阴股神经痛和痉挛，腹部痉挛，四肢神经痛，尿闭，阴门瘙痒，阴道炎，子宫收缩不全。

5. 疗法：针四分至六分深，灸五至二十分钟。

（七）章门

1. 穴属：足太阴脾经之募穴，脏会章门。

2. 位置：在十一肋骨前端。

3. 解剖位置：在侧腹部第一肋软骨尖端，腹内外斜肌中，有肋间动脉分布着肋间神经，右侧当肝脏下缘，左侧当脾脏下方。

4. 治疗：

（1）古代主治：肠鸣，食不化吐出，胁痛不得卧，烦热口干，不嗜食，胸胁痛，支满，喘息，心痛而呕，吐逆，腰痛不得转侧，腰脊冷痛，溺多白浊，伤饱，身黄瘦，奔豚，积聚，腹肿如鼓，脊强，四肢懈惰，善恐，少气厥逆，肩臂不举①。

（2）现代主治：肠雷鸣，消化不良，胸腹部疼痛，腹膜炎，喘息呕吐，寄生虫病，腰神经痛，背脊神经痉挛，胸膜炎黄疸，高血压。

5. 疗法：针六分至八分深，灸二十至五十分钟。

（八）期门

1. 穴属：足厥阴肝经之募穴。

2. 位置：乳正下方，肋弓的边缘。

3. 解剖位置：在第九肋软骨附着部的下缘，皮下为腹外斜肌，下层为腹内斜肌，再深部为腹横肌，有腹壁上动脉，分布着肋间神经外侧皮支。

4. 治疗：

（1）古代主治：主胸中烦热，奔豚上下，目青而呕，霍乱泻痢，腹坚硬大，喘不得安卧，胁下积气，伤寒心切痛，喜呕酸，食饮不下，食后吐水，胸胁痛，支满，结胸，面赤火燥，口干消渴，胸中痛不可忍，伤寒过经不解，热入血室，男子则因阳明热减，下血谵语，妇人月水适来，邪乘虚而入，及产后发高热②。伤寒五六日，谵语不止，亦刺期门。

（2）现代主治：胸膜炎，肾炎，咳嗽，喘息，舌酸，腹泻，腹膜炎，高血压。

5. 疗法：针四分深，灸十至二十分钟。

---

① 《针灸大成》记载："东垣曰：'气在于肠胃者，取之太阴阳明，不下，取三里章门中脘。'魏士珪妻，徐病疝自脐下上至于心皆胀满，呕吐，烦闷，不进饮食。滑伯仁曰：'此寒在下焦为灸章门七海。'"

② 《金匮玉函要略辑义》记载：一妇人患热入血室，许学士云，小柴胡汤已迟，当刺期门。针之如言而愈。

第十三节　任脉

一、经穴歌诀

任脉中行二十四，会阴潜伏两阴间，
曲骨之前中极在，关元石门气海边，
阴交神阙水分处，下脘建里中脘前，
上脘巨阙连鸠尾，中庭膻中玉堂连，
紫宫华盖循璇玑，天突廉泉承浆端。

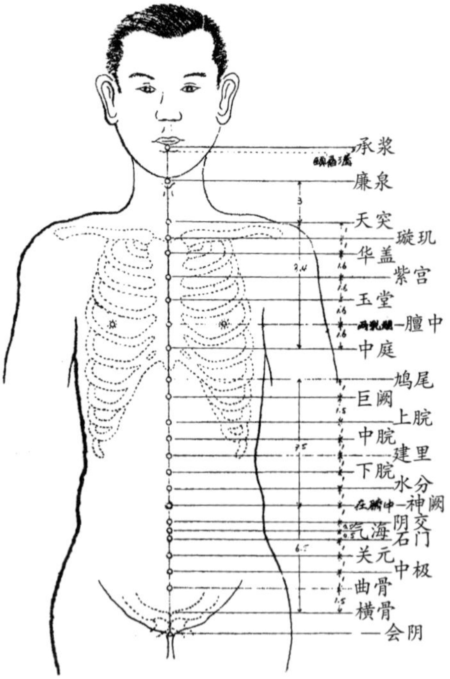

任脉

二、经穴分寸歌诀

任脉会阴两阴间，曲骨毛际陷中安，
中极脐下四寸取，关元脐下三寸去，

脐下二寸石门是，脐下寸半气海泉，
脐下一寸阴交穴，脐之中央即神阙，
脐上一寸为水分，脐上二寸下脘列，
脐上三寸名建里，脐上四寸中脘接，
脐上五寸上脘在，巨阙鸠下一寸列①，
鸠尾蔽骨下五分，中庭膻下寸六取，
膻中却在两乳间，膻上寸六玉堂穴，
膻上紫宫三寸二，膻上四八华盖举，
璇玑膻上五寸八，玑上一寸天突穴，
廉泉颌下结上已，承浆颐前下唇陷。

三、见证歌诀

男子内结七疝，女子带下瘕瘕，
寒温不调口舌疮，头项强痛为殃。

四、常用穴位

（一）关元

1. 穴属：手太阳小肠经之募穴。

2. 位置：脐下三寸，曲骨穴上二寸。

3. 解剖位置：在腹白线中，有腹壁下动静脉，分布着第十一、十二肋间神经前皮支，深部容小肠。

4. 治疗：

（1）古代主治：主积冷虚乏，脐下绞痛，渐入阴中，发作无时，冷气结块痛，寒气入腹痛，失精，白浊，溺血，七疝，风眩头痛，转脬闭塞，小便不通，黄赤劳热，石淋，五淋，泻痢，奔豚，抢心，脐下结血，状如覆杯，妇人带下月经不通，绝嗣不生，胞门闭塞，妊娠下血，产后恶露不止。

（2）现代主治：消化不良，慢性肠炎，肠出血，下腹部痉挛，水肿，

---

① 滑氏马氏曰：巨阙在上脘上一寸五分为当。

肾炎，睾丸炎，遗精，蛋白尿，淋病，尿闭，慢性子宫病。

5. 疗法：针八分至一寸五分深，灸二十至三十分钟。

（二）气海

1. 位置：脐下一寸五分。

2. 解剖位置：在脐下腹白线中，有腹壁下动脉，分布着肋间神经前皮支，深部容小肠。

3. 治疗：

（1）古代主治：主伤寒，饮水过多，腹胀肿，气喘，心下痛，冷病面赤，脏虚气惫，真气不足，一切气机久不差，肌体羸瘦，四肢力弱，奔豚七疝，小肠、膀胱癥瘕结块，状如覆杯，腹暴胀，按之不下，脐下冷气痛，脱阳欲死，阴证卵缩，四肢厥冷，大便不通，小便赤，卒心痛，妇人临经行房羸瘦，崩中，赤白带下，月经不调，产后恶露不止，绕脐疼痛，闪背腰疼，小儿遗尿。

（2）现代主治：应用于泌尿生殖疾患及肠疾患，慢性阑尾炎，慢性腹膜炎，肠神经痛，肠炎，肠出血，神经衰弱，小儿发育不良，子宫出血，月经不调，痛经，膀胱炎，遗精，遗尿尤效。

4. 疗法：针八分深，灸二十至三十分钟。

（三）建里

1. 位置：脐上三寸。

2. 解剖位置：在脐上腹白线中，有腹壁上动脉，分布着肋间神经前皮支，内容胃。

3. 治疗：

（1）古代主治：主腹胀，身肿心痛，上气肠中疼痛呕逆，不嗜食。

（2）现代主治：水肿，腹膜炎，呕吐，消化不良，腹肌痉挛。

4. 疗法：针五分至八分深，灸二十至三十分钟。

（四）中脘

1. 穴属：足阳明胃经之募穴。

2. 位置：脐上四寸。

3. 解剖位置：在脐上腹白线中，有腹壁上动脉，分布着肋间神经前皮支，内通腹膜，正当胃之小弯。

4. 治疗

（1）古代主治：主噎嗝反胃，喘息不止，腹暴胀，中恶脾疼，饮食不进，翻胃，赤白痢，寒癖，气心痛，伏梁，心下如覆杯，心膨胀，面色萎黄，天行伤寒，热不已，温疟先腹痛，先泻，霍乱，泻出不知，饮食不化，心痛身寒，不可俯仰，气发噎。

（2）现代主治：急性，慢性胃炎，胃扩张，胃痉挛，胃出血，饮食不振，消化不良，腹泻，霍乱。

5. 疗法：针三分至八分深，灸二十至三十分钟。

（五）巨阙

1. 穴属：手少阴心经之募穴。

2. 位置：脐上六寸。

3. 解剖位置：在剑突之下，腹白线中，有腹壁上动脉，分布着肋间神经前皮支，深部正对肝左叶。

4. 治疗：

（1）古代主治：主上气咳逆，胸满短气，背痛，痞塞，数种心痛，冷痛，蛔虫痛，蛊毒，胸中痰饮心痛，呕吐，霍乱，不省人事，惊悸，腹胀暴痛，恍惚不止，吐逆不食，伤寒烦心，喜呕发狂，少气腹痛，黄疸，急疸，急疫，咳嗽，狐疝，小腹胀，嗌烦热，膈中不利，五脏气相干，卒心痛，尸厥。

（2）现代主治：心包炎，支气管炎，横膈膜痉挛（膈食病），胃痉挛，腹直肌痉挛，腹泻呕吐，食欲减退，腰部膨胀，胸膜炎，精神病，心悸亢进。

5. 疗法：针六分深，灸二十至三十分钟。

（六）膻中

1. 穴属：气会膻中。

2. 位置：两乳中间陷中，第五对肋骨端。

3. 解剖位置：在胸骨体部的上四分之一处，有胸廓内动脉皮支，分布着肋间神经前皮支。

4. 治疗：

(1) 古代治疗：主上气短气，咳逆，噎气，喉鸣，喘嗽不下食，胸中如塞，心胸痛，风痛，咳嗽，肺痈，唾脓，呕吐涎沫，妇人乳汁少。

(2) 现代主治：肋间神经痛，食道狭窄，咳嗽，支气管炎，乳腺炎，小儿吐乳，心悸亢进。

5. 疗法：针二分深，不可过深，灸三至五分钟。

(七) 天突

1. 位置：喉结（喉头）之下二寸陷中。

2. 解剖位置：在胸骨颈切边上际之中央，当左右胸锁乳突肌之中间，深部为胸骨舌骨肌、胸骨甲状肌，有从甲状腺颈干来的甲状腺下动脉和颈皮神经分布，深部有气管，再往下在胸骨柄后方有左无名静脉及主动脉弓。

3. 治疗：

(1) 古代主治：主面皮热，上气咳逆，气暴喘，咽肿，咽冷，声破，喉中生疮，咳脓血，喑不能言，身寒热，颈肿，哮喘，喉中翕翕如水鸡声，舌下急，心与背相控而痛，五噎，黄疸，醋心，多睡，呕吐，瘿瘤。

(2) 现代主治：颜面充血，喘息，声门肌痉挛，喉头炎，扁桃体炎，急性舌骨肌麻痹，语言障碍，呕吐，食道痉挛。

4. 疗法：针尖向后下刺三分深，不应向下方深刺，灸五至二十分钟。

(八) 承浆

1. 位置：下唇下的中央陷中。

2. 解剖位置：在下颌骨颏结节之上部，颏唇沟中央，口轮肌中，有下唇动脉分布着三叉神经第三支的颏神经。

3. 治疗：

(1) 古代主治：主偏风半身不遂，口眼歪斜，面肿消渴，口齿疳蚀，生疮，暴喑不能言。

（2）现代主治：中风，颜面神经麻痹，颜面浮肿，糖尿病，齿神经痛，癫痫。

4. 疗法：针二至三分深，灸五至二十分钟。

第十四节　督脉

一、经穴歌诀

督脉行背之中行，二十八穴始长强，
腰俞阳关入命门，悬枢脊中中枢长，
筋缩至阳归灵台，神道身柱陶道开，
大椎哑门连风府，脑户强间后顶排，
百会前顶通囟会，上星神庭素髎对，
水沟兑端在唇上，龈交上齿缝之内。

二、经穴分寸歌诀

尾闾骨端是长强，二十一椎腰俞当，
十六阳关十四命，十三悬枢在中央，
十一脊中筋缩九，七椎之下乃至阳，
六灵五神三身柱，陶道一椎之下乡，
一椎之上大椎穴，发上五分哑门行，
风府一寸宛中取，脑户二五枕当方，
发上四寸强间位，五寸五分后顶强，
七寸百会顶中取，耳间直上发中央，
前顶前行八寸半，前行一尺腮会量，
一尺一寸上星会，入发五分神庭当，
鼻端准头素髎穴，水沟鼻下人中藏，
兑端唇上端中取，龈交齿上龈缝乡。

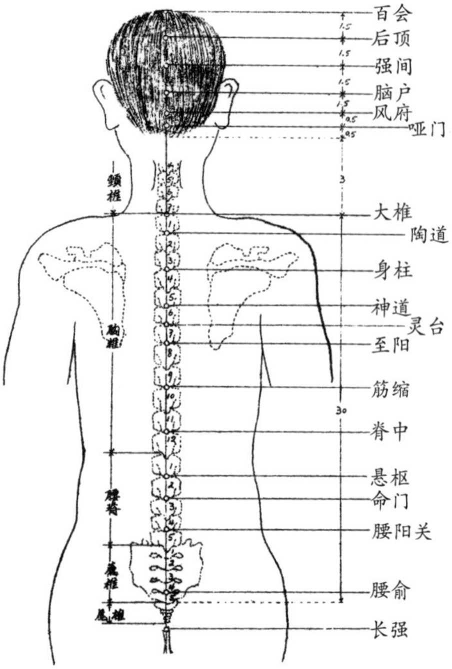

督脉（1）

三、见证歌诀

脊膂强痛癫痫，少腹上冲心痛，

女子不孕遗尿症，背心发热目痛。

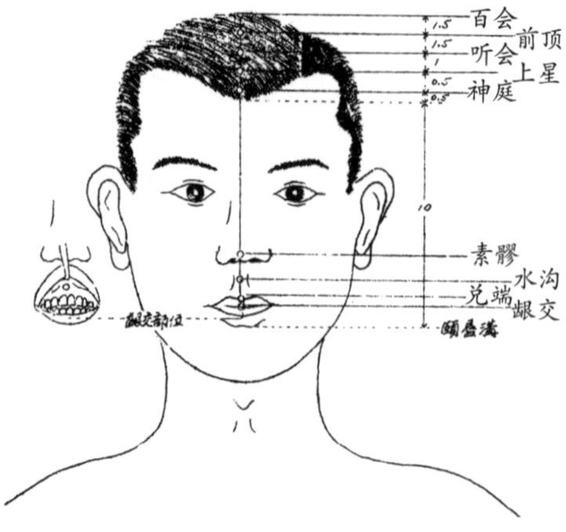

督脉（2）

四、常用穴位

（一）腰俞

1. 位置：第二十一椎之下。

2. 解剖位置：在骶管裂孔，腰背肌腰中，有骶中后脉的动支，分布着骶神经后支。

3. 治疗：

（1）古代主治：主腰胯、腰脊痛，不得俯仰，瘟疟不出汗，足痹不仁，伤寒四肢热不已，妇人月水闭，溺赤。

（2）现代主治：腰骶神经痛及下肢冷厥证，月经闭止，尿量过少，淋病及痔疮。

4. 疗法：针三至八分深，灸十至二十分钟。

（二）命门

1. 位置：在第十四椎之下。

2. 解剖位置：在第二、三腰椎棘突间，皮下为棘突上韧带，再深为棘突间韧带，有腰动脉后支，分布着腰神经之后支。

3. 治疗：

（1）古代主治：主头痛如破，身热如火，汗不出，寒热痎疟，腰脊相引，骨蒸，五脏热，小儿发痫，张口摇头，身反折角弓。

（2）现代主治：头痛，小儿脑膜炎，反破伤风（脐风），肠疝痛，腰痛，痔疮，白带，耳鸣，遗尿，遗精，阳痿，失眠。

4. 疗法：针三分深，灸二十至三十分钟。

（三）至阳

1. 位置：第七椎之下陷中。

2. 解剖位置：在第七、八胸椎棘突之间，斜方肌起始部，有肋间动脉后支，有胸神经后支司感觉。

3. 治疗：

（1）古代主治：主腰脊痛，胃寒不能食，胸胁支满，身羸瘦，背中气上下行，腹中鸣，寒热，淫泺，胫酸，四肢重痛，少气难言。

（2）现代主治：腰脊神经痛，胃部厥冷，黄疸，食欲减退，肠雷鸣，胸膜炎，肋间神经痛。

4. 疗法：针五分深，灸十至二十分钟。

（四）身柱

1. 位置：第三椎之下陷中。

2. 解剖位置：在第三、四胸椎棘突之间，皮下有棘突上韧带，为斜方肌起始部，有颈横动脉降支和肋间动脉的后支，由胸神经的后支司感觉。

1. 治疗：

（1）古代主治：主腰脊痛，癫病狂走，瘛疭，怒欲杀人，身热妄言见鬼，小儿惊痫①。

（2）现代主治：脊髓疾患，癫痫，夜惊症，脑神经衰弱，衄血，支气管炎，小儿抽搐。

4. 疗法：针四分深，灸二十至五十分钟。

（五）陶道

1. 位置：在第一椎之下陷中，坐或侧卧低头取之。

2. 解剖位置：在第一、二胸椎棘突之间，皮下有棘突上韧带，为斜方肌的起始部，有颈横动脉的分支，由下部颈神经及第四颈神经的后支司感觉。

3. 治疗：

（1）古代主治：主痎疟，寒热，洒淅，脊强，烦满，汗不出，头重，目瞑，瘛疭，恍惚不乐。

（2）现代主治：头项部和肩胛部诸肌痉挛，疟疾，神经衰弱。

4. 疗法：针四分深，灸十至二十分钟。

（六）大椎

1. 位置：第一椎之上陷中，坐正平肩低头或侧卧低头取之。

2. 解剖位置：在第七颈椎与第一胸椎棘突之间，皮下有棘突上韧带和棘突间韧带，为斜方肌起始部，有颈横动脉的分支，有下位颈神经及第四

---

① 《难经》云：治洪长伏三脉，疯癫发狂，恶人与火，灸三椎九椎。

颈神经的后支司感觉。

3. 治疗：

（1）古代主治：主肺胀胁满，呕吐上气，五劳七伤，瘟疟，痎疟，气注，背膊拘急，颈项不得回头①，风劳食气，骨热，前板齿燥。

（2）现代主治：疟疾，感冒，肺气肿，肺结核，衄血，呕吐，黄疸，精神病，颈项部痉挛，齿龈炎，小儿消化不良。

4. 疗法：针四分深，灸十五至三十分钟。

（七）哑门

1. 位置：项中央后发际，风府穴下约一寸。

2. 解剖位置：在第一颈椎和第二颈椎之间，两侧斜方肌之中，有枕动脉的分支，分布着第三枕神经，深部的脊椎管内有脊髓。

3. 治疗：

（1）古代主治：主舌急不语，诸阳热盛气，衄血不止，寒热风证，脊强反折，瘛疭，癫疾，头重，风汗不出。

（2）现代主治：习惯性头痛，舌骨肌麻痹，舌下软瘤（重舌），喉头炎，脑充血，脑膜炎，衄血，脊髓炎，语言障碍，声音嘶哑。

4. 疗法：针三分深，禁深刺，雀啄灸法，灸三至五分钟。

（八）风府

1. 位置：项上入发际约一寸，脑户穴下一寸五分，大肌内陷中。

2. 解剖位置：在枕骨与第一颈椎之间，左右斜方肌的当中，有枕动脉的分支，分布着第三枕神经和枕大神经，深部的脊椎管内有延髓存在。

3. 治疗：

（1）古代主治：主中风舌缓不语，振寒汗出，身重，恶寒头痛，项急不得回头，偏风半身不遂，鼻衄，咽喉肿痛，伤寒狂走，欲自杀，目妄视，头中百病，黄疸，疟疾。

（2）现代主治：头痛，颈项部神经痛，衄血，喉头炎，精神病，中风，黄疸，感冒及热性病。

---

① 仲景曰：太阳与少阳并病，颈项强痛，或眩冒，时如结胸，心下痞硬者，当刺大椎第一间。

4. 疗法：针三分深，灸三至五分钟。

（九）百会

1. 位置：前顶之后一寸五分，神庭穴至脑户穴的正中点。

2. 解剖位置：在两侧顶骨合缝处（即矢状缝）的中点，帽状腱膜中有颞前动脉和枕动脉的吻合网，分布着枕大神经。

3. 治疗：

（1）古代主治：主头风，中风，言语謇涩，口噤不开，偏风，半身不遂，心烦闷，惊悸，健忘，忘前失后，心神恍惚，无心力，痎疟，脱肛，风痫，肝风，心风，角弓反张，羊鸣多哭，言语不择，发时假死，吐沫，汗出而呕，饮酒面赤脑重，鼻塞，头风，目眩，食无味，百病皆治。

（2）现代主治：头痛，眩晕，脑神经衰弱，脑充血，脑贫血，癫痫，嘶哑，鼻息肉，脱肛，痔疮。

4. 疗法：针三分深，灸五至二十分钟。

（十）上星

1. 位置：神庭穴上之五分。

2. 解剖位置：在额骨肌中，有额动脉的分支，分布着三叉神经第一支的额神经额支。

3. 治疗：

（1）古代主治：主面赤肿，头风，头皮肿，鼻中息肉，息塞头痛，痎疟振寒，热病汗不出，目眩，目睛痛，不能远视，口鼻出血不止，不宜多灸。

（2）现代主治：颜面充血，前额神经痛，鼻孔闭塞，衄血，角膜白斑，眼球充血，间歇热也有效。

4. 疗法：针二分深，灸五至十分钟。

（十一）水沟

1. 位置：鼻下陷中（人中）。

2. 解剖位置：在鼻柱下人中沟的上三分之一，口轮匝肌中，有上唇动脉，分布着三叉神经第二支和面神经颊支。

3. 治疗：

（1）古代主治：主消渴，饮水无度，水气，偏身重，失笑无时，癫痫，言语不识尊卑，乍哭乍喜，中风口噤，牙关不开，面肿，唇肿，状如虫行，卒中恶，喘渴，目不可视，黄疸，瘟疫，口㖞噼，灸不及针，水胀面肿，针此一穴出水尽即愈。

（2）现代主治：人事不省之际，为起死回生经验穴，此外糖尿病、水肿、癫痫、脑充血、口眼诸肌收缩和痉挛均有效。

4. 疗法：针二至三分，仰卧位，雀啄法，灸五至十分钟。

第七章　治疗

针灸疗法，既是一种针对症状的治疗法，也是一种针对病证的治疗法。一般情况下，按病变的归属经脉而选取穴位，再按其病证的性质来选择不同的刺激手法。但是，临床上病种繁多，难以尽举，况且患者的年龄大小、体质强弱、病程长短、环境优劣等多种因素均能影响疗效。因此，必须首先掌握治疗原则，如针法或灸法的选择、配穴处方的制定、适应证与非适应证的判断等，都要首先明确，之后再结合古代和现代的临床治疗经验进行治疗，如此才能收到显著效果。

第一节　针灸的适应证与禁忌证

关于针灸的适应证与禁忌证的界限很难明确区分，这就需要医师在临床实践当中通过深入、系统的整理和研究决定。目前就针灸对于某些疾病是否可治愈或是否起到治疗作用进行简单介绍。

一、适应证

针灸治疗在适应证的问题上，根据现有的临床经验，可分为三方面。

（一）能治愈或发挥主要治疗作用的疾病

在临床上，有很多针灸能治愈或发挥主要治疗作用的疾病，如神经性疼痛及麻痹、疟疾、晕厥、消化不良、急性或慢性胃肠炎、感觉与运动神经障碍、风湿性关节痛等。然而在绝大多数的患者当中，这一系列不论是功能性还是器质性的病变，其发病时间短则收效较快，发病时间长则收效较慢，同时患者的体质、精神状态、生活环境等因素均对治疗效果有一定影响。

（二）辅助治疗的疾病

对于某些疾病，针灸虽然不能起到主要治疗作用，但可能减轻或消除局部症状，或促进疾病好转，有助于健康的恢复。当然，用针灸疗法进行辅助治疗的同时，不可忽视其他疗法的治疗作用。

（三）研究性治疗的疾病

当下，针灸对某些疾病缺乏系统的治疗经验，针对这种情况医生不妨进行试探性的研究治疗。近几年来，在明确诊断和不影响患者健康的前提下，部分医师用针灸尝试治疗了一些疾病，往往也收到一定的效果。例如刺臂臑治疗眼科疾病，刺人迎治疗高血压，刺风府治疗精神病等等。这说明针灸疗法的未来发展还有很大的潜力，我们不应停留于古人的理论阶段上，而是应当在继承古人经验的前提下，结合现代科学理论来发展针灸学。

二、禁忌证

如果一些疾病不用外科手术或其他专科医术治疗就会耽误治疗时机，那么就不应该勉强用针灸治疗。如急性阑尾炎、肠套叠、机械性窒息（如气管异物）、骨折、难产等，还有部分急性传染病，也应列为禁忌证。

第二节　配穴与处方

一、配穴

针灸治病的范围很广，腧穴的数目也很多，又兼一穴可治数病，一病可取数穴。如此错综复杂，对于初学者来说，在针灸取穴时可能会有困难。医师如果要具体而灵活地掌握配穴问题，除结合针灸治病的原则外，还要注意下列事项。

（一）按疾病的轻重缓急，决定取穴的主次和先后

无论是急性病或是慢性病，皆有轻症与重症之别，在明确诊断后，必先了解其轻重缓急，看哪一种病症对患者危害性最大，就应先治哪种病

症。例如，针灸治疗急性胃肠炎，可以取足三里及中脘为主穴；如果因急性胃肠炎引起剧烈的呕吐或腹泻，可取委中、曲泽、承山止呕或止泻；若有虚脱现象，就必须先治其虚脱，如取人中、十宣等穴，然后再治胃肠炎；若患者有两种或两种以上的病症，针灸取穴时同样掌握以上原则。

（二）按病取穴与随症主穴

针灸对某些病的治疗是从病因入手的，这就是按病取穴。但在明确诊断后，也可以先治疗患者最感痛苦的症状，这就是随症取穴。古人有“急则治其标，缓则治其本”的治疗方法，这与以上说法相符合。例如，高血压的患者，有头晕、失眠等症状，此时可以取对高血压有效的穴位，如人迎、足三里、内关、合谷、三阴交等，这样患者往往血压得到改善，头晕、失眠的症状也随之减轻，这就属于按病取穴法。又如神经衰弱的患者，伴随的症状很多，部分患者以失眠最为痛苦，此时可以针对失眠取穴，如神门、足三里、三阴交等，这就属于随症取穴法。以此类推，不胜枚举。

（三）配穴方法

在进行针灸治疗时，可按照上述配穴原则选择穴位。但在具体应用时，由于部分腧穴对于多种病症均有疗效，因而临床上需要适当地进行选择并配合使用。为了便于掌握应用，我们结合近来临床用穴的经验，按照腧穴的所在位置和治疗的作用，把腧穴分为局部穴、远隔穴、强壮作用穴三类。如果能体会其中意义，再加以熟练应用，就可以进行针灸治疗配穴了。

1. 局部穴

局部穴就是位于病处附近的腧穴。无论哪个器官或脏器患病时候，就在其患病的附近取穴，进行针灸治疗。但在临床应用时，局部穴多与后文的远隔穴配合使用。

（1）五官的局部穴：例如治疗眼病时，可取眼睛附近的睛明、攒竹、鱼腰、瞳子髎等穴。治疗耳病时，可取耳区的耳门、听宫、听会、翳风等。治疗鼻病时，可取鼻旁的迎香、印堂等。

（2）脏器的局部穴：例如治疗肺病，可取胸部或肩部以及附近的穴位，如云门、肺俞、膏肓、肩外俞等。治疗胃病，可取腹部、脐上的穴位，如上脘、中脘、下脘、幽门、梁门等，以及背部的肝俞、脾俞、胃俞等。治疗肠道疾病，可取脐部周围的穴位，如神阙（灸）、天枢、大横等，以及背后的大肠俞、小肠俞等。治疗泌尿生殖器疾病，可取腹部、脐下的穴位，如气海、关元、中极等，以及背后腰椎旁的穴位，如肾俞、膀胱俞、八髎等。

（3）肢体躯干的局部穴：例如治疗肩关节病，可取肩关节周围的肩髃、肩井等。治疗膝关节病，可取膝关节周围的犊鼻、鹤顶等。治疗上肢疾病，可在其患处采取肩髃、曲池、手三里、内关、合谷等。治疗下肢疾病，可按其患处采取环跳、阳陵泉、足三里、悬钟、三阴交、昆仑、申脉等。其他如颈部、腰部、背部等位置，均可同样在其局部取穴。

2. 远隔穴

远隔穴就是距离患病部位较远的穴位。在临床治疗取穴时，常将局部穴与远隔穴相互配合应用。远隔穴多取四肢远端的穴位。现将其治疗作用综合分述如下。

1）上肢掌桡侧线、肘下诸穴，多用于治疗呼吸系统疾病。

2）上肢掌正中线、肘下诸穴，多用于治疗精神病，循环系统疾病。

3）上肢掌尺侧线、肘下诸穴，多用于治疗精神病，循环系统疾病。

4）上肢背桡侧线、肘下诸穴，多用于治疗面部及口腔疾患。

5）上肢背尺侧线、肘下诸穴，多用于治疗眼病。

6）下肢前正中线、膝下诸穴，多用于治疗胃肠疾病。

7）下肢前内侧线、正内侧线、后内侧线、膝下诸穴，可用于治疗泌尿、生殖系统疾病，以及小腹部疾患。

3. 强壮作用穴

在临床治疗中，为了使患者尽快恢复身体健康，一般把强壮治疗与对症治疗搭配应用。常用的强壮作用穴，如气海、关元、膏肓、大椎、命门、曲池、足三里、三阴交等。为了激发肠胃机能，加强营养，可取肝俞、胆俞、脾俞、胃俞等穴。

4. 常用的配穴方式

（1）双穴法：为了主治某一种疾病，取用左右两侧同名的穴位。如治疗胃病取两侧足三里，治疗妇科病取两侧的三阴交，治疗头痛取两侧的头维或太阳等穴。

（2）上下肢相应法：就是在上肢与下肢同时取穴，配合治疗一种或两种不同的病。如合谷配太冲治四肢抽搐，足三里配神门治失眠等。

（3）前后深浅配合法：在相同的上肢和下肢，同时取一前一后两个穴位；或是操作时一个深刺，一个浅刺；或是一个用补法，一个用泻法。如足三里配三阴交，用来调整内脏机能；曲池配合谷，治头面部及肩部的疾病。

（4）局部与远隔配合法：局部穴与远隔穴同时配合应用。如中脘配足三里治胃病，迎香配合谷治鼻病，后溪配睛明治眼病，关元配三阴交治妇科病。

（5）多种症状同时对症取穴法：有的一穴能治数种病症，因而在治疗多种症状时，尽可能采取一穴双关的办法。如腰痛伴腹泻，可用大肠俞穴；膝关节痛兼有消化不良，可用足三里穴。另外，如腰痛、腿痛兼有消化不良，也可取环跳、足三里、八髎[①]。

（6）患处附近轮番使用主穴：如肩部疾病，可取其周围的穴位轮番使用。

二、处方

医师关于穴位选择、针刺角度、行针手法、置针时间等内容记录的书面文件，叫作针灸处方。针灸处方虽然是以配穴为主要内容，但是与中药处方的原理是相同的，都是针对不同的疾病及证候确定不同的处方，针灸处方可分为以下七种：

（一）大方

大方取穴多，用针粗，刺激重，置针时间长，多用于实证，如多发性风湿关节炎等。

（二）小方

小方取穴少，用针细，刺激轻，置针时间短，多用于轻病或体弱之患者。

（三）缓方

缓方取穴少，置针时间短，间隔日期长，多用于慢性而轻微的疾患，

① 八髎即上髎、次髎、中髎、下髎的合称。

如神经衰弱等疾患。

（四）急方

急方部位明显，容易施术，简单扼要，立时见效，多用于急性病，如治疗突然晕厥、小儿惊痫等病症。

（五）奇方

奇方又名单方，只取一穴，如牙痛则针刺下关立刻止痛，癫痫则针刺太冲立刻止抽。

（六）偶方

偶方必左右两侧同时应用，例如取四关穴，即双手合谷、两足太冲并用。

（七）复方

针灸治疗时如只取一穴，恐治疗力量不够，需要再搭配其他穴位共同治疗。例如治疗头痛项强，取风池加天柱。治疗腰腿痛，取次髎加委中。

三、配穴成方

配穴成方是古人在临床实践中总结出的经验，如同药物疗法里面的成方一样。学习针灸配穴成方，要领会其配穴的意义和精神，灵活加减运用，不要胶柱鼓瑟，墨守成规。无规矩不能成方圆，因此首先应明确处方的基础理论，才能够举一反三，进一步去研究和发展组方原则。

（一）大椎、曲池、合谷

本组腧穴可用于治疗外感疟疾以及肺结核。

大椎穴是手、足三阳督脉之会，纯阳主表，凡是外感六淫、邪在体表的证候全能疏解。佐以曲池、合谷，以阳从阳，协助大椎斡旋营卫，清里达表。本组腧穴可以治疗疟疾以及肺结核等疾病，如兼有头项强痛，可配风池、风府；热而心烦，小便发赤，加内关；谵语，便燥，胃家实，加丰隆、足三里；胁痛，呕吐，见少阳证，加支沟、阳陵泉；伤风鼻塞，加上星、迎香。

（二）合谷、复溜

本组腧穴同用，既能止汗，又能发汗。止汗则补复溜、泻合谷，发汗则补合谷、泻复溜。止汗补复溜者，是因为复溜是足少阴肾经穴位，能温肾中之阳，升膀胱之气，可以使阳气卫外自实。泻合谷者，是因为清气分之热，热解则汗自止。发汗补合谷，是因为合谷属阳，清轻走表，能发表托邪，随汗出而解。泻复溜，可以疏散外围之阳，达到开毛窍之作用。

（三）曲池、合谷

本组腧穴配合头面部之穴，治疗头面部之病。

二穴属手阳明经，能清热散风，因为诸阳经皆络于头，所以此二穴为清理上焦之要穴。如治头面部疾患，多以此二穴为主穴，然后再取局部之穴，收效较快。例如眼病加睛明、丝竹空；鼻病加迎香、禾髎；耳鸣耳聋加翳风、听宫、听会；牙痛龈肿加下关。

（四）肩髃、曲池

本组腧穴除了能治疗肩臂诸证以外，对于胸颈部神经疼痛亦有效果，如中风、咽炎、咳嗽等病症均可治之。

二穴属于手阳明大肠经，大肠为肺之腑，所以有调理肺气之特效，能宣气行血，搜风逐邪，凡是一切经络客邪、气血阻滞之病，皆能舒畅而调和之，对于中风、偏枯、诸痹等病症，全都有效。

（五）环跳、阳陵泉

本组腧穴对下半身机能的调整作用很大。

二穴属足少阳胆经，能理气调血，祛风除湿，且阳陵泉又为筋之会，尤有舒筋利节的功能，凡偏枯、诸痹不仁、筋挛、腰痛、痿废等病症都很有效，对于下半身疾病作用尤大。

（六）曲池、委中、下廉

本组腧穴可用于治疗感冒、风淫证。

三穴可治痹证以及风淫证，兼能治感冒，主要是有祛风利淫、通经活络的作用。

（七）曲池、阳陵泉

本组腧穴除了能调节神经机能之外，还可调整内脏机能。

曲池在肘内，阳陵泉在膝下，都是大关节要穴。曲池行气血、通经络，阳陵泉疏经利节，配合应用，相得益彰。《百症赋》列其治半身不遂，是举其要。余如历节、诸痹等症，均能有效。更因为曲池清肺走表，阳陵泉泻肝胆平里，凡是肝郁或肺气不宣，胸胁作痛，或热结肠胃、腹胀便浊等症，借其清利疏泄之功，亦有效果。

（八）曲池、三阴交

本组腧穴可用于治疗疮疖等体外炎症，对妇科疾病也有效果。

二穴一阴一阳，恰相配偶。曲池可游走通导，善能清热搜风。三阴交乃三阴之会，为肝、脾、肾三经之枢纽，亦即是血分病之主穴，二者相合，曲池入三阴之分，故能清血中之热，搜血中之风，而瘀自通，血自行，所以用以治疗诸般肿痛及妇科血分病都非常有效。

（九）足三里、三阴交

本组腧穴有健胃、强壮的功能。

足三里升阳益胃，三阴交滋阴健脾，阴阳相配，为治疗脾虚胃弱、气血双亏之主穴。近来用之治疗消化不良、神经衰弱、失眠健忘等病症，颇为有效。

（十）阳陵泉、足三里

本组腧穴除了治疗腿部疾病以外，还可用于治肠胃病。

阳陵泉为胆经之关键，足三里为胃腑之枢纽，泻阳陵泉以肃清净之府，平肝火之上逆，再泻足三里以导胃中之浊。凡是木土（肝胃）不和之病，如吞酸、口苦、泄泻、呕吐等症，得之即愈，用以治疗诸痹证和腿痛等效果亦好。

（十一）四关（即左右合谷、左右太冲）

本组腧穴有镇静的功能。

四关为合谷与太冲，皆是原穴，又皆位于手足两歧骨间。合谷主气，太冲主血，二穴同用，有斩关破巢之功，所以叫作“四关”。本组腧穴可以搜风理痹，通经行瘀，配丰隆、阳陵泉，可治癫狂。配百会、神门，可以镇痉安神。

（十二）丰隆、阳陵泉

本组腧穴有治疗便秘以及镇静的功能。

二穴为通大便之主穴。丰隆为足阳明胃经之络脉，别走太阴，其性通降，阳陵泉性亦沉降。二穴同用，有承气之功，而无承气之峻猛，兼能镇静，可治疗癫狂。

（十三）气海、天枢

本组腧穴可用于治疗下腹部各疾患。

气海穴为下焦之要穴，补气海可以回生气，温下元，振肾阳，而天枢为大肠之募穴，又是胃经之穴，有分理水谷糟粕、清导一切滞浊之功能。二穴同用，取气海以振下焦阳气，取天枢以调肠胃功能，所以能治腹寒、疝瘕、胀满、疼痛、遗精、阳痿、气喘、小便不利、妇女月经诸病，为虚劳、痼冷、羸瘦之良方。

（十四）中脘、足三里

本组腧穴有调整胃肠机能的功能，可止上吐下泻。

二穴为治疗胃腑之要穴，兼治腹中一切疾患。因为中脘是六腑之会，又是胃经的募穴，所以为主；配足三里是为了引胃气下行，降浊导滞，襄助中脘，以利运行。凡是消化不良、腹痛积聚、停痰蓄饮，以及吐泻等病症，均有特效。

（十五）合谷、足三里

本组腧穴有保健肠胃的功能。

二穴皆属阳明，一手一足，上下相应，合谷为大肠原穴，能升能降，能宣能通。足三里为胃经合穴，补之益气升清，泻之通阳降浊，二穴相合，故为健肠胃之良方。

（十六）劳宫、足三里

本组腧穴可散郁结，能治胃病。

劳宫属心包络，性清善降，能开七情郁结，尤擅清胸膈之热，导火下行，与足三里配合，可以泻心胃之热，凡结胸痞满，呕吐干哕，噫气吞酸，烦倦嗜卧等症，无不效如桴鼓。

（十七）三阴交二穴

三阴交有强壮之功，可治妇科各病。三阴交为肝、脾、肾三经之交会，故其补脾之外，兼可补肝阴肾阳，是三阴交独有气血双补之功。不但三阴交为妇科要穴，且亦为治内伤虚劳之要法。

（十八）内关、三阴交

本组腧穴有强壮之功。

内关为手厥阴心包络经之络穴，别走少阳三焦之交，能清心胸郁热，使从水道下行，配以三阴交滋阴养血，为治阴虚劳损之要法，如骨蒸盗汗、咳嗽、失血、梦遗、经闭等症，皆可用之。

（十九）鱼际、太溪

本组腧穴可用于治疗咳嗽，吐血，肺痨。

虚劳之病，现咳嗽吐血、骨蒸潮热者十之七八，皆缘溺于酒色，沉于思欲，以致脾肾两亏，阴液枯竭，不能上滋心肺，以致火炎肺萎，遂现损症。此法以太溪为主穴，补水中之土，润燥生金，辅以鱼际泻金中之火，逐邪而扶正，肺得所养，则虚劳自愈。

（二十）天柱、大杼

本组腧穴除了能治项背强直以外，还能调整内脏机能。

此二穴属于足太阳膀胱经，按五脏之俞穴皆在于背，故五脏之气皆通于膀胱，且大杼更为督脉别络，手足太阳少阳之会，其能调理五脏之气可知，如风寒客于太阳之经，头项脊背强痛，尤为对证良方。

（二十一）巨骨二穴

本组腧穴有止咳定喘、开胸降逆的功效。

巨骨属手阳明大肠经，在背端两叉骨罅中，居高临下，宛如左右各树一镇压物，且其性沉降，能开胸镇逆，宣利肺气，举凡胸中一切上逆之邪，均能推之使下，故为定喘之无上妙法，其他如咳逆上气、肝火上冲、呕血吐血等症，亦能挫其上逆之势，急切收效。

（二十二）少商、商阳、合谷

本组腧穴可治咳嗽、呃逆、发热和咽喉疾病，更是小儿科的重要配方。

此三穴，医家以其清肺泻热，多取之以治喉科。在临床实践中，对于小儿科，更为有效，因小儿卫气未充，感邪尤易，肺合皮毛，故见证辄多咳嗽、喘逆、发烧。

夫咽喉之症，固多因内热燔结，但是热有在脏在腑之别，而此三穴仅泻太阴、阳明之热，为力有限，如病情严重，故必加关冲、中冲、少泽等穴配之。至于小儿外感时邪，兼有停饮积滞，以致吐泻，可加四缝四穴；腹痛加隐白、厉兑；热甚烦躁，加少冲、中冲、少泽；如热极生风，惊痫瘛疭，目直色青，或角弓反张者，可再取手足诸井、十宣等穴应之；若邪炽病危，诸治不效者，则必及水沟、风府、百会、前顶、素髎、涌泉、昆仑、身柱、命门、瘛脉等穴尽取之，庶能挽回一二。此方不仅为儿科要穴，如成人内热、外感各病证，先刺之出血，重者亦可见效，轻者能使立愈，屡经试验，裨益殊多。

第三节　古代针灸疗法选要

古代针灸疗法，选穴方式很多，兹将其临床常用而有效的几种，选出以供参考。

一、十二经井、荥、俞、原、经、合

《灵枢·九针十二原》云：“经脉十二，络脉十五，凡二十七气，以上下。”又云：“所出为井，所溜为荥，所注为俞，所行为经，所入为合。”《标幽赋》云：“取五穴用一穴而必端。”五穴就是井、荥、俞、经、合。所说取一穴，是在五穴中选一穴。

（一）井、荥、俞、原、经、合总歌

少商鱼际与太渊，经渠尺泽肺相连，
商阳二三间合谷，阳溪曲池大肠牵。
隐白大都太白脾，商丘阴陵泉要知，
厉兑内庭陷谷胃，冲阳解溪三里随。
少冲少府属于心，神门灵道少海寻，
少泽前谷后溪腕，阳谷小海小肠经。
涌泉然谷与太溪，复溜阴谷肾所宜，
至阴通谷束京骨，昆仑委中膀胱知。
中冲劳宫心包络，大陵间使传曲泽，
关冲液门中渚焦，阳池支沟天井言。
大敦行间太冲看，中封曲泉属于肝，
窍阴侠溪临泣胆，丘墟阳辅阳陵泉。

（二）井、荥、俞、经、合补泻歌[①]

肺泻尺泽补太渊，大肠二间曲池前。
胃泻厉兑解溪补，脾在商丘大都边。
心先神门后少冲，小肠小海后溪边。
膀胱束骨至阴补，肾泻涌泉复溜焉。
包络大陵中冲补，三焦天井中渚痊。
胆泻阳辅补侠溪，肝泻行间补曲泉。

按：井、荥、俞、经、合，补泻之法，是以虚则补其母、实则泻其子为原则，亦即以五行之生克，而为补泻之法。

井荥俞经合原主治表

经络病症		肺	大肠	脾	胃	心	小肠	肾	膀胱	心包	三焦	肝	胆
井	心下满	少商	商阳	隐白	厉兑	少冲	少泽	涌泉	至阴	中冲	关冲	大敦	足窍阴
荥	身热	鱼际	二间	大都	内庭	少府	前谷	然谷	足通谷	劳宫	液门	行间	侠溪

① 每句前一穴皆是泻，后一穴皆是补。

续表

经络病症		肺	大肠	脾	胃	心	小肠	肾	膀胱	心包	三焦	肝	胆
俞	体重节痛	太渊	三间	太白	陷谷	神门	后溪	太溪	束骨	大陵	中渚	太冲	足临泣
经	喘咳寒热	经渠	阳溪	商丘	解溪	灵道	阳谷	复溜	昆仑	间使	支沟	中封	阳辅
合	逆气而泻	尺泽	曲池	阴陵泉	足三里	少海	小海	阴谷	委中	曲泽	天井	曲泉	阳陵泉
原	治本经病		合谷		冲阳		腕骨		京骨		阳池		丘墟

《灵枢》有云：二十七气之“所出为井”，井者泉也，水源之所出，言经脉之气由此起源发出。“所溜为荥”，溜者流也，言经脉之气，由此处急流而过。“所注为俞”，俞者输也，如水之注，言经气由此而输注。“所行为经”，言经脉之气由此通行。“所入为合”，合者如水之合也，言经络之衔接处，亦即是此经与彼经相应之处。“所过为原”，原者如水之源也，《黄帝内经》云“泻必针其原”，言泻该经之气，则针其原穴，考六腑之经有原穴，五脏之经无原穴，以俞穴作原穴即可。

《难经·六十八难》说：“井主心下满，荥主身热，俞主体重节痛，经主咳嗽寒热，合主逆气而泄。”此五脏六腑，其井、荥、俞、经、合，所主治病也。

二、八总穴歌

肚腹三里留，腰背委中求，
头项寻列缺，面口合谷收，
胁肋支沟取，心胸内关谋，
两臂曲池妙，两足肩井搜。

三、马丹阳十二穴歌

三里内庭穴，曲池合谷接，
委中配承山，太冲昆仑穴，
环跳与阳陵，通里并列缺，
合担法用担，合截法用截，
三百六十穴，不出十二诀。

（一）足三里穴

三里膝眼下，三寸两筋间，
能医胸腹胀，善治胃中寒，
肠鸣并泄泻，腿肿膝胫酸，
劳伤羸瘦损，气蛊病诸般，
年过三旬后，针灸眼能宽，
取穴当审的，八分三壮安。

按：此穴为足阳明经之合穴，善治胃中寒热，与冲气上逆，如秦承祖以之治食气水气，蛊毒痃癖，四肢肿满，膝胻酸痛，目不明。

华佗：三里主五劳七伤羸瘦，七伤虚乏之疾，胸中瘀血，乳痈。

《百症赋》：中邪霍乱寻阴交、三里之程。

《席弘赋》：手足上下针三里，食癖气块凭此取，虚喘须寻三里中，耳内蝉鸣腰欲折，膝下明存三里穴，若针肩井须三里，不刺之时气未调，脚痛膝肿针三里，悬钟二陵[①]三阴交。

《天星秘诀》：耳鸣腰痛先五会[②]，次针耳门三里中。牙痛头痛并咽痹，先刺二间后三里，伤寒过经不出汗，期门三里先后看。

《玉龙歌》：寒湿脚气不可熬，先针三里及阴交，再将绝骨穴兼刺，肿痛顿时立见消。肝家血少目昏花，宜补肝俞力便加，更把三里频泻动，还先益气足无差。两膝无端肿如斗，膝眼三里艾当施。

《杂病穴法歌》：霍乱中脘可入深，三里内庭泻几许。泄泻肚腹诸般

① “二陵”指阴陵泉、阳陵泉。
② “五会”指地五会。

疾，三里内庭功无比。冷风湿痹针环跳，阳陵三里烧针尾。大便虚闭补支沟，泻足三里效可拟。小便不通阴陵泉，三里泻下溺如注。内伤食积针三里，喘急列缺足三里。

（二）内庭穴

内庭次指外，本属足阳明，能治四肢厥，喜静恶闻声，
瘾疹咽喉痛，疲倦及牙疼，虚疾不思食，耳鸣即便清。

按：此穴为足阳明经之荥穴，并疗久疟不愈，并肚腹诸疾。

《玉龙歌》：小腹胀满气攻心，内庭二穴要先针。

《天星秘诀》：寒疟面肿及肠鸣，先取合谷后内庭。

《杂病穴法歌》：两足酸麻补太溪，仆参内庭盘根楚。

《千金方》：大便不畅宜泻此。

（三）曲池穴

曲池拱手取，屈肘骨边求，善治肘中痛，偏风手不收，
挽弓开不得，筋缓莫梳头，喉闭促欲死，发热更无休，
遍身风癣癞，针着即时瘳。

按：此穴为手阳明经之合穴，善治伤寒，振寒，余热不尽，胸中烦满，耳痛，瘰疬，喉痹，瘛疭，癫疾，手臂红肿。

《神应经》：手、肘、臂、膊疼，细而无力，半身不遂，发热，胸前烦满，灸十壮。

《百症赋》：半身不遂，阳陵远达于曲池。

《标幽赋》：曲池、肩井，甄权针臂痛而复射。

《席弘赋》：曲池两手不如意，合谷下针。

《秦承祖》：主大人、小儿遍身风疹痂疥，灸之。

《肘后歌》：腰背若患挛急风，曲池一寸五分攻。

《腾玉歌》：两手酸重难持物，曲池合谷共肩髃。

《杂病穴法歌》：头面耳目口鼻病，曲池合谷为之主。

（四）合谷穴

合谷在虎口，拇食歧骨间，头疼并面肿，疟病热还寒，
齿龋鼻衄血，口噤不开言，针入五分许，令人即便安。

按：此穴为手阳明经之原穴，并治伤寒大渴，脉浮在表，发热恶寒，头痛面肿，目翳声喑，唇吻不收，风疹寒热，一切齿痛。

《席弘赋》：手连肩脊痛难忍，合谷太冲随手取。睛明治眼未效时，合谷光明安可缺。

《百症赋》：天府合谷，鼻中衄血宜追。

《天星秘诀》：寒疟面肿及肠鸣，先取合谷后内庭。

《千金方》：曲池兼合谷，可彻头痛。

《肘后歌》：口噤阖眼药不下，合谷一针效甚奇。

《杂病穴法歌》：赤眼迎香出血奇，临泣太冲合谷侣。耳聋临泣与金门，合谷针后听人语。鼻塞鼻痔及鼻渊，合谷太冲随手取。痢疾合谷三里宜。

《杂病十一穴歌》：头风头痛与牙疼，合谷三间两穴寻。

（五）委中穴

委中膝腘窝，横纹陷中央，腰痛不能举，沉沉引脊梁，

酸疼筋作胀，风痹复无常，膝头难伸屈，针入即安康。

按：此穴为足太阳经之合穴，并治太阳虐，先寒后热，半身不遂，遗尿，小腹坚硬，并可泻四肢之热，凡热病汗不出，衄血不止，取其经或出血立愈。

《玉龙歌》：环跳能除腿股风，居髎二穴亦相同，委中毒血更出尽，愈见医科神圣功。强痛脊背泻人中，挫闪腰酸亦堪攻，更有委中之一穴，腰间之疾任君攻。

《百症赋》：背连腰痛，白环、委中曾经。

《千金方》：委中、昆仑治要相连。

《杂病穴法歌》：腰痛环跳委中求，若连肩背昆仑试。

（六）承山穴

承山名鱼腹，腓肠分肉间，善治腰疼痛，痔疾大便难，

脚气腿膝肿，辗转战疼酸，霍乱及转筋，穴中利便安。

按：此穴为足太阳经穴，并治头热，鼻衄。

《千金方》：灸转筋，随年壮，神验。

《玉龙歌》：九般痔漏最伤人，必刺承山效若神。更有长强一穴刺，呻

吟大痛穴为真。

《席弘赋》：阴陵泉治心胸满，针到承山饮食思。

（七）太冲穴

太冲足大趾，节后寸半中，动脉边旁刺，能医惊痫风，
咽喉心腹胀，两足不能行，疝气偏坠肿，眼目似云朦，
腰痛月经病，针灸有神功。

按：此穴为足厥阴肝经之俞穴，并治恐惧气不足，呕逆，发寒，胸胁支满，小腹痛，腋下马刀瘿瘤，产后汗出不止，急补此穴。

《席弘赋》：腰脚膝肿针三里，悬钟二陵三阴交，更向太冲须引气，指头麻木自轻飘，咽喉最急先百会，太冲照海及阴交。

《标幽赋》：心胀咽痛，针太冲而必除。

《腾玉歌》：若人行步苦艰难，中封太冲针便痊。

《杂病穴法歌》：七疝大敦与太冲。

（八）昆仑穴

昆仑足外踝，跟骨上边寻，转筋腰尻痛，暴喘满心中，
举步行不得，一动即呻吟，倘欲求安乐，须于此穴针。

按：此穴为足太阳经之经穴，并治头痛衄血，肩背拘急，产难。

《玉龙歌》：红肿腿足草鞋风，须把昆仑两穴攻，申脉太溪如再刺，神医妙诀起疲癃。

《席弘赋》：转筋目眩针鱼腹，承山昆仑立便消。

《千金方》：治虐多汗，腰痛不能俯仰，目如脱，项似拔，昆仑主之。

《肘后歌》：脚膝经年痛不休，内外踝边用意求，穴是昆仑并吕细，应时消散即时瘳。

（九）环跳穴

环跳股骨端，侧卧屈足取，折腰莫能顾，冷风并湿痹，
腿跨连腰痛，转侧重欷歔，若人针灸后，顷刻便消除。

按：此穴为足少阳胆之要穴，并治胸胁相引，半身不遂，膝不能伸，遍身风疹。

《玉龙歌》：环跳能祛腿股风。

《天星秘诀》：冷风湿痹针何处，先取环跳次阳陵。

《百症赋》：后溪，环跳，腿痛刺而即轻。

《标幽赋》：悬钟，环跳，华佗针躄足而能行。

《席弘赋》：冷风冷痹疾难愈，环跳腰俞用针烧。

《滕玉歌》：腿股转酸难移步，妙穴说与后人知，环跳风市及阴市，泻却金针病自除。

《杂病穴法歌》：腰连脚痛怎生医，环跳风市与行间，脚连胁腋痛难当，环跳阳陵穴甚良。

（十）阳陵泉穴

阳陵居膝下，外廉一寸中，膝肿并麻木，冷痹及偏风，

举足不能起，坐床似衰翁，针入六分止，神功妙不同。

按：此穴为足少阳经之合穴，并治半身不遂，筋挛。

《玉龙歌》：膝盖红肿鹤膝风，阳陵二穴亦可攻。

《席弘赋》：最是阳陵泉一穴，膝间疼痛用针烧。热闭气闭先长强，大敦阳陵堪调护。

《通玄赋》：胁下肋痛者，刺阳陵而即止。

《天星秘诀》：脚气酸痛肩井先，次寻三里阳陵泉。

（十一）通里穴

通里腕侧后，去腕一寸中，欲言声不出，懊恼及怔忡，

实则四肢肿，头塞面颊红，虚则不能食，暴喑面无容，

毫针微微刺，方信有神功。

按：此穴为手少阴之络穴，并治热病头痛，无汗懊恼，喉痹苦呕，少气遗溺，妇人经血过多，或崩漏。

《玉龙歌》：连日虚烦面赤妆，心中惊悸亦难当，若须通里穴能得，一用金针体便康。

《百症赋》：倦言嗜卧，从通里、大钟而明。

（十二）列缺穴

列缺腕侧上，次指手交叉，善治偏头痛，遍身风湿麻，

痰涎频壅上，口噤不开牙，若能明补泻，应手即如拿。

按：此穴为手太阴之络穴，并治口眼㖞斜，痎疟寒热，烦躁咳嗽，小便热痛。

《玉龙歌》：寒痰咳嗽更兼风，列缺二穴最堪攻。先把太渊一穴泻，多加艾火即收功。

《席弘赋》：气刺两乳求太渊，未应之时泻列缺。

四、八会

八会者，就是五脏之气会于章门，六腑之气会于中脘，骨会于大杼，筋会于阳陵泉，血会于膈俞，气会于膻中，脉会于太渊，髓会于绝骨。知道病原所在，就取其所会治之，很有效验。例如，筋有病取阳陵泉，腑有病取中脘之类。

五、十二经募穴

募者结也，就是某一经的气血所结的地方，《难经》说："五脏募皆在阴。"又说："阳病行阴，故令募在阴……腹为阴。"所以募皆在腹，凡虚证可治其本经之募穴。

十二经募穴歌诀：

肺募中府心巨阙，肝期脾章二门结，
肾募京门胃中脘，膀胱中极胆日月，
大肠天枢小关元，三焦石门是募穴。

六、十五络脉及络穴

络，有联络、散布之意。络脉是经脉别出的分支，较经脉细小，纵横交错，遍布全身。《灵枢·脉度》记载："经脉为里，支而横者为络，络之别者为孙。"十二经别出的络脉有沟通表里两经，加强十二经脉表里两经之间联系的作用；任络、督络和脾之大络，沟通了腹、背和身侧的经气，输布气血以濡养全身。十五络脉从经脉分出处即为络穴。

十五络脉歌诀：

人身络穴一十五，我今逐一从头举，
手太阴络为列缺，手少阴络即通里，

手厥阴络为内关，手太阳络支正是，
手阳明络偏历当，手少阳络外关位，
足太阳络号飞扬，足阳明络丰隆记，
足少阳络为光明，足太阴络公孙寄，
足少阴络名大钟，足厥阴络蠡沟配，
阳督之络号长强，阴任之络号尾翳，
脾之大络为大包，十五络名君须记。

第四节　治疗事宜

针灸疗法，除了掌握诊断、穴位、手法，以及经络的循行外，了解针灸的适应证与禁忌证同样非常重要。初学针灸，在临床应用时经常感到无从入手，因此在治疗部分内，我们首先介绍适应证与禁忌证，其次选出古人配穴的方法，参考临床实践中有效的成方，继之以古人的治疗法则，最后介绍近人临床取穴有效的例子。若能由此进一步来钻研，再参考古今各文献上的治疗各论，举一反三，自可登堂入室了。

一、适应证与禁忌证

关于适应证，只要认清针灸对某一种病可以起到的主治作用或辅助治疗作用即可，而禁忌证的问题则是关乎治疗效率、生命安全和医学理论法则。因此医师对于患者的生理、病理状况，以及疾病是否适宜针灸治疗，都要有明确的认识，始能避免偏差和不良后果。

二、配穴与处方

配穴方法在临床治疗上至关重要，首先要熟悉某穴与某穴之特征，某经与某经之关系，以求配合应用，再按病的缓急定取穴的先后，如急病先治标，缓病先治本，急病先取远隔穴，缓病先取局部穴等。此外如取穴的数量和针刺的深浅，皆要分清主客，辨证施治。神而明之，存乎其人，而处方的原则也是依据证候的虚实、体格的强弱，采取所述七方中不同的方式来灵活运用，切勿胸有成见，故步自封。至于所选几例成方，都是古人在临床上的宝贵经验，我们在临床上也曾屡试不爽，如能领会其配穴的意义，在应用时或按原方加减，或采取原方，随症施治，自可运用自如，而不致束手无策了。

三、古代针灸疗法

在古代针灸疗法中，配穴处方的种类很多。基本上是以经络的分布和各经的主治为基础，如讲义内所选的“十二经井荥俞原经合”“八总穴”“马丹阳十二穴”“八会”“十二经募穴”等配穴方法，均有取穴不多、疗效显著的特点，临床施用时简便稳当，值得注意。

1. 十二经井、荥、俞、原、经、合

十二经中各有井穴、荥穴、俞穴、原穴、经穴、合穴，共计六十六个腧穴，而它们各有主治病症。此外再结合十二经络的主治病症，用“虚则补其母，实则泻其子”的原则来治疗疾病。所用六十六穴，上不过肘，下不过膝，很是便利而又有疗效。

2. 八总穴、马丹阳十二穴

这两组腧穴皆是按经络的循行结合现症，采取单一的方式来选穴，临床上每每一针而愈，为最主要的治疗取穴法。

3. 八会

气、血、筋、骨、脏、腑、脉、髓之气，皆各自汇聚于一个孔穴，诊断病在何处，即以所属之穴刺之。八会穴不但可以用作主穴，亦可用作配穴。

4. 募穴

十二经各有募穴。古书载：“结募也，为经气聚集之所。”因此募穴就是经络之气聚结的地方，与十二经俞穴有密切关系。俞穴在背为阳，募穴在腹为阴，所以《难经》有“阴病行阳，阳病行阴，故令募在阴、俞在阳”之说。采用募穴，必须是元气不足之证，属于虚证或慢性病较为适合。李东垣认为，凡是“六淫客邪”之病，错用募穴是不相宜的。同时，募穴还可以用于“诊募查俞”“诊俞查募”，即通过检测募穴、俞穴压痛的方法，来进行对照，以作诊断。

此外，还有十二经子午流注、主客原络、灵龟八法等，在临床上各有其独特之处。这些内容详载于《针灸大成》一书中，可供参考研究。因限于篇幅，不再一一介绍。

第五节 常见疾病针灸治疗

我们在学习了针灸治疗学之后，对于治疗法则、配穴处方等知识已经有了基本认识。但是，想要在临床上熟练运用，可能仍然稍显不足。因此，下面精选出数则临床病案，以供大家参考学习。其中多以八纲四诊为经，以物理化验为纬，不乏双重诊断、单独施治的例子。至于选用穴位之多寡，以及手法之补泻，皆要根据实际情况灵活加以运用。总之，医师先要掌握经络学说的理论知识，再在临床实践中不断完善，以此作为治疗与研究的原则。所录病案的针疗方法不可生搬硬套，但用于借鉴还是大有裨益的。

一、神经系统疾病

（一）中风

【疾病概述】

自 1954 年 11 月至 1956 年 10 月，治疗中风 192 例，临床统计如下：

（1）性别：男性占 65.6%，女性占 34.4%。

（2）年龄：20 岁至 30 岁占 3.1%，31 岁至 40 岁占 6.7%，41 岁至 50 岁占 26.6%，51 岁至 60 岁占 40%，61 岁至 70 岁占 20%，71 岁至 80 岁占 3.1%。

（3）患侧：左侧半身不遂占 48.6%，右侧半身不遂占 51.4%。

（4）效果：痊愈率 15.6%，接近痊愈率 10.9%，显著进步率 25%，进步率 35.4%，无效率 0.5%，不详率 12.5%，死亡率 0.5%，以上统计有效率为 86.9%。

（5）发病日期与治疗效果之间关系：发病 1 个月以内，治愈率为 22.4%；发病 1 个月至 3 个月，治愈率为 14.3%；发病 3 个月至 6 个月，治愈率为 12%；发病 6 个月至 1 年，治愈率为 4%。以上统计以发病 1 个月以内者治愈率为最高，为最理想的治疗时期。

（6）治疗次数与治愈率之比较：治疗 1 次至 20 次，治愈率为 13%；治疗 21 次至 40 次，治愈率为 26.2%；治疗 41 次至 60 次，治愈率为 18.1%；治疗 61 次至 80 次，治愈率为 16.7%。以上统计治疗次数以 21 次至40次为最理想。

【验案举隅】

案一　脑血栓

李某，男，54岁，因右侧肢体麻木、半身不遂半个月前来就诊。患者半个月前头晕，右手发麻，5天后发现右侧肢体不能动作，感觉减弱。患者既往有高血压病史，2年前发生视力模糊，右侧肢体麻木不灵活，曾服用氨基茶碱、鲁米那、芦丁、维生素丙等剂无进步。检查：体温36.7℃，心率88次/分，呼吸20次/分，血压210/120mmHg，脉象弦大而数，舌苔厚而腻，神志清，合作，胸对称，心肺无异常，腹软，肝脾未能触及，右侧上下肢体不能活动，肌力消失，肌张力减弱，痛觉及触觉均消失，膝腱反射右侧稍弱，右侧巴宾斯基氏征阳性。诊断为左侧大脑中动脉血栓形成，右侧中度软性偏瘫，高血压。

治疗：

主穴：风府、风池、曲池、阳陵泉。

配穴：足三里、合谷、昆仑、三阴交、绝骨、行间。

方法：开始先针健侧，以后每针患侧7次再针健侧1次，在前7日内每日针疗1次，以后隔日1次。

患者住院48天，治疗27次，恢复正常出院。

案二　脑出血

陆某，男，62岁。主因右侧半身不遂、言语不清3天前来就诊。患者3天前突然晕倒，不省人事，翌日神志清醒，但尚不能言语，吞咽有困难，右侧上下肢体不能运动。患者素有高血压病史。检查：体温37℃，心率80次/分，血压205/110mmHg，脉象弦大而有力，舌苔黄腻而干，心肺无异常发现，腹软，肝脾不大，右侧上下肢体肌力消失，肌张力弱，口角左斜，右膝腱反射增强，巴宾斯基氏征阳性。诊断为中风，左侧脑出血，右侧重度软性偏瘫，混合性失语症，右侧中枢性面瘫，高血压。

治疗：

主穴：廉泉、颊车、地仓、肩髃、曲池、阳陵泉、环跳。

配穴：哑门、肩髎、风池、足三里、三阴交、解溪、翳风。

患者治疗3天后言语有进步，手足较有活动；9天后说话较为清晰，已能扶持走路；30天后说话已趋正常，右手已能持筷吃饭，血压降至145/90mmHg；84天后言语正常，行走自如，已恢复正常。停止治疗，3个月后参加工作。以上共针灸治疗19次，历经84天。

案三　脑栓塞

哈某，女，34岁。主因左侧半身不能转动4个多月，于1956年6月14日由外院转入我院就诊。患者4个月前突然左侧上肢瘫痪，随后左下肢不能行走，于当地医院诊断为风湿性心脏病合并脑栓塞。患者既往有风湿性关节炎及风湿性心脏病史。检查：体温36℃，心率80次/分，呼吸20次/分，血压120/70mmHg，脉象沉细，舌无苔，神志清，肺清晰，心向左扩大，心尖部有舒张期隆隆样杂音及收缩期吹风样杂音，$A_2 > P_2$，腹软，肝脾不大，左侧上下肢体肌张力增加，肌力减弱，示齿实验口向右斜，左侧鼻唇沟浅，膝腱反射左侧亢进，左侧巴宾斯基氏征阳性，左侧霍夫曼征阳性，左侧浅层感觉减退。中医诊断为中风。西医诊断为右侧大脑中动脉栓塞，左侧重度硬性偏瘫，左侧轻度面瘫，风湿性心脏病。

治疗：

主穴：风池、曲池、环跳、阳陵泉、绝骨、肩髃、颊车、地仓。

配穴：足三里、尺泽、合谷、昆仑、委中、太冲、阳池、解溪、手三里。

患者住院治疗10天后扶墙能行走；47天后自己能扶杖慢行；60天后能自行扶杖绕病房走一周；100天后可不用扶杖独立行走，但左侧手指尚不能完全伸直；第125天出院。累计针疗64次，灸疗20次。

案四　脑血管痉挛

王某，女，74岁。因夜间突发晕厥前来就诊。患者刻下面色苍白，昏迷不省人事，牙关紧闭，四肢厥冷，两目紧闭，四肢瘫痪，小便失禁。检查：神志昏迷不清，瞳孔等大而对光反应消失，角膜反射尚存在，心肺（－），腹软，肝脾可触及，四肢肌力消失以右侧为重，肌张力减弱，病理反射因缠足未试，血压240/150mmHg，脉象弦细而硬。诊断为脑血管痉挛，高血压。

治疗：

主穴：人中、承浆。

配合：太溪、昆仑、三阴交。

方法：立即行针刺治疗，用刺激强而时间短的手法，不留针，最后刺十宣放血。

患者经过针刺后立刻神志清醒，可睁眼，四肢也能活动，已能喝水，血压降至210/130mmHg，次日已能下地行走，又住院5天恢复正常而出院。

结果：痊愈。

案五　失语症

狄某，女，55岁，因言语不利、半身麻木前来就诊。患者12天前因与儿女生气，当天言语不利，右半身麻木不仁，头痛头晕，失眠，精神不安，烦躁。检查：血压200/130mmHg，脉象弦大而硬，心肺（－），腹软，肝脾不大，神志清但反应不灵敏，听力不佳，言语不利。中医诊断为中风，失语。西医诊断为高血压，弥漫性脑动脉硬化症。

治疗：

主穴：哑门、廉泉、通里。

配穴：风府、风池、大椎、人中、承浆、间使、神门、申脉。

经过：针疗2次后已能发言，5次后言语完全恢复正常。

结果：痊愈。

（二）三叉神经痛

【疾病概述】

近1年来治疗三叉神经痛35例，痊愈15例，占42.8%；显著进步8例，占22.8%；进步10例，占28.5%；无效1例，占2.8%；不详1例，占2.8%。以上统计有效率为94.1%。

【经验选穴】

主穴：近距离第一支取鱼腰，第二支取四白，第三支取下关①；远距离取合谷、内庭、足三里、至阴。

---

① 三叉神经第一支、第二支、第三支分别指三叉神经眼支、上颌支、下颌支。

配穴：近距离取阳白、颊车、地仓、大迎、迎香、翳风、天容、攒竹；远距离取后溪、外关、丰隆、足临泣、昆仑、跗阳。

【验案举隅】

李某，男性，26 岁。因右下颌疼痛阵发 1 年，加重 40 余日前来就诊。患者右侧下颌部频发性剧烈疼痛，间断发作 1 年。近 40 余日加剧。刻下症见右下颌针刺样剧烈疼痛，每日发作 30～40 次，每次持续 2～3 分钟，痛时伴有恶心、出汗、坐卧不宁，已有多日不能安眠，痛苦万分。曾在口腔科医院用各种止痛药物注射及内服无效，又用奴佛卡因封闭疗法数次亦未见效。曾拔智齿一枚，亦不见轻。该院诊断为第三支三叉神经痛，而转来我院作针灸治疗。检查：右侧下颌骨处静止时无疼痛，用手触之则该处肌肉疼痛立即发作。诊断为三叉神经痛（第三支）。

治疗：针刺疗法每日 1 次、每次留针 1 小时。

患者共计 8 次治疗后，疼痛完全消失。4 个月后检查未见复发。

结果：痊愈。

（三）神经性头痛

【经验选穴】

主穴：百会、风池、丝竹空、列缺、神门、后溪。

【验案举隅】

于某，男，29 岁，自 1951 年开始头痛，逐渐加重，如用脑过度则更加严重，有时失眠及手指搐搦，说话不清，针治 12 次痊愈。

（四）后脑偏瘫（左臂久废）

【经验选穴】

主穴：大椎、陶道、身柱、肩中俞、肩髃、曲池、手三里、外关、阳溪、阳陵泉、悬钟。

【验案举隅】

张某，男，28 岁，素有肺结核病史，在七八个月前，因脑血管血栓形成，发现左侧上下肢偏瘫。而后下肢恢复，唯上肢经数月之久，迄无进展，肩臂呈痿废状，拇指内屈。经 6 次针治基本恢复。

（五）颜面神经麻痹

【疾病概述】

1955 年 1 月至 1956 年 8 月，总例数 149 例，除去未满疗程者 19 例，计实际治疗例数为 130 例。其中完全康复者 84 例，占 64.5%；显著进步者 30 例，占 23.1%；进步 14 例，占 10.8%；无效 2 例，占 1.6%。以上统计有效率为 98.5%。

【经验选穴】

主穴：翳风、下关、迎香、大迎、风池、颊车、地仓、合谷。

配穴：丝竹空、巨髎、四白、攒竹、太阳，人中、承浆、天容、列缺、瞳子髎、阳白、禾髎。

【验案举隅】

匡某，女性，24 岁，已婚。主因右侧颜面神经麻痹 16 年，于 1955 年 12 月 23 日前来就诊。患者右侧颜面神经麻痹有 16 年之久，曾在某医院治疗多次，未见效果。检查：体温 36℃，脉象细数，口角左斜，漏水，咀嚼时右侧颊肌伴随运动障碍，右眼不能闭合，流泪，举眉时右侧额纹消失，右侧鼻唇沟变浅。诊断为右侧周围性颜面神经麻痹。每日针灸治疗 1 次。

患者连针 5 次后，口斜有好转，举眉时右侧额纹显示颜面感觉松快，休息两周后，又继续针疗 17 次，前后共计 22 次，一切症状完全消失。治疗时每次用主穴二三个，配穴五六个，在上述穴位轮流使用之。

结果：痊愈。

（六）颜面神经痉挛

【经验选穴】

主穴：下关、迎香、地仓、风池。

配穴：禾髎，四白、巨髎、丝竹空。

手法：用强刺激而长时间的手法，留针 30～60 分钟。

【验案举隅】

案一　双侧性

芮某，男，39 岁。患者两侧颜面不自主性抽动已有 3 年之久，面部表情似生气恼怒状态，曾在某医院经中医治疗无效。患者共针疗 9 次，隔日 1 次，上述症状完全消失。

案二　单侧性

赵某，男，23 岁。患者右侧颜面肌肉痉挛跳动有 3 个月之久，每日抽动数百次之多。患者接受针疗隔日 1 次，共 4 次。上述症状完全消失。

（七）神经衰弱

【经验选穴】

主穴：神门、风池、天柱、百会。

配穴：合谷、大椎、足三里、三阴交、膏肓、命门、肾俞。

【验案举隅】

王某，男性，31 岁。患者头痛，头晕，目眩，失眠，心跳，每于精神紧张后，两手指有细微震颤有 3 年之久，曾在某医院诊断为神经衰弱，治疗无效。患者在本院经针疗 12 次后，以上一切症状消失，睡眠亦安。

（八）神经性呕吐

【经验选穴】

主穴：巨阙、不容、上脘、中脘、气海、内庭、足三里。

配穴：大椎旁 5 分（神经反射性呕吐）、阿是穴（神经过敏性哮喘亦有效）

【验案举隅】

刘某，女，20 岁，于 1957 年 3 月 18 日前来就诊。患者在 4 个月前因吃螃蟹引起呕吐，自此每次吃饭后均有半数食物吐出。现症见咳嗽，白痰，体格瘦，无心肺病变。诊断为神经性呕吐。经第 1 次治疗后呕吐减少，第 2 次治疗后有时不吐，第 3 次治疗后呕吐停止。

（九）大脑炎

【经验选穴】

主穴：百会、风池、大椎、身柱、人中、哑门、风门、肺俞、大肠俞、三阴交、足三里、合谷。

【验案举隅】

黄某，男，58 岁。患者于 1955 年 7 月高烧 40℃，并发昏迷入院，血压 180/100mmHg，经内科诊断为大脑炎。经针灸治疗 2 次后昏迷好转，能睁眼，但不能辨人，能发出喃喃声音；4 次后精神渐清醒，能自己嚼东西，仍不能说话；8 次后精神恢复正常，能说话，但较迟钝；10 次后症状消失，说话已不感困难，大便、小便能自己控制。继续休养，停止治疗。

（十）大脑炎后遗症

【经验选穴】

主穴：风府、风池、百会、哑门、廉泉、大椎、陶道、曲池、合谷、列缺、后溪、悬钟、环跳、涌泉、委中、足三里、风市、条口、申脉、昆仑、外关、腕骨。

【验案举隅】

王某，女，3 岁。患儿患大脑炎症，经某医院治疗，约 3 个多月后基本病变停止发展，身体逐渐恢复，但遗留下吞咽困难症状以及全身强直性瘫痪，食物下咽困难，长期应用鼻饲。于 1955 年 10 月 7 日转我院针灸科治疗，来院时项强直，吞咽不能，喉中有痰声，自己不能吐出，眼球震颤，左侧手臂强直痉挛，不能屈伸，右侧手臂痉挛性瘫痪，伸屈不灵，右腕向外弯曲抖动，肘不能活动。患儿经针刺 2 次后，能自己吞咽牛乳，喉中吼声减少，肢体抖动减轻；第 4 次后更见好转，四肢活动范围加大，而右手能拿东西；第 6 次后双手握力渐增，颈强直还存在；第 13 次后显著好转，颈部柔软，说话声调增高，语言清楚；第 20 次后能坐起，但站立不稳，可以扶着走动；第 26 次后上下肢活动自如，能盘膝，手能持物，自己玩耍；第 36 次后除左臂还欠灵活外，基本恢复正常。停止治疗，观察 2 个月后再来治疗左臂，又经 6 次针治而愈。

（十一）肋间神经痛

【经验选穴】

主穴：肩髃、彧中、曲池、支沟、足三里、跗阳。

配穴：列缺、合谷。

【验案举隅】

王某，女，24 岁。患者于 1953 年曾发烧，胸正中部疼痛为持续性，痛甚时身体活动受限制已 1 年之久，针治 9 次痊愈。

（十二）后背神经痛

【经验选穴】

主穴：大椎、陶道、至阳、膏肓、譩譆、委中、中渚、腰阳关。

【验案举隅】

安某，男，28 岁，患者左背部痛已 2 年，经电疗及石脂疗法、封闭疗法不见效，近半月背部右侧又痛。于 1954 年 7 月 8 日开始针灸治疗，针 8 次后病情减轻，后因患者情绪不好又加重，继治 10 次，共 18 次痊愈。

（十三）周围神经炎

【经验选穴】

主穴：少海、内关、神门、后溪、腕骨、合谷、阴郄。

【验案举隅】

耿某，男，31 岁，于 1955 年 7 月服大量巴比妥类药物中毒，经总院治疗后，右手无名指及小指运动不灵，无知觉，于 1955 年 9 月 26 日开始针治，共 16 次后手指活动恢复，握力加强，知觉亦恢复。

（十四）神经官能症

【经验选穴】

主穴：巨骨、肩髃、曲池、手三里、上廉、外关、腕骨、中渚、合谷、太冲。

【验案举隅】

齐某，男，26 岁，1956 年 1 月发觉写字时手发抖，两肩麻木、发凉并颤动，两手麻木感，于 4 月 13 日开始针治，共 6 次症状消失。

（十五）局限性癫痫

【经验选穴】

主穴：百会、天柱、后溪、通里、申脉、大敦。

【验案举隅】

张某，男，23 岁，于 1955 年 2 月时有 3 次觉右上肢抽动，失去知觉，持续时间 15 分钟左右。8 月 18 日开始针治，当时两手震颤，针疗 4 次后两手震颤减轻，针疗 7 次后大为缓解，针 30 次后已无发作，共针 36 次后症状消失。

（十六）癔病

案一　精神失常型

【经验选穴】

主穴：神门、照海、通里。

配穴：风池、三阴交、气海、关元。

【验案举隅】

方某，女性，20 岁。患者精神失常，哭泣，惊恐不安，偶有抽搐。经针刺治疗 31 次，每日 1 次，以上症状完全消失。恢复工作，8 个月后复查未见复发。

案二　痉挛型

【经验选穴】

主穴：间使、神门、百会、神庭。

配穴：三阴交、肩井、肺俞。

【验案举隅】

周某，女，44 岁。患者左侧半身抽搐，每天数次发作，已有 7 天。之后每天针灸治疗 1 次，共 7 次。治疗后抽搐完全停止，症状消失。

案三　麻痹型

【经验选穴】

主穴：劳宫、涌泉、十宣。

配穴：百会、风府、风池、昆仑、肾俞。

【验案举隅】

张某，男，20 岁，学生。患者今日早晨起床后下肢不能运动，不能翻身，皮肤感觉减弱，由同学们经担架送至医院。经门诊检查诊断为癔病。立即取上穴，用强有力的手法刺激，连续捻转及捣动约有 30 分钟，不留针。在针刺时下肢已稍能活动，但行走尚不能。次日患者又来门诊，已能步行，下肢肌力完全恢复，与平常无异。

（十七）精神衰弱

【经验选穴】

主穴：神庭、百会、大椎。

配穴：气海、间使、足三里、三阴交、鸠尾。

【验案举隅】

高某，男，20 岁。患者心跳恐怖，常自悲泣，闻震动声音则心神不安，记忆力减退，有 8 个月之久，曾在总医院诊断为精神衰弱。共经针灸治疗 12 次，治疗后精神愉快，一切症状消失。12 次后痊愈，恢复工作。

（十八）癫痫

【经验选穴】

主穴：太冲、神门、后溪、照海、风池。

配穴：上星、阳白、百会。

手法：中等度刺激，留针 15～20 分钟。

【验案举隅】

王某，女，37 岁。患者夜间睡眠时犯病手足抽搐，项强直，吐沫，遗溺，昏迷，咬破舌头，已一年零三个月。曾在某医院脑病科治疗未见效。诊断为原发性癫痫。共经治疗 7 次，每日 1 次。治疗后症状未发作，一年多以后随诊未见有复发情况。

（十九）分裂性精神病

【经验选穴】

主穴：大陵、风池、天柱。

配穴：神门、太冲、合谷、行间、申脉、足三里、照海、鱼际。

【验案举隅】

刘某，男，45 岁。患者头疼，失眠，自言自语，烦躁不安，不喜见人，饮食减少，有 3 个月之久。共治疗 26 次，每隔日 1 次，症状完全消失，与正常人无异。4 个月未见有复发情况。

（二十）舞蹈病

【经验选穴】

主穴：大椎、大杼、身柱、风池。

配穴：曲池、合谷、太冲、昆仑、风市。

【验案举隅】

赵某，男，32 岁。患者两侧上臂及手指不自主舞蹈样运动，两侧下肢坐卧不宁，不停活动。隔日经针疗 1 次，共 15 次。治疗 5 次后，患者舞蹈样动作减轻，15 次后完全停止。

（二十一）手足搐搦症（鸡爪风）

【验案举隅】

案一

曹某，女，30 岁。患者近 3 个月来两手抽搐，如鸡爪状，近日加剧。过去抽筋后两手勉强可伸展，现在不能伸直，同时感觉两足趾亦抽动，但尚可行走，有时需人搀扶。刻下检查佛斯特氏征阳性。3 年前患者亦曾患此病，经注射葡萄糖酸钙而愈。

治疗：

主穴：合谷、太冲、尺泽。

配穴：内关、外关、三阴交、阳池，十宣放血。

患者经针疗 1 次后，手足抽搐已停止，两手已能自由伸展活动。随后又针疗 1 次巩固疗效。

案二

刘某，男，33 岁。患者于 1955 年 3 月 22 日发现右手搐搦，每隔 1 ~ 2 分钟发作 1 次。

治疗：

主穴：臑会、曲池、外关、间使、内关、足三里。

患者于 1955 年 3 月 25 日开始针治，1 次后显著减轻，3 次后搐搦停止发作。

（二十二）惊厥

【经验选穴】

主穴：百会、风池、阳池。

配穴：三阴交、解溪。

【验案举隅】

某女，10 岁。患者四肢抽搐，角弓反张，咽喉痰声，症状持续已 1 天，经某医院诊断为脊髓前角灰白质炎，注射抗生素及镇静剂无效。针疗 3 次后，症状完全消失。

结果：痊愈。

（二十三）梅尼埃病（耳源性眩晕）

【经验选穴】

主穴：神庭、百会、攒竹。

配穴：足三里、曲池、申脉、昆仑。

【验案举隅】

胡某，男，69 岁。患者平素有听觉障碍，于 1955 年 12 月突然眩晕发作，四周景物转动，不能站立，并有恶心、耳鸣。患者针疗 2 次后，头晕症状消失，恢复工作。半月后复发，又做针疗 2 次而恢复如常。迄今已有 13 个月之久，未见有复发情况，仍继续观察中。

二、呼吸系统疾病

（一）支气管喘息

【疾病概述】

近 1 年来治疗支气管喘息 52 例，痊愈 10 人，占 19%，显著进步 18 人，占 34.4%；进步 8 人，占 15.4%；无效 11 人，占 25%；不详 5 人，占 9.6%。以上统计有效率为 68.4%。

【经验选穴】

主穴：喘息、肺俞、风门，灸心俞、膈俞。

配穴：巨骨、天突、列缺。

【验案举隅】

徐某，女，19岁。患者喘息每年发作10余次，冬季较重，已有10年病史，近2年来加重，曾进行组织疗法及各种药物治疗，无显著效果。患者共经针疗20次，起初每日针灸1次，5次后症状消失。以后每隔日1次，巩固效果。治疗后，喘息症状完全停止，精神愉快。后4个月内观察，未见喘息发作。

（二）喘息性支气管炎

【经验选穴】

主穴：天突、风门、肺俞，灸风门、肺俞。

配穴：曲池、合谷、足三里。

【验案举隅】

杜某，男，23岁。患者咳嗽，哮喘，每于感冒受凉后发作，已有1年余。在某医院住院2个月，曾服用定喘丸治疗无效。患者共针疗10次，隔日1次，3次后渐轻，8次后咳嗽、哮喘症状消失。

结果：症状消失。

（三）流行性感冒

【经验选穴】

主穴：风池、风府、曲池、大椎。

配穴：合谷、风市、阳陵泉、支沟、昆仑、委中、复溜。

【验案举隅】

相某，女，34岁。患者高烧，头晕而疼，两腿关节剧烈疼痛，已有4日。大便不通，小便少，色赤，坐卧不安，体温39.1℃，心率120次/分，脉象浮数。曾去某医院门诊治疗，未见效果。

现患者经针疗2次后，体温下降至36.2℃，周身疼痛消失。

三、心血管系统疾病

（一）心肌梗死

【经验选穴】

主穴：巨阙、上脘、建里、气海、关元、中极、极泉、少海、三阴交、足三里、阴陵泉、太溪。

配穴：肺俞、心俞、肾俞、水分、阴郄。

【验案举隅】

韩某，男，39 岁，因患高血压引起心脏衰竭，血压 179/130mmHg，心前区右侧疼痛，肝区亦疼痛。入院时下肢水肿，心前区疼痛，左臂内侧至小指沿手少阴心经线作痛。经内科诊断为心肌梗死，行针灸治疗。针疗 1 次后疼痛大为减轻，6 次后下肢水肿消退，下地行走未感心前压疼痛，喘息改善。共治疗 27 次，症状显著减轻。停治，疗养。

（二）原发性高血压

【疾病概述】

近 1 年来，用针刺人迎穴的方法治疗高血压 52 例，经初步统计分析，痊愈 20 人，占 38%；显著进步 9 人，占 17.3%；进步 13 人，占 25%；无效 10 人，占 19%。以上统计有效率占 80.3%。

【经验选穴】

主穴：人迎。

【验案举隅】

案一

孟某，女，49 岁。患者高血压有 1 年半之久，经常性头晕，心悸气短，曾经各医院治疗无效，血压 160/100mmHg，最高血压至 170/120mmHg，不能工作。现经针刺人迎穴治疗 1 次后，血压下降至 150/90mmHg，3 次后血压 130/80mmHg。治疗后一切症状消失，精神愉快、正式恢复工作，血压恢复正常。迄今观察有 10 个月之久，血压始终在（130/80 ~ 140/90）mmHg 之间，未见再上升。

案二

柏某，男，21 岁。患者高血压合并神经衰弱有 2 年之久，血压经常在 153/95mmHg 左右，亦有严重性头痛，面赤，胸闷，心跳，每日上午 10 点左右、下午 4 点左右发作，每次发作约半小时，已休学半年。经各医院治疗无效，特来我院就诊。患者经针刺人迎穴治疗 5 次后，血压恢复至 130/80mmHg，但常有神经衰弱症状，如阵发性头痛、面赤、胸闷等不适，乃取照海、申脉，用强而持久的刺激手法。3 次后头痛等症状完全消失。以上治疗共 8 次，现血压恢复正常，一切症状消失。患者现已恢复学业，迄今 2 个月血压未见上升。

四、消化系统疾病

（一）腹泻

【经验选穴】

主穴：中脘、气海、关元、天枢、章门、曲池、合谷、足三里。

【验案举隅】

万某，男，8 个月。患儿 10 日前发烧，腹泻，有脱水现象。针疗 1 次后热退泻轻，共治疗 4 次，体温正常，腹泻停止。

（二）中毒性营养不良（脱水）

【经验选穴】

主穴：巨阙、上脘、中脘、下脘、章门、气海、关元、足三里、三阴交、内庭、隐白、阴陵泉。

【验案举隅】

李某，女，1 岁。患儿因吃西红柿发生腹泻，呕吐 10 余日，之前已痊愈，但愈后 6 日再次吐泻，体温 39℃，囟门凹陷，哭声乏力。1956 年 8 月 9 日开始治疗，3 次后腹泻减少，体温已近正常，逐渐恢复。

（三）十二指肠溃疡（继发幽门梗阻）

【经验选穴】

主穴：曲池、合谷、足三里、上脘、中脘、下脘、建里、天枢、气海、关元、内庭。

配穴：不容、承满、关门、滑肉门、章门。

【验案举隅】

刘某，男，25 岁。患者每于饭后呕吐，上腹胀，时有烧灼感，大便干燥，经本院诊断为十二指肠溃疡，转针灸科治疗。针 1 次后，上腹烧灼感即减轻；13 次后，经 X 光检查，溃疡未完全愈合，较前恢复很多，但症状减轻。又继续针治，共 34 次。再经 X 光检查，溃疡已愈，胃黏膜正常，胃蠕动增加，钡液通过顺利。

（四）痉挛性肠梗阻

【经验选穴】

主穴：中脘、下脘、气海、天枢、建里、章门、足三里。

【验案举隅】

郭某，女，37 岁。10 多年来腹胀，腹痛，时有呕吐，饭后加重。经针灸治疗 3 次，即见好转，症状减轻，饮食增加。经过 37 次治疗，症状消失。

（五）十二指肠溃疡

【经验选穴】

主穴：上脘、中脘、下脘、天枢、气海、关元、足三里。

配穴：关门、梁门、支沟、上巨虚、下巨虚、大横、大巨。

【验案举隅】

孙某，男，22 岁。患十二指肠溃疡已有 1 年多，经常有腹胀闷感，打嗝，吐酸水，消化不良。近来食后胃胀痛，大便不正常。经内科转针灸科治疗，经 18 次针灸后，症状消失，饮食增加，大便正常而停治。

（六）呃逆（横膈肌痉挛）

【经验选穴】

主穴：上脘、中脘、章门、期门、日月、天突、气海、足三里。

【验案举隅】

何某，男，22 岁。打嗝 2 年多，经常发作。近 1 周来持续发作，因打嗝而有食物返出。患者针治 3 次，打嗝停止，又继续针疗 3 次未见复发。

（七）消化不良

【经验选穴】

主穴：中脘、足三里、内关。

配穴：上脘、下脘、天枢、气海、公孙。

【验案举隅】

案一　急性型

田某，男，42 岁。患者上腹胀满，嗳气，有口臭气味，不思饮食，有 2 天，兼见大便稀溏，四肢倦怠乏力，精神不振。经针疗 1 次后，消化不良症状完全消失。

案二　慢性型

穆某，男，59 岁。患者上腹胀闷，嗳气，偶有呕吐苦水，大便不畅，有 20 年之久。近半年来症状加重。经针疗 11 次后，上腹胀闷消失，呕吐已止，精神愉快。

结果：症状消失。

（八）急性胃炎

【经验选穴】

主穴：内关、足三里。

配穴：天枢、中脘。

【验案举隅】

赵某，男，78 岁。患者上腹剧烈疼痛，呕吐，大便 3 日不通。后共针疗 3 次、灸疗 1 次后，疼痛消失，大便通畅。3 次后痊愈。

（九）慢性胃炎

【经验选穴】

主穴：中脘、关元、足三里。

配穴：合谷、梁门、天枢、百会。

【验案举隅】

白某，女，39 岁。患者胃痛，时好时犯，遇寒加重，上则呃逆，下则欲便发坠，兼有头疼。经针疗 14 次，一切症状消失。

（十）慢性肠炎

【经验选穴】

主穴：灸神阙、天枢。

配穴：足三里、内关、下脘、章门。

【验案举隅】

吴某，男，24 岁。患者腹部胀痛并腹泻有 1 年之久，近半年来食欲不振，睡眠不佳，消瘦，曾服各种药物治疗无效。现经针灸治疗，每隔日 1 次，共治疗 23 次。现腹胀、腹泻消失，大便恢复正常，每日 1 次，睡眠亦佳。

五、泌尿、生殖系统疾病

（一）遗尿症

【经验选穴】

主穴：关元、气海，针后加灸。

配穴：水道、中极、足三里、三阴交、肾俞、命门。

【验案举隅】

某男，27 岁。患者遗尿每日 10 余次，不分昼夜，已 20 余年，曾作针灸疗法，3 个疗程无效。现经针灸治疗后，遗尿次数逐渐减少。共治疗 14 次后，遗尿消失，恢复正常。

（二）夜尿症

【经验选穴】

主穴：关元、三阴交。

【验案举隅】

周某，男，14 岁。患者每夜遗尿已 10 年有余。经针灸治疗 5 次后，症状完全消失。

（三）睾丸炎

【经验选穴】

主穴：大敦。

配穴：关元、水道、中极。

【验案举隅】

陈某，男，29 岁。患者左睾丸肿痛已有 4 个月。针灸治疗 13 次，每隔 1 日治疗 1 次。治疗后睾丸肿痛均消失。

六、内分泌系统疾病

（一）原发性慢性肾上腺皮质功能减退症

【经验选穴】

主穴：大敦、照海。

配穴：太阳、阳白、四白、合谷、瞳子髎、攒竹、关元、水道、章门、梁门、天枢。

【验案举隅】

某男，27 岁。患者周身黑色，头疼，昏迷，无力，腹疼，脐下疼。睾丸痛，大便不正常，饮食太少，左肋下部疼痛已 7 个月。曾在外院诊断为本病。经针疗 27 次后，一切症状消失。在一年零五个月后，患者来信叙述无变化。

（二）班替氏综合征

【疾病概述】

我院近 1 年来治疗班替氏综合征 11 例，结果均有进步。一般治疗 20 次后已能控制病程发展，如脾脏缩小，质变软，肝功能有好转，食欲增进，体重增加，精神饱满。患者经治疗后大多恢复工作，但多数患者未能合作，不能继续长期治疗，所以尚不能做出结论。现仅将初步临床治疗结果介绍出来，以便大家参考。

【经验选穴】

主穴：中脘、梁门、章门、足三里，灸痞根。

配穴：肝俞、脾俞、胃俞、意舍、天枢、三阴交、承满、腹哀。

【验案举隅】

蔡某，男，27 岁，因左上腹部肿块 1 年多而就诊①。患者 1 年前曾因鼻衄而入某西医医院就诊，发现有脾肿大，经骨髓穿刺检查未发现黑热病原虫，接受锑剂治疗未见好转，该院诊断为班替氏综合征，嘱脾切除手术，患者不同意，乃来我院治疗。检查：营养中等，心肺（－），腹平软，

---

① 本例病案因年代久远，其中检查指标名称及单位多与目前不符，文中保持原貌，请读者注意区分。

肝不大，脾大，在肋缘下9cm，中度硬，无压痛，无腹水症。血液化验示血色素11.48克，红血球404万，白血球3550，中性粒细胞68%，淋巴细胞32%，出血时间、凝血时间正常，福尔马林试验（-），血小板94000，肝功能：总蛋白4.95克%，白蛋白1.32克%，球蛋白2.63克%。麝香草酚浑浊试验2.9单位，凡登白试验直接反应阴性，间接反应弱阳性，胆红素0.25毫克%，黄疸指数8.2单位，X光检查食管无静脉曲张。诊断为班替氏综合征。

患者共住院96天，针疗35次，灸疗21次。经治疗后精神较愉快，食欲增加，脾脏逐渐变软，且体积稍微缩小，肝功能较前有进步。出院时，患者脾在肋缘下8cm（缩小1cm），硬度较入院时为软变茫。血液化验示血色素11.62克，红血球413万，白血球3300、中性69%，淋巴31%，血小板128030（较前增加）。肝功能示总蛋白7.15克%，白蛋白4.95克%，球蛋白2.20克%，黄疸指数10单位，麝香草酚浑浊试验1.8单位。

七、妇科、儿科疾病

（一）月经过多

【经验选穴】

主穴：足三里、三阴交、气海、关元。

配穴：中脘、三阴交。

【验案举隅】

李某，女，26岁。患者月经淋漓不断，腹痛，乳房胀痛，病程已有1年之久。患者共针疗4次，治疗后症状消失。

结果：痊愈。

（二）痛经

【经验选穴】

主穴：气海、关元、血海、三阴交、太溪。

配穴：阴陵泉、腹结、天枢、地机、合谷。

【验案举隅】

戈某，女，23岁。患者经行腹痛，腰痛，月经前后无定期，血色黑或下血块，四肢乏力，食欲不佳，汗出，发烧。经针疗 4 次后，疼痛消失，腹部温暖舒适。

（三）阴道痉挛

【经验选穴】

主穴：太冲、三阴交、气海。

配穴：中脘、关元、水道、中极、天枢。

【验案举隅】

沈某，女，35 岁。患者近 1 年来多次月经后、阴道抽紧性疼痛，及下坠感觉难忍，经中西医治疗多次未见效果。经过 5 个月时间，共做针疗 19 次，起初每于行经后，阴道抽痛减轻，以后逐渐在行经后抽痛消失。半年后复查未有复发情况。

结果：症状消失。

（四）术后粘连合并盆腔炎

【经验选穴】

主穴：上脘、中脘、下脘、气海、关元、章门、期门、天枢、外陵、大巨、阴陵泉、三阴交。

【验案举隅】

施某，女，26 岁。患者 1951 年在某医院行阑尾切除术后，于 1953 年仍觉腹痛，弯腰时加重，时有恶心呕吐。诊断为手术后粘连，盆腔炎。1955 年 10 月 27 日开始针灸治疗，针灸治疗 3 次后腹痛减轻，9 次后腹痛、呕吐消失，共治疗 10 次痊愈。

（五）婴儿麻痹

【经验选穴】

主穴：

颈部麻痹：天柱、大杼、列缺、足通谷、束骨。

上肢麻痹：风池、肩髃、曲池、外关、手髓孔、二间、三间。

下肢麻痹：环跳、梁丘、风市、足三里、足髓孔、太溪、内庭、陷谷。

配穴：

脊背两侧用华佗刺法，颈部取大椎、风池、风门，上肢取肩中俞、天髎、臑会、天井、手三里，下肢取血海、阴陵泉、解溪、丘墟、商丘。可辨证加减选取肺俞、脾俞、肾俞、曲池、合谷、太冲、承扶、委中、承山。

八、骨伤科疾病

（一）颈椎间盘脱出

【经验选穴】

主穴：曲池、列缺、大椎、大杼、天髎、曲垣、外关、阳陵泉。

【验案举隅】

任某，男，42 岁。患者 4 年前因运动扭伤，X 光检查诊断为第三、四颈椎间盘脱出，右肩及颈椎部经常疼痛，须服镇痛剂。于 1956 年 5 月 24 日开始门诊治疗，症状逐渐减轻，共计治疗 10 次，颈部回头自如，疼痛消失，复经某医院影像检查已完全恢复正常。

（二）腰椎间盘脱出症（伴坐骨神经痛）

【经验选穴】

主穴：环跳、次髎、承扶、委中、阳陵泉、承山、昆仑、支沟、腰后部痛点。

【验案举隅】

张某，男，45 岁。患者跳高时腰部扭伤，不能坐立，虽经住院治疗，但是仍然疼痛。诊断为腰椎间盘脱出症，有明显的坐骨神经痛症状。行保守治疗，针灸治疗 6 次痊愈。

（三）腰椎间盘脱出症术后疼痛

【经验选穴】

主穴：环跳、肾俞、承扶、风市、委中、悬钟、阳陵泉、昆仑、支沟、大杼。

【验案举隅】

霍某，男，27 岁。患者 2 年前从马上摔下，腰椎间盘脱出，做过 2 次手术，但术后日夜疼痛，需口服镇痛剂支持，意志颓靡。经转我院针灸治疗，自 1955 年 12 月 17 日开始，针灸治疗 2 次后痛减，区域缩小；针灸治疗 12 次后已无痛觉，恢复原岗位工作。

（四）脊髓炎

【经验选穴】

主穴：大杼、风门、外关、曲池、内关、环跳、承扶、殷门、委中、阳陵泉、承山、昆仑、悬钟。

【验案举隅】

陈某，男，27岁。1955年8月18日在脑内科住院。患者于5日前感觉持物无力，继则上下肢瘫痪，只手指、足趾能动。诊断为脊髓炎，针疗3次后能坐，5次后能立，7次后能步行，10次后动作恢复正常。

（五）肋膜疾患合并胸锁乳突肌痉挛（落枕）

【经验选穴】

主穴：风池、大杼、风门、天髎、曲池、外关、肩髃、臂臑，针后温灸。

配穴：列缺、支沟。

【验案举隅】

卡特达夫，男，40岁，苏联人。患者1日前晨起感觉背痛，串通至胸部右上侧，呼吸时疼痛加剧，同时颈部转动困难，在颈转动时牵连胸痛。经内科诊断为肋膜疾患，胸锁乳突肌痉挛。转针灸科治疗，经3次针灸治疗后完全恢复正常。

（六）急性坐骨神经痛

【经验选穴】

主穴：肾俞、次髎、环跳、委中、阳陵泉、承山、昆仑、风市、承扶、殷门。

【验案举隅】

鲁某，女，34岁。患者于暑天露营两夜后，觉右腿疼痛，日渐严重，已卧床七八天。于1955年11月7日用救护车拉至我院，至脑内科急诊就诊，又经针灸科会诊，针疗1次后痛减，6次后痊愈。

（七）陈旧性踝关节扭伤（创伤性关节炎）

【经验选穴】

主穴：太冲、行间、三阴交、足临泣、丘墟、昆仑、阳跗、阳陵泉、内庭、陷谷，由下向上刺。

【验案举隅】

常某，男，28 岁。患者 3 个月前右足扭伤，预后未完全恢复，劳动则痛，在右外踝处有圆形肿物，按之坚痛。针 2 次后痛轻，4 次后肿消，6 次痊愈。

（八）脚跟痛

【经验选穴】

主穴：承山、昆仑、仆参、太溪、三阳交、照海（加用温灸）。

配穴：委中、附阳、涌泉、阳陵泉、水泉、大钟。

【验案举隅】

曹某，男，44 岁。患者右足跟疼痛已 1 年余，最近病情加重，梅毒试验阴性。针灸治疗 3 次后疼痛略轻，7 次后疼痛大轻，14 次后疼痛消失，行走正常。

（九）增生性关节炎

【经验选穴】

主穴：尺泽、曲池、腕骨、阴陵泉、阳陵泉、绝骨、太冲。

配穴：足三里、三阴交、足临泣、外关、阳陵泉，可针后加灸。

【验案举隅】

李某，56 岁。患者 6 年前于右膝关节跌伤整复以后，即有两手腕关节、指关节及膝踝关节肿胀、疼痛，严重时不能站立，更不能行走。1956 年 5 月 6 日病情加重，于内科检查 X 线检查，发现双手指骨的关节端有局限性扩大，关节面有骨质增生，但关节间隙尚好，右膝在股骨远端前上方、髌骨的前上缘及后下缘与胫骨近端的关节面处均有明显的骨质增生，胫骨结节亦有骨刺，在关节前后各有一片孤立骨质，股四头肌腱下亦有一个卵圆形的骨样组织，关节间隙变窄，但无骨性联合，左足第一趾骨第一节的近端亦有骨质增生，左踝关节内踝亦有骨刺形成。

经针灸治疗 7 次后，患者手足活动好转；12 次后持杖能行走；15 次后腕关节、膝关节肿胀明显消退；20 次后可自行活动。在针疗 2 个月后，已可抱孩及进行日常生活操作。1957 年 1 月 30 日，新拍 X 线片进行对比，原片增生性关节炎侵犯双手、左踝、右膝及右足，并有右膝关节鼠形成。此次X线片与上次比较并无明显特殊改变，骨刺尚在，但软组织已消肿，关节间隙增宽。

（十）脊髓功能障碍

【经验选穴】

主穴：阳陵泉、足三里、后溪、腕骨。

配穴：外关、昆仑、支正。

【验案举隅】

蔡某，男性，39岁。患者颈部疼痛，手指麻木，下肢瘫痪不能行走，已1个月，经某医院治疗无效。至我院经针疗3次下肢感觉舒适，5次后手指麻木减轻，6次后能走路，21次痊愈。下肢行走恢复正常。

（十一）坐骨神经痛（原发性）

【经验选穴】

主穴：环跳、委中、承扶、殷门、承山。

配穴：上髎、秩边、阳陵泉、昆仑。

【验案举隅】

林某，男，22岁。患者腰胯右部疼痛，兼有腿痛、行走困难已10个月，直腿抬高实验阳性。现行隔日针疗1次。经治疗36次后，疼痛消失，恢复工作。1年后无变化。

（十二）马尾神经麻痹（腰麻手术后）

【经验选穴】

主穴：肾俞、八髎、小肠俞、大肠俞、腰阳关、命门。

配穴：环跳、承扶、委中、昆仑、阳陵泉、申脉、解溪、承山、绝骨、三阴交、涌泉、仆参。

【验案举隅】

李某，男，20岁。患者于两个月前在外院作阑尾切除手术，施行腰麻后两下肢不能运动，小腿及足趾均无力，不能站立，不能外展运动，由外院转我院治疗。检查：颅神经无异常，双上肢正常，膝腱反射右侧稍亢进，无病理反射，两侧直腿抬高试验正常。左下肢外展活动明显受限，两大趾背伸无力，X 线片示关节及骨质无异常。

患者共住院 183 天，针疗 75 次，灸疗 17 次，下肢运动恢复正常，走路不受限制，但左下肢外展活动仍自觉无力。

（十三）肌肉纤维织炎

案一　急性下肢型

【经验选穴】

主穴：阳陵泉、绝骨。

配穴：风市、三阴交、犊鼻。

【验案举隅】

陈某，女，19 岁。患者两侧大腿处有明显压痛，但无红、肿、热现象，活动时疼痛明显，行走困难，有 7 日之久。共作针疗 4 次，隔日 1 次。经治疗后，患者两腿已无压痛，走路无困难，也无疼痛，已恢复工作。4 个月后来院复查，未见有复发情况。

案二　慢性胸肋型

【经验选穴】

主穴：支沟、期门、章门、大包。

配穴：步廊、神封、天溪、食窦。

【验案举隅】

李某，男，26 岁。患者右侧胸胁部感觉麻木、沉闷，呼吸不畅快，已有 3 个月之久。经针疗 35 次，每隔日 1 次，针后麻木感消失，已无沉闷感觉，呼吸畅快。

（十四）风湿性关节炎

【经验选穴】

主穴：阳陵泉、足三里、委中、昆仑。

配穴：曲池、合谷、太溪、阴陵泉、三阴交。

【验案举隅】

李某，男，43 岁。患者右膝关节红、肿、热、痛，伴随运动障碍，已达13天。诊断为风湿性关节炎，经针疗2次后症状见轻，腿稍能伸开。经针疗6次后，右膝关节肿痛消失，能进行伸展运动。

（十五）慢性劳损

【经验选穴】

主穴：曲池、阳池、曲泽、神门、合谷、手三里。

配穴：肩井、肩髃、尺泽、二间、下廉。

【验案举隅】

金某，男，20岁。患者双手手指颤抖，疼痛无力，有两臂疼痛，已达4年之久。诊断为慢性劳损，经针灸治疗19次，症状消失。

结果：症状消失。

（十六）腰部扭伤（骶髂关节）

【经验选穴】

主穴：上仙、关元俞。

配穴：小肠俞、膀胱俞、中膂俞、白环俞。

【验案举隅】

汪某，男，49岁。患者右侧腰痛已有两日，行走有困难，腿部不能伸直，腰部不能前俯及后仰。检查：右侧骶髂关节有压痛，无红肿，脊柱关节无外突及侧弯，无叩击痛，直腿抬高试验两侧均（－），弯膝屈腿试验两侧均（－），骨盆分离试验右侧（＋），左侧（－）。经治疗后，患者针疗1次后腰部立刻疼痛消失，腰部前俯后仰动作自如，一切行动与常人无异。

（十七）左肩部肌纤维质炎

【经验选穴】

主穴：肩中俞、肩外俞、巨骨、天髎、天井、肩髃、曲池、手三里。

【验案举隅】

刘某，男，27岁。患者1个月前夜间发觉左肩活动不利，翻身受限制，患处发热疼痛，经电疗后发热减轻，但仍疼痛。1955年5月24日起针灸治疗9次后，肩部已不痛，但有胀重感；10次后症状消失。

九、皮肤科疾病

（一）带状疱疹（背部）

【经验选穴】

主穴：散刺疱疹四周，针曲池、合谷、足三里、三阴交。

【验案举隅】

彭某，女，56 岁。患者于 1954 年 5 月右侧胸背疼痛，出现疱疹，痒且痛，经月余疱疹已渐结痂，唯痛状不减。于 1954 年 6 月 26 日开始针灸治疗，1 次后病痛减轻，4 次后大减、14 次后已近恢复，15 次后消失。

（二）带状疱疹（面部）

【经验选穴】

主穴：风池、翳风、下关、曲池、列缺、合谷、三阴交、足三里，局部散刺。

【验案举隅】

耿某，男，53 岁。患者 6 天前右侧前额、腮、颧部出现小疱疹，局部疼痛，并有头痛，恶心呕吐，食欲不振，小便减少后。疱疹已蔓延到眼眶处，因疼痛而影响睡眠。入院治疗时左脸已肿胀，针疗 2 次后痛减，脸肿亦轻；5 次后脸肿基本消退，睡眠、饮食均正常；7 次后疱疹亦开始消退；14 次后疱疹及其他症状基本消失。

（三）荨麻疹

【经验选穴】

主穴：大杼、风门、肺俞、曲池、合谷、血海、阳陵泉、三阴交。

【验案举隅】

张某，女，20 岁。患者因全身作痒，突起淡红色丘疹，早晚严重，久服脱敏药而疗效短暂。针疗 1 次后未再出疹，共治 3 次，症状消失。

（四）结节性红斑

【经验选穴】

主穴：足三里、三阴交、阳陵泉、阴陵泉、昆仑。

配穴：血海、承山、蠡沟、阳辅、太溪、解溪、绝骨。

【验案举隅】

孙某，男，28 岁。患者两侧小腿处有散在硬结，色暗红，有压痛，时轻时重，有 3 年之久。经某医院诊断为结节性红斑，来我院门诊。患者经针灸治疗 32 次后，硬结红斑消失，已无压痛。

（五）手背皮肤结核

【经验选穴】

主穴：合谷、曲池。

配穴：液门、阳池、后溪、腕骨。

【验案举隅】

贾某，48 岁。患者左侧手背及指间皮肤粗糙有裂纹，伴疼痛，病程达 7 年之久。患者曾患过骨结核，经某医院诊断为皮肤结核，于 1956 年 7 月 12 日来院门诊做针灸治疗。共做针疗 34 次，每隔日 1 次，后皮肤由粗糙变为润泽，恢复正常。

（六）急性皮肤感染

【经验选穴】

主穴：三棱针局部放血。

配穴：解溪、太冲、昆仑。

【验案举隅】

赵某，男，41 岁。患者发烧、恶心，两日未进饮食，坐卧不安，一侧小腿有红、肿、热、痛现象。经当日针刺治疗后即能站立；第二日发烧已退，能自行行走；第三日痊愈。

十、五官科疾病

（一）麻痹性斜视

【经验选穴】

主穴：百会、丝竹空、攒竹、睛明、阳白、四白、合谷、列缺、曲池、手五里。

【验案举隅】

焦某，男性，25 岁。患者 2 个月前眼睑部受外伤后发现斜视，眼球运动不灵，伴有复视。针灸治疗 1 次后复视消失；2 次后眼球内旋、下旋活动逐渐恢复。共针疗 16 次后完全恢复正常。

（十）急性结膜炎

【经验选穴】

主穴：风池、臂臑。

配穴：攒竹、丝竹空、合谷、上关、角孙。

【验案举隅】

张某，女，25 岁。患者右眼睑红肿，结膜充血，流泪头痛，睡眠不安，已有 4 天，于 1956 年 9 月 29 日来门诊治疗，经针疗 1 次后，眼睑肿胀及结膜充血消退。

（三）鼻息肉

【经验选穴】

主穴：头维、头临泣、神庭、上星、迎香、合谷、陷谷、人中、龈交。

配穴：迎香、列缺、曲池、上星，温灸。

【验案举隅】

王某，男，25 岁。患者因患鼻息肉，曾前后 8 次行切除术，但息肉生长很快，半个月前行第 8 次手术，但现又堵塞，伴有偏头痛症状。现行针灸治疗，5 次后嗅觉增进，10 次后头痛减轻，15 次后有 3 块息肉脱落（2 块豆大，1 块麦粒大）。针疗 20 次后，陆续仍有息肉脱落，最后有脓性白块掉出。共治疗 30 次，停治观察，未再滋生。

（四）鼻窦炎

【经验选穴】

主穴：上星、攒竹、迎香。

配穴：风池、通天、合谷、太阳。

【验案举隅】

张某，男，24 岁。患者头痛、鼻塞及流涕有 5 年之久。隔日针灸治疗 1 次，共行 39 次后，症状完全消失。

（五）鼻窦炎术后头痛

【经验选穴】

主穴：风池、风府、百会、头维、脑空、列缺、昆仑。

配穴：率谷、合谷、迎香、通天、天柱。

【验案举隅】

高某，男，20岁。患者在行全鼻窦炎手术后，项及脑后部疼痛甚剧。针疗3次痛轻，5次痛止，10次痛状消失。

（六）鼻睫神经痛

【经验选穴】

主穴：丝竹空、瞳子髎、四白、列缺、足通谷、束骨。

【验案举隅】

张某，男，26岁。患者右侧头痛及鼻孔处阵发性疼痛，经久不止。后经针灸科会诊，针疗1次后停服止痛药，疼痛减轻；共针疗1周后疼痛完全消失。

（七）过敏性鼻炎

【经验选穴】

主穴：上星、攒竹、迎香、风池。

配穴：合谷、列缺、足三里、通天。

【验案举隅】

董某，女，29岁。患者经常头痛，流泪，喷嚏，鼻痒，嗅觉消失，鼻肿痛，目痛，晨起着凉气后诸症加重，已有3年曾在某医院治疗很长时间，均未见效。经针灸治疗3次后，患者头痛、流泪、鼻痒及鼻肿均减轻；治疗22次后，患者各症均消失。10个月后复查，未见复发。

结果：痊愈。

（八）慢性鼻膜炎

【经验选穴】

主穴：迎香、上星、太阳、通天。

配穴：瞳子髎、合谷、百会、风池、天柱、大椎。

【验案举隅】

张某，男，24 岁。患者头痛，头胀，鼻腔经常堵塞不通，嗅觉障碍，有 3 年之久。经针灸治疗，7 次为 1 个疗程。治疗到第 5 个疗程时，头痛减轻，鼻塞已能通气，嗅觉亦好转；第 6 个疗程未结束时症状消失。

结果：痊愈。

（九）先天性耳聋

【经验选穴】

主穴：百会、听宫、听会、翳风、哑门、合谷。

配穴：天突、廉泉、下关、迎香、太渊、肩井、足三里、金门、通里、大椎、心俞、肝俞、肾俞、头临泣、足临泣、承浆、风池、外关、天牖。

【验案举隅】

王某，女，7 岁。3 次针疗后能听懂并学说两三个字的话。

杨某，女，14 岁，先天性聋哑。针疗 5 次后，在教导后能学会并说出两三个字的话，很正确。

刘某，女，13 岁。针疗 4 次后听力有进展，10 次后能学说简单话。

姚某，女，9 岁。针疗 4 次能听见普通对话，10 次后能学会并说出三四个字的话。

雷某，男，5 岁。针疗后能学会并说出一两个字的话，尚不太清晰。

（十）后天性耳聋

【经验选穴】

主穴：听宫、听会、翳风、迎香、通里、合谷、太冲、足临泣。

【验案举隅】

王某，男，20 岁。患者于 1955 年 7 月患痢疾后即出现双耳听力障碍，前庭功能实验良好。经过各种治疗后认为恢复无望，于 1955 年 11 月 10 日转我院作争取性治疗。针灸治疗 7 次后稍见进步；17 次后，患者自述有时能听见高声；30 次后，放炮声及高声谈话可听到，但分辨不清；41 次后，附耳说话以及普通声响可听到；49 次后，听力完全恢复。

（十一）耳鸣

【经验选穴】

主穴：听宫、听会、翳风、迎香、曲池、外关、合谷、阳陵泉、足临泣。

【验案举隅】

李某，男，18岁。患者于1955年7月感冒后自觉左耳作鸣，影响听力，于1956年7月18日治疗，1次后耳鸣减轻，每次症状逐减，5次后痊愈。

（十二）外耳道炎

【经验选穴】

主穴：翳风、听会。

配穴：风池、合谷、颊车、下关。

【验案举隅】

王某，女，56岁。患者右耳外耳道肿痛、不能张口有1个月，耳外流黄水，不能安眠，曾在多家医院治疗几周，未见效果。患者经针疗4次后，外耳道肿痛消失，已能安眠。

（十三）急性扁桃体炎

【经验选穴】

主穴：少商。

配穴：曲池、合谷。

【验案举隅】

赵某，男，24岁。患者扁桃体肿胀，咽喉不利、吞咽困难1天。经针疗1次后，患者症状消失，后观察5个月未复发。

（十四）急性延髓麻痹

【经验选穴】

主穴：风池、风府、印堂、素髎、迎香、承浆、地仓、廉泉、合谷、大椎，行短暂兴奋手法。

【验案举隅】

赵某，女，34岁。患者于1954年6月24日突然不能说话，不能饮食，随即出现吞咽困难，食物咽下后即从鼻腔呛出，两眼睑闭合无力，咀嚼肌无力，咽部感觉迟钝，软腭大部麻痹，夜间加重，故于发病第2天来津就诊。检查所见：角膜反射消失，咀嚼肌无力，指鼻、跟－膝－胫实验无异常。经脑病科诊断为延髓麻痹。患者经针刺治疗1次后，面部渐见活动；第4次治疗后能够下咽半流质食物；第5次后能吃饭喝水而不向外漏；第6次后脸部肌肉大部分恢复功能。因其惦念小孩，回家疗养。

（十五）白喉后遗症软腭麻痹

【经验选穴】

主穴：新廉泉、合谷。

方法：刺激颈前部甲状软骨切迹处，针刺甲状腺动脉上约一分深，呈波动状为得，然后针合谷，旋捻3分钟后去针。

【验案举隅】

李某，男，9岁。患者1个月前患白喉，入传染病医院经18天治疗后出院，后说话不清，常带鼻音，吃东西喝水常从鼻孔呛出，伴消瘦无力。经传染病医院转至本院喉科检查，由针灸科治疗，在1954年6月29日只针刺新廉泉与合谷，行兴奋手法3分钟出针，出针后患儿喝水不再呛出，3次后饮食正常。共治疗11次，发音和吞咽动作完全恢复。

（十六）喉头痉挛

【经验选穴】

主穴：廉泉、天突。

配穴：肾俞、风门、风池、合谷。

【验案举隅】

范某，女，29岁。患者阵发性吸气困难，喉头部有紧压感，已有2年之久，经某医院诊断为此病，经人介绍来本院治疗。行针灸治疗，每2日治疗1次。治疗4次后，患者吸气困难及喉头部紧压感完全消失，后恢复工作。4个月后复查无复发情况。

（十七）舌神经炎

【经验选穴】

主穴：地仓、颊车、翳风、天池、璇玑、俞府、合谷、少商（放血）。

【验案举隅】

陈某，女，58 岁。患者因舌根与颈部两侧连及胸部阵发性疼痛，于 1956 年 3 月 20 日开始治疗，共 6 次痊愈。

（十八）咽神经炎

【经验选穴】

主穴：天突、璇玑、合谷、巨阙、少商（放血）。

【验案举隅】

崔某，女，48 岁。患者近 3 个月以来咽部疼痛，不能食用干燥食物，伴有咽部堵塞感，吞咽时疼痛加剧，上消化道透视正常。针疗 1 次后咽物轻松，4 次后症状消失，舌咽恢复正常。

（十九）咽部神经炎

【经验选穴】

主穴：天池、璇玑、合谷、内关、少商（放血）、曲池、太渊、鱼际、太溪、照海（重刺）。

【验案举隅】

张某，男，39 岁。患者舌、咽、齿及口部疼痛半年余，兼见全身麻木，背部较重。经针灸治疗 10 次后，咽部及全身症状消失。

（二十）扁桃体摘除术后咽痛

【经验选穴】

主穴：风府、风池、承浆、廉泉、天突、合谷、少商。

配穴：曲池、曲泽、外关。

【验案举隅】

杨某，男，25 岁。患者行扁桃体手术摘除后出现咽部疼痛，吞咽困难。针疗 1 次后痛减；3 次后吞咽功能稍改善；7 次后诸症消失。

（二十一）暴喑（喑哑）

【经验选穴】

主穴：百会、哑门、大杼、心俞、神门、中冲（放血）。

配穴：合谷、太冲。

【验案举隅】

闫某，女，3 岁。患者于 1955 年 9 月 7 日到本院治疗，其母代诉一星期前大哭睡着，醒后说话不清，只能说一个字。针灸治疗 3 次后能说四个字的话，8 次后恢复正常。

（二十二）牙周炎

【经验选穴】

主穴：悬厘、悬颅、丝竹空、翳风、听会、颊车、下关、承浆、合谷、列缺、足三里。

【验案举隅】

仉某，女，39 岁。患者左上颌及牙痛数月，受冷热刺激则加重，于 1955 年 2 月 12 日开始针灸治疗，针后痛感稍减，共治疗 6 次后疼痛消失。

（二十三）牙痛

【经验选穴】

主穴：合谷、颊车、下关。

配穴：大迎、足三里、迎香、巨髎、承浆。

【验案举隅】

张某，女。50 岁。患者近 7 日来右侧大臼齿剧烈疼痛，夜间不能安睡，十分痛苦。既往牙痛有 10 余年之久，时好时犯，曾拔牙多颗，上颌部几乎全是假牙。患者共做针疗 7 次，每日 1 次，疼痛完全消失。半个月后因两手麻木来院，复诊时牙痛未见复发。

十一、其他疾病

（一）术后静脉炎

【经验选穴】

主穴：阳陵泉、阴陵泉、解溪、丘墟、昆仑、三阴交、内庭、商丘。

【验案举隅】

靳某，女，13 岁。患者于 1956 年 6 月 8 日因急性肠系膜淋巴腺炎入院行开腹探查术，术后发生静脉炎，右踝部发红，疼痛，足背下垂，运动不利，于 1956 年 6 月 11 日进行针灸会诊，3 次治疗后痊愈。

（二）术后伤口疼痛

【经验选穴】

主穴：曲池、内关、天枢，上枢、中脘、上脘、足三里、内庭。

【验案举隅】

吴某，女，17岁，军人。患者5个月前行阑尾切除术后伤口处疼痛明显，做封闭疗法无效。1954年11月3日开始针灸治疗，针疗5次后腹痛已轻。后因患者兼有风湿性腰痛，又针环跳、承扶、腰眼、次髎，10次后腰腹疼痛均轻。又因尿道疼痛加三阴交、跗阳，17次后近痊愈。30次治疗后返回部队。2个月后复员回国，又因着凉、情绪激动患肋向神经痛，针刺肝俞、脾俞、次髎、支沟、列缺，6次后疼痛消失。

（三）蜂窝组织炎

【经验选穴】

主穴：三阴交、昆仑、解溪、丘墟、中封、太溪、太冲。

【验案举隅】

沈某，女，25岁。患者足背部红肿，经注射抗生素未消，后于1954年12月20日开始针灸治疗，3次后肿痛大减，6次后症状完全消失。

第八章　十二经子午流注针法及其他针法知识[①]

一、脉度表

脉度表

脉＼度	手	足	两手	两足	总计
太阳	从手至头 长五尺	从足至头 长八尺	合长一丈	合长一丈六尺	长二丈 六尺
少阳	同上	同上	同上	同上	同上
阳明	同上	同上	同上	同上	同上
太阴	从胸至手 长三尺五寸	从足至胸 长六尺五寸	合长七尺	合长一丈三尺	长二丈
少阴	同上	同上	同上	同上	同上
厥阴	同上	同上	同上	同上	同上
总计	二丈五尺五寸	四丈三尺五寸	五丈一尺	八丈七尺	十三丈 八尺

按：《灵枢·脉度》曰："跷脉从足至目，七尺五寸，二七一丈四尺，二五一尺，合一丈五尺。督脉、任脉各四尺五寸，二四八尺，合九尺。都凡一十六丈二尺，此气之大经隧也。"

二、气脉行度表

气脉行度表

漏下	周	气行	息数
二刻	一周[②]	一十六丈二尺	二百七十息
十刻	五周	八十一丈	一千三百五十息
二十刻	十周	一百六十二丈	二千七百息
五十刻	二十五周	四百零五丈	六千七百五十息
一百刻	五十周	八百一十丈	一万三千五百息

---

① 本章内容为郑静侯医师述。

② 以每日二十四小时计算，漏下二刻合现在时计 28 分 48 秒，即气行人身一周，余类推。

五十营备，得尽天地之寿矣，凡行八百一十丈也。

《灵枢·五十营》曰："人经脉上下左右前后二十八脉，周身十六丈二尺。"

漏水下面刻以分昼夜。故人一呼脉再动，气行三寸，一吸脉再动，气行三寸，呼吸定息，气行六寸，十息，气行六尺；二百七十息，气行十六丈二尺，气行交通于中水下二刻。

三、子午流注穴法

人身穴道分十二经，十二经复分阴阳。阴经为足厥阴肝经，手少阴心经，足太阴脾经，手太阴肺经，足少阴肾经，手厥阴心包络；阳经为足少阳胆经，手太阳小肠经，足阳明胃经，手阳明大肠经，足太阳膀胱经，手少阳三焦经。肝与胆合，心与小肠合，脾与胃合，肺与大肠合，肾与膀胱合，心包络与三焦合。阴经流注穴道为井荥俞经合，井取东方春之意，故属木，经之所出也。荥者渐茂盛之意，夏长之象，故属火，经之所流也；俞者有聚合之意，故属土，经之所注也；经者行经而过，有秋意，故属金，经之所行也；合者北方冬也，经气自此入脏，与诸经相合。经之所入也。阳经流注穴道为井荥俞原经合，井属金，金能克木，阴经之井穴属木，取阴阳夫妻相配之意；荥属水，水能克阴荥之火也；俞属木，木能克阴俞之土也；经属火，火能克阴经之金也；合属土，土能克阴合之水也。阳经多原穴，经之所过也；阴经无原，以俞穴代之。今列表如下，以明具意。

（一）阴经流注穴道

阴经流注穴道表

穴	井	荥	俞	经	合
五行	木	火	土	金	水
流注	出	流	注	行	入
肝	大敦	行间	太冲	中封	曲泉
心	少冲	少府	神门	灵道	少海
脾	隐白	大都	太白	商丘	阴陵泉
肺	少商	鱼际	太渊	经渠	尺泽
肾	涌泉	然谷	太溪	复溜	阴谷
心包络	中冲	劳宫	大陵	间使	曲泽

（二）阳经流注穴道

阳经流注穴道

穴	井	荥	俞	原	经	合
五行	金	水	木		火	土
流注	出	流	注	过	行	入
胆	足窍阴	侠溪	足临泣	丘墟	阳辅	阴陵泉
小肠	少泽	前谷	后溪	腕骨	阳谷	小海
胃	厉兑	内庭	陷谷	冲阳	解溪	足三里
大肠	商阳	二间	三间	合谷	阳溪	曲池
膀胱	至阴	足通谷	束骨	京骨	昆仑	委中
三焦	关冲	液门	中渚	阳池	支沟	天井

四、十二经纳甲法

子午流注分十二经纳甲及纳子二法，纳甲主日，纳甲主时，纳甲歌曰：甲胆乙肝丙小肠，丁心戊胃己脾乡，庚属大肠辛属肺，壬属膀胱癸肾脏，三焦亦向壬中寄，包络同归入癸乡。

按：纳甲歌，甲乙为东方春，属木，肝属木也，胆与肝合，胆阳而肝阴，故胆为甲木而肝为乙木也；丙丁为南方夏，属火，心属火也，小肠与心合，小肠阳而心阴，故小肠为丙火而心为丁火也；戊己为中央长夏，属土，脾属土也，胃阳而脾阴，故胃为戊土脾为己土也；庚辛为西方秋，属金，肺属金也，大肠阳而肺阴，故大肠为庚金而肺为辛金也；壬癸为北方冬，属水，肾属水也，膀胱阳而肾阴，故膀胱为壬水而肾为癸水也；三焦为阳气之生，寄于壬而分寄阳干中，心包络乃阴血之养，寄于癸而分寄阴干中，今列如下。

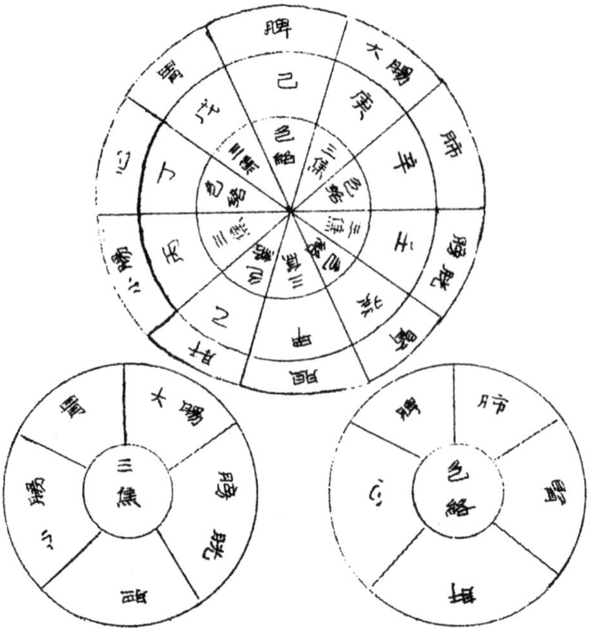

十二经纳甲图

五、子午流注

子午流注者，刚柔相配，阴阳相合，气血循环之道也。子时一阳生，午时一阴生，为变化之本原，故取以定名也。流注之法，源于《针灸大成》徐文伯子午流注逐日按时定穴歌。

歌曰：

甲日戌时胆窍阴，丙子时中前谷荥，
戊寅陷谷阳明俞，返本丘墟木在寅，
庚辰经注阳溪穴，壬午膀胱委中寻，
甲申时纳三焦水，荥合天干取液门。
乙日酉时肝大敦，丁亥时荥少府心，
己丑太白太冲穴，辛卯经渠是肺经，
癸巳肾宫阴谷合，乙未劳宫火穴荥。
丙日申时少泽当，戊戌内庭治胀康，
庚子时在三间俞，本原腕骨可祛黄，

壬寅经火昆仑上，早晨阳陵泉合长，
丙午时受三焦木，中渚之中仔细详。
丁日未时心少冲，乙酉大都脾土逢，
辛亥太渊神门穴，癸丑复溜肾水通，
乙卯肝经曲泉合，丁巳包络大陵中。
戊日午时厉兑光，庚申荥穴二间迁，
壬戌膀胱寻束骨，冲阳土穴必还元，
甲子胆经阳辅是，丙寅小海穴安然，
戊辰气纳三焦脉，经穴支沟刺必痊。
己日巳时隐白始，辛未时中鱼际取，
癸酉太溪太白原，乙亥中封内踝比，
丁丑时合少海心，己卯间使包络止。
庚日辰时商阳居，壬午膀胱通谷之，
甲申临泣为俞木，合谷金原返本归，
丙戌小肠阳谷火，戊子时居三里宜，
庚寅气纳三焦合，天井之中不用疑。
辛日卯时少商木，癸巳然谷何须忖，
乙未太冲原太渊，丁酉心经灵道引，
己亥脾合阴陵泉，辛丑曲泽包络准。
壬日寅时起至阴，甲辰胆脉侠溪荥，
丙午小肠后溪俞，返求京骨本原寻，
三焦寄有阳池穴，返本还原是嫡亲，
戊申时注解溪胃，大肠庚戌曲池真，
壬子气纳三焦寄，井穴关冲一片金，
关冲属金壬子水，子母相生恩义深。
癸日亥时井涌泉，乙丑行间穴必然，
丁卯俞穴神门是，本寻肾水太溪原，
包络大陵原过井，己巳商丘内踝边，
辛未肺经合尺泽，癸酉中冲包络连，
子午截然安定穴，留传后学莫忘言。

按：上歌阳干流注自胆经始，甲日甲戌时开胆窍阴（足），甲为天干第一字，戌为地支阳时最后一字，干属阳，故取首一字，支属阴，故取相配最后一字，阳主进、阴主退也，阳进阴退，而变化生焉，乙日主肝，自甲顺行至乙，而地支则自戌退至酉，故肝经大敦为乙日乙酉时也，丙日主小肠，自乙顺行至丙，而地支则自酉退行至申，故小肠少泽为丙日丙申时也。但有例外，肾之天干自壬顺行至癸，则地支应自寅退至丑，而歌中肾经涌泉为癸日癸亥时，盖取亥为地支最末一字，以与癸合，而流注终于癸酉时中冲，仍与甲戌时窍阴（足）相续，而循环不息焉。

甲日胆经属木，纳于三焦液门，为荥穴属水，水能生木也；丙日小肠经属火，纳于三焦中渚，为俞穴属木，木能生火也；戊日胃经属土，纳于三焦支沟，为经穴属火，火能生土也；庚日大肠经属金，纳于三焦天井，为合穴属土，土能生金也；壬日膀胱经属水，纳于三焦关冲，为井穴属金，金能生水也。故歌曰关冲属金壬属水，子母相生恩义深，盖纯阳经而言之也。

乙日肝经属木，纳于包络劳宫，为荥穴属火，木能生火也；丁日心经属火，纳于包络大陵，为俞穴属土，火能生土也；己日脾经属土，纳于包络间使，为经穴属金，土能生金也；辛日肺经属金，纳于包络曲泽，为合穴属水，金能生水也；癸日肾经属水，纳于包络中冲，为井穴属木，水能生木也。

阳经皆纳三焦，阴经皆纳包络，今分阳日阳时及阴日阴时，见下表。

（一）阳日阳时流注表

阳日阳时流注表

日	甲	丙	戊	庚	壬
经	胆	小肠	胃	大肠	膀胱
时	甲戌	丙申	戊午	庚辰	壬寅
出井金	足窍阴	少泽	厉兑	商阳	至阴
时	丙子	戊戌	寅申	壬午	甲辰
溜荥水	小肠－前谷	胃－内庭	大肠－二间	膀胱－足通谷	胆－侠溪
时	戊寅	庚子	壬戌	甲申	丙午

续表

日	甲	丙	戊	庚	壬
注俞水	胃－陷谷	大肠－三间	膀胱－束骨	胆－足临泣	小肠－后溪
过原	胆－丘墟	小肠－腕骨	胃－冲阳	大肠－合谷	膀胱－京骨 三焦－阳池
时	庚辰	壬寅	甲子	丙戌	戊申
行经火	大肠－阳溪	膀胱－昆仑	胆－阳辅	小肠－阳谷	胃－解溪
时	壬午	甲辰	丙寅	戊子	庚戌
入合土	膀胱－委中	胆－阳陵泉	小肠－小海	胃－足三里	大肠－曲池
时	甲申	丙午	戊辰	庚寅	壬子
纳三焦	荥水－液门	俞木－中渚	经火－支沟	合土－天井	井中－关冲

（二）阴日阴时流注表

阴日阴时流注表

日	乙	丁	己	辛	癸
经	肝	心	脾	肺	肾
时	乙酉	丁未	己巳	辛卯	癸亥
出井木	大敦	少冲	隐白	少商	涌泉
时	丁亥	己酉	辛未	癸巳	乙丑
溜荥火	心－少府	脾－大都	肺－鱼际	肾－然谷	肝－行间
时	己丑	辛亥	癸酉	乙未	丁卯
注俞木	脾－太白	肺－太渊	肾－太溪	肝－太冲	心－神门
过原	肝－太冲	心－神门	脾－太白	肺－太渊	肾－太溪 包络－大陵
时	辛卯	癸丑	乙亥	丁酉	己巳
行经金	肺－经渠	肾－复溜	肝－中封	心－灵道	脾－商丘
时	癸巳	乙卯	丁丑	己亥	辛未
入合水	肾－阴谷	肝－曲泉	心－少海	脾－阴陵泉	肺－尺泽
时	乙未	丁巳	己卯	辛丑	癸酉
纳包络	荥火－劳宫	俞土－大陵	经金－间使	合水－曲泽	井木－中冲

按：上表甲日甲戌时流注虽始于胆经，至丙子时则为小肠经矣，小肠为丙火也，至戊寅时则为胃经矣，胃经为戊土也，至庚辰时则为大肠经矣，大肠为庚金也，至壬午时则为膀胱经矣，膀胱为壬水也，余可类推。

乙日乙酉时流注，虽始于肝经，至丁亥时则为心经矣；心为丁火也，至己丑时则为脾经矣；脾为己土也，至辛卯时则为肺经矣；肺为辛金也，至癸巳时则为肾经矣；肾为癸水也，余可类推。

阳经注俞木时，兼过本经原穴。如胆经过原穴时，取丘墟是也，阴经无原，以俞穴代之。如肝经注俞土时，兼过本经俞穴太冲是也，原者本原，土为万物之原，故原穴归纳于俞穴也，甲日胆经流注始于甲戌时，纳于三焦为甲申时，天干相同，丙日小肠经流注始于丙申时，纳于三焦为丙午时，天干相同，余可类推。故曰阳干注腑，甲丙戊庚壬而重见者，气纳三焦也，乙日肝经流注始于乙酉时，纳于包络为乙未时，天干相同，丁日火经流注于丁末时，纳于包络为丁巳时，天干相同，余可类推。故曰乙丁己辛癸而重见者，血纳包络也。

今再作流注循环图以明具消息焉。

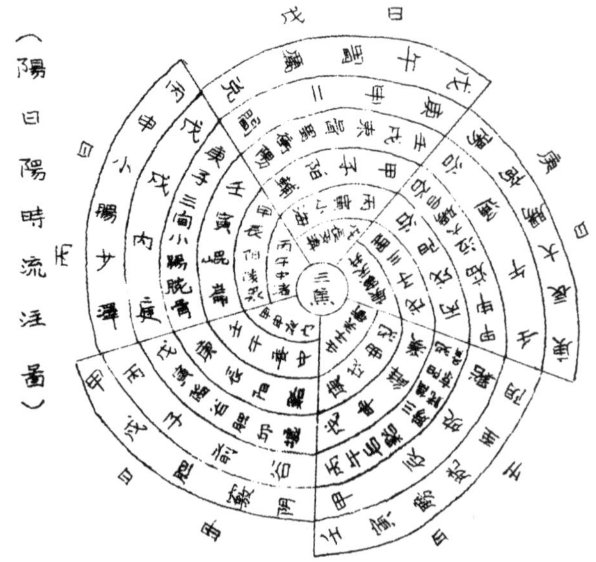

阳日阳时流注图

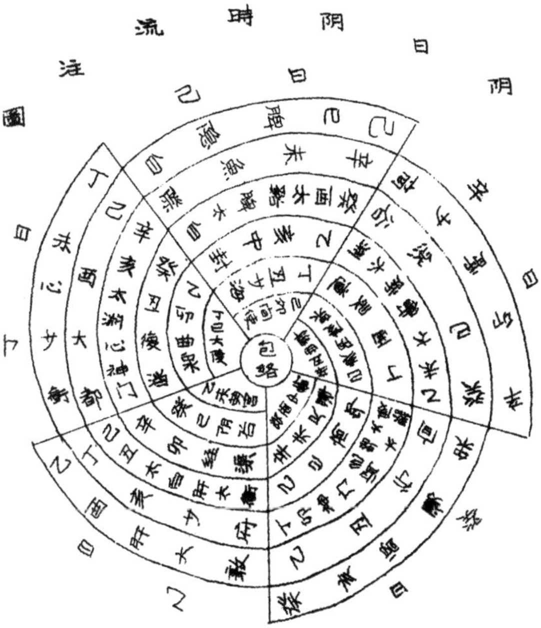

阴日阴时流注图

按：分阳日阳时及阴日阴时，乃为说明便利起见，而流注之时则阴阳交错矣，阳经胆经流注始于甲日甲戌时窍阴（足），注于甲申时三焦液门，乃与阴经肝经乙酉时大敦相续，肝经注于乙未时包络劳宫，又与阳经小肠丙申时少泽相续，如是阴阳交错循环不已，惟有例外，膀胱经注于关冲为壬子时，与肾经涌泉相续，应为癸丑时，而表中则为癸亥时，说已见前，盖取其注于癸酉时包络中冲，以与甲戌时胆经窍阴（足）相续也。

表中胆表虽属甲日，仅甲戌时窍阴（足）在本日，至丙子时前谷则交乙日矣，故胆经注于三焦液门为甲申时，仍为乙日，乃与乙日乙酉时，肝经大敦相续也，故阳日阳时者，指其起首而言，至流注时，则阳日与阴日交错矣，又如肝经属乙日，仅乙酉时大敦及丁亥时少府在本日，而己丑时太白又交丙日矣，肝经注于包络劳宫为乙未时，仍为丙日，故与阳经小肠丙日丙申时少泽相续也，故阴日阴时亦指起首而言，至流注时则阴日与阳日交错矣，今逐日按时立表如次，以明其理。

（三）子午流注逐日按时表

子午流注逐日按时表

日	癸	壬	辛	庚	己	戊	丁	丙	乙	甲
时	壬	庚	戊	丙	甲	壬	庚	戊	丙	甲
子	关冲		足三里		阳辅		腕骨 三间		前谷	
丑		曲泽		少海		复溜		太冲 太白		行间
寅		至阴	天井		小海		昆仑		丘墟 陷谷	
卯			少商	间使		曲泉		经渠		大陵 太溪 神门
辰		侠溪		商阳	支沟		阳陵		阳溪	
巳			然谷		隐白	大陵		阴谷		商丘
午		京骨 阳池 后溪		足通谷		厉兑	中渚		委中	
未			太渊 太冲		鱼际		少冲	劳宫		尺泽
申		解溪		足临泣 合谷		二间		少泽	液门	
酉			灵道		太白 太溪		大都		大敦	中冲
戌		曲池		阳谷		冲阳 束骨		内庭		足窍阴
亥	涌泉		阴陵		中封		神门 太渊		少府	

上表与时字平书之甲丙戊庚壬，指每日之子时而言，如甲日为甲子时，乙日为丙子时，丙日为戊子时，丁日为庚子时，戊日为壬子时，子时依次可以顺推，至己日仍为甲子时，因甲与己合也，己日以下可以类推。

表内二穴相连者为阴阳交，如肾经注于包络中冲，与胆经窍阴（足）相续阴交阳也；胆经注于三焦液门，与肝经大敦相续，阳交阴也；肝经以次，阴阳交错，可以类推，但膀胱经注于三焦关冲，与肾经涌泉不相续，说已见前，而涌泉为最下穴道，故以癸亥时应之也。

上表共一百二十格，有穴者六十，因十二经流注穴道共六十六穴，原穴并入俞穴，故为六十格也。而空格处尚有合穴可开，甲与己合，乙与庚合，丙与辛合，丁与壬合，戊与癸合，但因阴阳交之故，有十二穴自相合者，如商丘与隐白合，尺泽与鱼际合，是也，既有十二穴相合则此合穴之下必为空格，而无合穴，空格凡二十四，故可开合穴共三十六穴，连本穴六十格，共九十六格，今立为总表如下，如己日甲子则开阳辅，甲与己合，故甲日甲子时亦可开阳辅也，余类推。

（四）子午流注逐日按时总表

子午流注逐日按时总表

日	癸	壬	辛	庚	己	戊	丁	丙	乙	甲
时	壬	庚	戊	丙	甲	壬	庚	戊	丙	甲
子	关冲	三间	足三里	前谷	阳辅	冲关	腕骨 三间	足三里	前谷	辅阳
丑	复溜	曲泽	太白	少海	行间	复溜	泽曲	太冲 太白	少海	行间
寅		至阴	天井	陷谷	小海		昆仑	天井	丘墟 陷谷	小海
卯	曲泉		少商	间使	太溪	曲泉		经渠	间使	大陵 太溪 神门
辰		侠溪		商阳	支沟		阳陵		阳溪	支沟
己	大陵		然谷		隐白	大陵		阴谷		商丘
午	厉兑	京骨 阳池 后溪		足通谷		厉兑	中渚		委中	

续表

日	癸	壬	辛	庚	己	戊	丁	丙	乙	甲
时	壬	庚	戊	丙	甲	壬	庚	戊	丙	甲
未		少冲	太渊 太冲		鱼际		少冲	劳宫		尺泽
申	二间	解溪	少泽	临合 泣谷		二间	溪解	少泽	液门	
酉		大都	灵道	敦大	太白 太溪		大都	灵道	大敦	中冲
戌	束骨	曲池	内庭	阳谷	阴窍	冲阳 束骨	曲池	内庭	阳谷	足窍阴
亥	涌泉	太渊	阴陵泉	少府	中封	涌泉	神门 太渊	阴陵泉	少府	中封

按：上表本穴者气血循环相生相合之穴也。故宜泻也，合穴虽可开，而前穴已闭，故以补为宣也。

流注用法有二。一是按时取穴，凡针灸时，先考明时日查阅流注总表，先开流注穴道，可增治病效力。二是定时取穴，如肝病必须开大敦，则可预先约定乙日酉时开穴，效力尤佳，今按《针灸大成》各经主治立表如下以备参考，三焦分寄阳经，包络分寄阴经故未及焉。

《针灸大成》各经主治症

阳经	膀胱	大肠	胃	小肠	胆
主要表现	沉迟脉，面黑善恐	浮脉，面白善嚏多悲	浮缓脉，面黄善噫	浮洪，脉面赤口干	弦脉，面青善怒
阴经	肾	肺	脾	心	肝
主要表现	沉迟脉，气逆腹痛，脐下有动气	浮脉，喘嗽寒热，脐右有动气	浮缓脉，腹胀，食不消，体重，当脐有动气	浮洪脉，心烦，掌中热，脐上有动气	弦脉，淋溲转筋，脐左有动气

针灸时，可先诊断属于何经之病，再为治疗，今将《针灸大成》纪天锡井、荥、俞、经、合治法述之如次，以备参考。

纪氏曰：各经井之所治，皆主心下满；荥之所治，皆主身热；俞之所治，皆主体重节痛；经之所治，皆主咳嗽寒热；合之所治，皆主逆气而泄。

按：《难经》云，五脏六腑有病者皆取于原。王海藏亦谓各经之补泻皆在原穴，故原穴皆主总刺也。今将流注各穴主治立表如下，以定时取穴之参考焉。

阳经五输穴主治

胆	足窍阴	侠溪	足临泣	丘墟	阳辅	阳陵
主治	骨痛转筋，身热无汗	胁满寒热，颔肿口噤	中风拘挛，眼齿耳疾	胸痛足肿，瘿瘤久疟	筋挛膝肿	胁痛膝肿，偏风湿痹
小肠	少泽	前谷	后溪	腕骨	阳谷	小海
主治	耳聋攀睛，心烦乳肿	热病无汗，头面诸疾	癫痫黄疸，盗汗腿痛	肩强项痛，腕痛黄疸	颔肿口噤，臂痛癫狂	肩肘痛小，腹痛瘰疬
胃	厉兑	内庭	陷谷	冲阳	解溪	足三里
主治	梦魇消渴，足膝肿痛	肢厥腹痛，调经癃闭	腹鸣浮肿，疝气	热病气蛊，面肿足软	惊悸怔忡，目眩脚痛	腹疾脚气，伤寒霍乱
大肠	商阳	二间	三间	合谷	阳溪	曲池
主治	寒疟热病，肩背臂痛	牙痛喉痹，手痛	身热气喘，目疾背痛	面口诸疾，伤寒痛经	牙痛喉痹，热病心烦	肘痛喉痹，偏风身热
膀胱	至阴	足通谷	束骨	京骨	昆仑	委中
主治	头面诸疾，脚膝肿痛	头痛目眩，鼻衄胃气	耳聋目赤，项强恶风	目眩项强，腰痛痔疾	目眩喘咳，腰痛足肿	腰背膝痛，足软泻热
三焦	关冲	液门	中渚	阳池	支沟	天井
主治	舌缓口干，肘痛身热	耳聋喉痛，手肿	五指不伸，背痛伤寒	肘痛消渴，癃闭	四肢不举，便秘血睾	头痛肩痛，瘰疬疮肿

阴经五输穴主治

肝	大敦	行间	太冲	中封	曲泉
主治	五淋气疝，便闭气闭	胸腰腹痛，消渴癃闭	惊痫腹胀，足麻疝气	足疾不仁，寒疝	腹痛偏风，疝气
心	少冲	少府	神门	灵道	少海
主治	身热胆寒，手挛心痛	心胸烦痛，臂痛久疟	癫狂痴呆，惊悸心痛	心痛瘛疭	心痛臂麻，手战瘰疬

续表

脾	隐白	大都	太白	商丘	阴陵
主治	梦魇尸厥，惊风调经	热病无汗，腰腿疼痛	舌强翻胃，便闭黄疸	腹胀足痛，痞气痔疾	腹痛膝肿，水肿癃闭
肺	少商	鱼际	太渊	经渠	尺泽
主治	颔肿喉痹，挛急惊风	喉痛齿痛，转筋目眩	痰咳乳痛，头风喉痛	热病无汗，胸背拘挛	心胸诸疾，吐血肘痛
肾	涌泉	然谷	太溪	复溜	阴谷
主治	寒热消渴，肺痨五痫	脐风转筋，眼花跗肿	牙疼腰痛，足麻寒疟	水肿脚气，无汗脉微	脐痛水肿，膝痛调经
包络	中冲	劳宫	大陵	间使	曲泽
主治	心烦舌强，夜啼热症	黄疸五痫，心闷疮疾	胁满冒火，心烦挛急	疟疾癫狂，伤寒调经	肘痛心烦，口渴

六、十二经纳子法

十二经纳子法与纳甲法相表里，纳子法歌曰：

肺寅大卯胃辰宫，脾巳心午小未中，

申膀酉肾心包戌，亥焦子胆丑肝通。

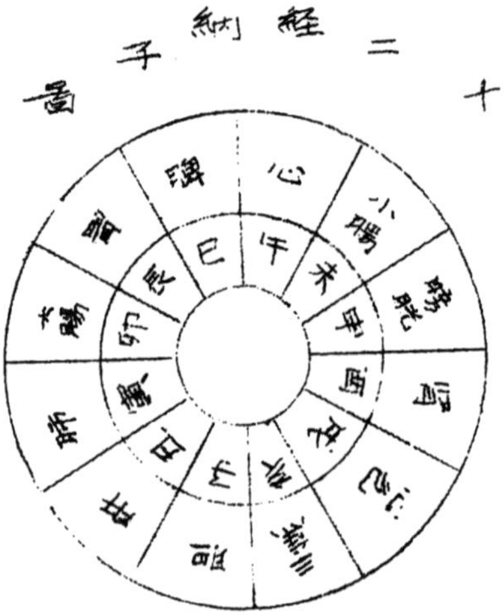

十二经纳子法

七、十二经补泻法

十二经纳子法流注之时各有补泻之法，与纳子法并行而不悖，补泻歌曰：

肺泻尺泽补太渊，大肠二间曲池前，
胃泻厉兑解溪补，脾在商丘大都边，
心先神门后少冲，小肠小海后溪连，
膀胱束骨补至阴，肾泻涌泉复溜焉，
包络大陵中冲补，三焦天井中渚痊，
胆泻阳辅补侠溪，肝泻行间补曲泉。

《针灸大成》十二经补虚泻实法表

经	肺	大肠	胃	脾	心	小肠	膀胱	肾	心包	三焦	胆	肝
五行	辛金	庚金	戊土	己土	丁火	丙火	壬水	癸水	相火	相火	甲木	乙木
流注	寅	卯	辰	巳	午	未	申	酉	戌	亥	子	丑
证象	喘咳 心烦 胸满	面口 鼻喉 诸疾	腹满 烦闷 脚气	舌强 腹胀 黄疸	咽干 胁痛 掌热	项强 颌痛 肩痛	项强 狂癫 筋缩	心战 腰痛 少气	痉挛 心烦 胁满	耳目 喉疾 癃闭	头痛 胁痛 疟疾	肝痛 呕逆 疝气
有余	寸口 三倍 人迎	人迎 三倍 寸口	人迎 三倍 寸口	寸口 倍于 人迎	寸口 倍于 人迎	人迎 倍于 寸口	人迎 倍于 寸口	寸口 倍于 人迎	寸口 三倍 人迎	人迎 倍于 寸口	人迎 三倍 寸口	寸口 倍于 人迎
泻	尺泽	二间	厉兑	商丘	神门	小海	束骨	涌泉	大陵	天井	阳辅	行间
不足	寸口 小于 人迎	人迎 小于 寸口	人迎 小于 寸口	寸口 小于 人迎	寸口 小于 人迎	人迎 小于 寸口	人迎 小于 寸口	寸口 小于 人迎	寸口 小于 人迎	人迎 小于 寸口	人迎 小于 寸口	寸口 小于 人迎
补	太渊	曲池	解溪	大都	少冲	后溪	至阴	复溜	中冲	中渚	侠溪	曲泉

按上表，肺经注于寅，得时为开。肺属金，尺泽为合穴，属水，金生水，有余为实，实则泻其子；太渊为俞穴，属土，土生金，不足为虚，则补其母也。余类推可也。

八、奇经纳卦法

人身十二经外，尚有奇经八脉，十二经犹之江河，奇经犹之湖海也。

八脉者，督脉为阳脉之海，任脉为阴脉之海，冲脉为经络之海，带脉回周一身，阳跷为足太阳膀胱经之别络，阴跷为足少阴肾经之别络，阳维维于阳，阴维维于阴，阳维阴维皆维络于身，此八脉者通于八穴，乃气血应合之处。手太阳小肠经后溪与督脉通，足太阴脾经公孙与冲脉通，足少阳胆经足临泣与带脉通，足太阳膀胱经申脉与阳跷通，足少阴肾经照海与阴跷通，手少阳三焦经外关与阳维通，手厥阴心包络经内关与阴维通。此八脉者，纳于文王后天八卦，而与洛书之九宫相通，盖间属后天也。洛书者，戴九履一，左三右七，二四为肩，六八为足，五为中宫，与二间隶于坤，坤为土也。今作图如下，以明其意。

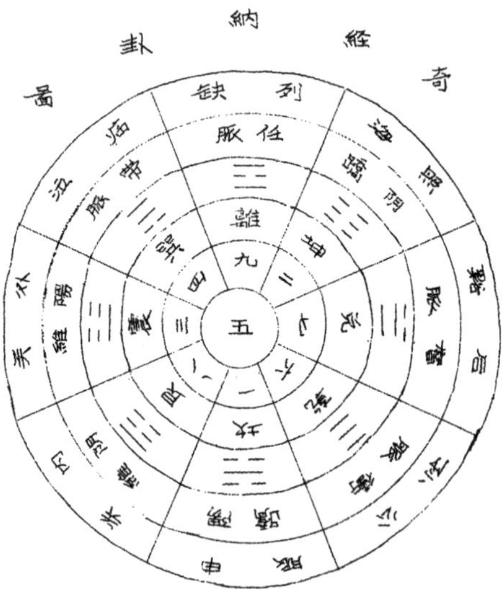

奇经纳卦法

九、八法歌

坎一联申脉，照海坤二五，震三属外关，巽四临泣数，
乾六是公孙，兑七后溪府，艮八系内关，离九列缺主。

十、八脉交会穴歌

公孙冲脉胃心胸，内关阴维下总同，
临泣胆经连带脉，阳维目锐外关逢，

后溪督脉内眦颈，申脉阳跷络亦通，
列缺任脉行肺系，阴跷照海膈喉咙。

今按河图次序说明纳卦如下：

任脉：为阴脉之海，以之应离卦，离中有真阴也。任脉行于心胸，具为病也，胸疼咳痰腹寒，故以肺经列缺应之也。

阳跷：为足太阳之别络。足太阳膀胱经属水，坎为水也，其应申脉者，申脉本属足太阳也。

阳维：维络于身，起于诸阳之会，震为长男，一阳初动也，外属三焦，三焦为阳气之父，盖阳维属于卫而主表也。

督脉：为阳脉之海，以之应兑者，兑为丽泽，刚中而柔外也。督脉行于头项背腰，其为病也。疝痫，癃闭，手足拘挛，故以后溪应之也。

阴跷：为足少阴肾经之别络。道家谓阴跷为生气根源之地，故以坤应之，具应照海者，照海本属肾经也。

带脉：总束诸脉。巽为风，风被四表也，说卦巽入也，入者容也。带脉为病，手足拘挛，耳目诸病，故以临泣（足）应之。临泣属胆经，与肝经表里，肝为风。

阴维：起于诸阴之父，以之应艮者，动静不失其时，阴属血，故以内关应之。内关属心包络，包络为阴血之母也，阴维属于营而主里也。

冲脉：为经血之海，起于胞中，为生机之本原，故以乾卦应之，乾者万物资始也，其应公孙者，公孙者属脾经，非土不能生万物也。

奇经八脉通于八穴，取穴之法与时日有关，即八法是也。此乃气血之应合，与十二经流注有别，应合之法，根据《针灸大成》，八法逐日干支歌及八法临时干支歌，可与十二经流注相辅为用，逐日干支歌曰：

甲己辰戌丑未十，乙庚申酉九为期，
丁壬寅卯八成数，戊癸巳午七相宜，
丙辛亥子亦七数，逐日干支即得知。

上歌乃根据五行成数立说，水一、火二、木三、金四、土五为生数，水六、火七、木八、金九、土十为成数，甲与己合化土，故为十也。乙与庚合化金，故为九也。丁与壬合化木，故为八也。戊与癸合化火，故为七也。丙与辛合化水，应为六，但因火内藏有真水，故亦云七也。亦离中虚，日中有月精之意也，地支寅卯辰为东方春，故寅卯属木，辰属土，巳午未为南方夏，故巳午属火，未属土。申酉戌为西方秋，故申酉属金，戌属土。亥子丑为北方冬，故亥子属水，丑属土。辰戌丑未属土者，土旺四季也，故为十。申酉属金故为九，寅卯属木，故为八，巳午属火，故为七，亥子属水，应为六，但其与丙辛同，故亦为七也。临时干支歌曰：

甲己子午九用宜，乙庚丑未八无疑，
丙辛寅申七作数，丁壬卯酉六须知，
戊癸辰戌各有五，巳亥单加四共齐，
阳日除九阴除六，不及零数穴下推。

按上歌甲乃天之首，子为地之首数之最大者为九，九为老阳也，故自甲数至九为壬，自子数至九为申，即以壬申为来复之基，甲子至壬申九数，甲己相合，子午相冲，故云甲己子午九也，乙丑至壬申八数，乙庚相合，丑未相冲，故云乙庚丑未八也。丙寅壬申七数，丙辛相合，寅申相冲，故云丙辛寅申七也。丁卯至壬申六数，丁壬相合，卯酉相冲，故云丁壬卯酉六也。戊辰至壬申五数，戊癸相合，辰戌相冲，故云戊癸辰戌五也。己巳至壬申四数，己与甲合，说已见前，巳亥相冲，故云巳亥单加四也。今将时日干支分阳日阳时及阴日阴时立表如下。

十一、干支分类表

干支分类表

阳日表

支 干	甲	丙	戊	庚	壬
子	十七	十四	十四	十六	十五
寅	十八	十五	十五	十七	十六
辰	二十	十七	十七	十九	十八
午	十七	十四	十四	十六	十五
申	十九	十六	十六	十八	十七
戌	二十	十七	十七	十九	十八

续表

阳时表					
支/干	甲	丙	戊	庚	壬
子	十八	十六	十四	十七	十五
寅	十六	十四	十二	十五	十三
辰	十四	十二	十	十三	十一
午	十八	十六	十四	十七	十五
申	十六	十四	十二	十五	十三
戌	十四	十二	十	十三	十一

阴日表					
支/干	乙	丁	己	辛	癸
丑	十九	十八	二十	十七	十七
卯	十七	十六	十八	十五	十五
巳	十六	十五	十七	十四	十四
未	十九	十八	二十	十七	十七
酉	十八	十七	十九	十六	十六
亥	十六	十五	十七	十四	十四

阴时表					
支/干	乙	丁	己	辛	癸
丑	十六	十四	十七	十五	十三
卯	十四	十二	十五	十三	十一
巳	十二	十	十三	十一	九
未	十六	十四	十七	十五	十三
酉	十四	十二	十五	十三	十一
亥	十二	十	十三	十一	九

八法应合之法，阳日阳时相加以九除之，余数即为应合之卦也，无余数者以九计之。阴日阴时相加以六除之，余数即为应合之卦也，无余数者以六计之。故歌谓阳日除九阴除六，不及零数穴下推也。阳日阴时及阴日

阳时，仍以日为主而计算之。今分别举例说明如次：

阳日阳时：甲子日甲子时，日数甲子为十七，时数甲子为十八，二数相加为三十五，以九除之余数为八，即应艮八内关也。

阴日阴时：乙丑日丁丑时，日数乙丑为十九，时数丁丑为十四，二数相加为三十三，以六除之余数为三，即为震三外关也。

阳日阴时：甲子日乙丑时，日数甲子为十七，时数丁丑为十六，二数相加为三十三，以九除之余数为六，即应乾六公孙也。

阴日阳时：乙丑日戊寅时，日数乙丑为十九，时数戊寅为十二，二数相加为三十一，以六除之余数为一，即应坎一申脉也。

八注治病，以《针灸大成》西江月词最为简要，今录如次：

公孙乾六冲脉：九种心疼延闷，结胸翻胃难停，酒食积聚胃肠鸣，水食气疾膈病，脐痛腹疼胁胀，肠风疟疾心疼，胎衣不下血迷心，泄泻公孙立应。

内关艮八阴维：中满心胸痞胀，肠鸣泄泻脱肛，食难下膈酒来伤，积块坚横胁抢，妇女胁疼心痛，结胸里结难当，伤寒不解结胸膛，疟疾内关独当。

后溪兑七督脉：手足拘挛战掉，中风不语痫癫，头疼眼肿泪涟涟，腿膝背腰痛遍，项强伤寒不解，牙齿腮肿喉咽，手麻足麻破伤牵，盗汗后溪先砭。

申脉坎一阳跷：腰背屈强腿肿，恶风自汗头疼，雷头赤目痛眉棱，手足麻挛背冷，吹乳耳聋鼻衄，癫痫肢节烦憎，偏身肿满头汗淋，申脉先针有应。

临泣（足）巽四带脉：手足中风不举，麻痛发热拘挛，头风痛肿项腮连，眼肿赤痛头旋，齿痛耳聋咽肿，浮风瘙痒筋牵，腿疼胁胀肋肢偏，临泣针时有验。

外关震三阳维：肢节肿痛膝冷，四肢不遂头风，背胯内外骨筋攻，头项眉棱皆痛，手足热麻盗汗，破伤眼肿睛红，伤寒自汗表烘烘，独会外关为重。

列缺离九任脉：痔疟便肿泻痢，唾红溺血咳痰，牙疼喉肿小便难，心胸腹疼噎咽，产后发强不语，腰痛血疾脐寒，死胎不下膈中寒，列缺乳痛都散。

照海坤二五阴跷：喉塞小便淋涩，膀胱气痛肠鸣，食黄酒积腹脐并，呕泻翻胃便紧，产难昏迷积块，肠风下血常频，膈中快气气核侵，照海有功必定。

按：上词次第，乃依八脉交会而定者，公孙与内关交会，公孙父而内关为母，合于心胸胃也。后溪与申脉交会，后溪为夫而申脉为妻，合于目耳颈肩腰背诸部也。临泣（足）与外关交会，临泣为男而外关为女，合于头项四肢也，列缺与照海交会，列缺为主而照海为客，合于咽肺胸膈也。

附录　经穴比较表

一、手太阴肺经

部分	部位	穴次	穴名	穴位			备注
				①《铜人腧穴针灸图经》	②《经穴纂要》	③《新针灸学》	
第一部	指腕部	1	少商	手大指端内侧去爪甲如韭叶	手大指端内侧去爪甲如韭叶（白肉宛中）	大指桡侧，距爪甲约一分	一致
		2	鱼际	手大指本节后内侧散脉中	手大指本节后内侧散脉中	大指本节后的桡侧	一致
		3	太渊	手掌后陷中	掌后内侧横头（手掌后陷中）	掌后横纹上桡动脉侧	一致
第二部	肘腕部	4	经渠	寸口脉中	寸口脉中（食指交叉列缺为准，食指爪甲处下是穴）	腕上一寸桡动脉侧	一致
		5	列缺	去腕侧上一寸五分，以手交叉，头指末筋骨掌中	腕骨上侧一寸五，以手交叉，食指点处两骨掌中	经渠穴外方约半寸	一致
		6	孔最	腕上七寸	腕上七寸	离列缺穴五寸半，离尺泽五寸	一致
		7	尺泽	肘中约上动脉中	肘中约纹上（肘中约上动脉）	肘窝横纹的桡侧两肌中间	一致
第三部	肩肘部	8	侠白	天府下去肘五寸动脉	天府下去肘五寸动脉	天府穴下一寸，肱二头肌外侧缘	一致
		9	天府	在腋下三寸动脉中，以鼻取之	在腋下三寸动脉中，以鼻取之	腋平线下三寸（以鼻取之）	一致

续表

部分	部位	穴次	穴名	穴位			备注
				①《铜人腧穴针灸图经》	②《经穴纂要》	③《新针灸学》	
第四部	胸膺部	10	云门	巨骨下，挟气户旁各二寸陷中，动脉应手	巨骨下，挟气户旁各二寸陷中，动脉应手。璇玑旁六寸	锁骨下部的外端中行旁六寸	一致
		11	中府	云门下一寸，乳上三肋间陷中，动脉应手	云门下一寸，乳上三肋间陷中，动脉应手	云门下一寸（中行旁六寸）	一致

二、手阳明大肠经

部分	部位	穴次	穴名	穴位			备注
				①《铜人腧穴针灸图经》	②《经穴纂要》	③《新针灸学》	
第一部	指腕部	1	商阳	手大指次指内侧，去爪甲角如韭叶	手大指次指内侧，去爪甲角如韭叶	食指桡侧距指甲约一分	一致
		2	二间	手大指次指本节前内侧陷中	手大指次指本节前内侧陷中	食指桡侧本节前横纹头陷中	一致
		3	三间	手大指次指本节之后	手大指次指本节之后	食指本节后桡侧陷中	一致
		4	合谷	手大指次指歧骨间陷中	手大指次指歧骨间陷中	腕后桡侧两肌之间	一致
		5	阳溪	腕中上侧两筋陷中	手腕上侧横纹前两筋陷中	腕后桡侧两肌之间（正对合谷）	一致
第二部	腕肘部	6	偏历	腕后三寸	腕后三寸（两手交叉中指尽处）	腕后三寸	一致
		7	温溜	腕后大士五寸，小士六寸	腕后五寸（握手有分肉如蛇头）	阳谷上六寸，曲池下六寸	一致

续表

部分	部位	穴次	穴名	穴位			备注
				①《铜人腧穴针灸图经》	②《经穴纂要》	③《新针灸学》	
第二部	腕肘部	8	下廉	辅骨下去上廉一寸，辅兑肉其分外斜	曲池下四寸	上廉下一寸，曲池下三寸	一致
		9	上廉	（手）三里下一寸，其分独抵阳明之会外斜	曲池下三寸	（手）三里下一寸，曲池下三寸	一致
		10	手三里	曲池下二寸（按之肉起兑肉之端）	曲池下二寸	曲池下二寸	一致
		11	曲池	肘外辅骨，屈肘，曲骨之中，以手拱胸取之	肘外辅骨，屈肘横纹头宛宛中陷者	曲肘横纹头陷中	一致
第三部	肩肘部	12	肘髎	肘大骨外廉陷中	肘大骨外廉陷中，与天井相并，相去一寸四分	曲池上一寸，肘大骨外侧陷中	一致
		13	五里	肘上三寸，行向里大脉中	肘上三寸，行向里，大脉中央，曲池横纹尖尽上二寸	肘上三寸，臂臑下四寸	一致
		14	臂臑	肘上七寸䐃肉端	肘上七寸	肩髃下三寸，肘上七寸	一致
		15	肩髃	肩端两骨间宛宛中，举臂有空	肩端两骨间宛宛中，举臂有空	肩端两骨缝，举臂有凹陷	一致
		16	巨骨	肩端上行两叉骨间陷中	肩端上行两叉骨间陷中	肩髃穴之上，锁骨与肩胛骨相联处陷中	一致

续表

部分	部位	穴次	穴名	穴位			备注
				①《铜人腧穴针灸图经》	②《经穴纂要》	③《新针灸学》	
第四部	颈部	17	天鼎	颈缺盆上直行，扶突后一寸	颈缺盆上直行，扶突下一寸	扶突之下，缺盆穴前上方，与水突穴相隔一肌	一致
		18	扶突	人迎后一寸五分	人迎后一寸五分	天鼎穴上方结喉旁约三寸，大肌中央陷中	一致
第五部	面部	19	禾髎	鼻孔下挟水沟旁五分	鼻孔下挟水沟旁五分	水沟穴旁五分，翼鼻与上唇之间	一致
		20	迎香	禾髎上一寸，鼻孔旁五分	鼻孔两旁直纹是穴，禾髎上一寸鼻孔旁五分	睛明穴下靠鼻孔旁骨陷中	一致

三、足阳明胃经

部分	部位	穴次	穴名	穴位			备注
				①《铜人腧穴针灸图经》	②《经穴纂要》	③《新针灸学》	
第一部	面部	1	承泣	目下七分，直目瞳子陷中	目下七分，直瞳子	按直视时的瞳孔直下，下眼眶的边缘	一致
		2	四白	目下一寸	目下一寸，直瞳子	承泣穴下三四分	一致
		3	巨髎	鼻孔旁八分直目瞳子	鼻孔旁八分直瞳子	按直视时的瞳孔直下鼻孔旁约八分，横水平水沟穴，直对四白穴	一致
		4	地仓	挟口吻傍四分外，如近有脉微微动	挟口吻旁四分	口角外方约四分	一致

续表

部分	部位	穴次	穴名	穴位			备注
				①《铜人腧穴针灸图经》	②《经穴纂要》	③《新针灸学》	
第一部	面部	5	大迎	曲颔前一寸二分，骨陷中动脉	曲颔前一寸三分，骨陷中动脉	曲颔前一寸三分	一致，一寸二分以骨陷为主
第二部	颈部	6	颊车	耳下曲颊端陷中	耳下曲颊端陷中	耳下一寸左右，下颌角的前上方一横指陷中	一致
		7	下关	在客主人下，耳前动脉下廉合口有孔，开口即闭	在客主人下，耳前动脉下廉合口有孔，开口即闭	耳前颧弓下陷中	一致
		8	头维	额角入发际本神旁一寸五分	额角发际本神旁一寸五分，神庭旁四寸五分	神庭穴旁开四寸，额角发际骨缝陷中	一致
		9	人迎	颈大脉动脉应手，挟结喉旁仰而取之	颈大脉动应手，挟结喉旁一寸五分	在喉头之两旁（与廉泉穴平齐）	一致，平廉泉待考正
		10	水突	颈大筋前人迎下气舍上（一名水门）	《医学入门》曰：直人迎气舍上二穴之中	颈大肌之前，人迎穴之下，气舍穴之上	一致
		11	气舍	直人迎，挟天突陷中	颈直人迎下，挟天突陷中	人迎穴直下，天突穴陷中	一致
		12	缺盆	肩下横骨陷中	《针方六集》曰：在肩上横骨陷中，挟天突两旁各四寸	气舍穴之下后天突穴两旁约四寸，锁骨上窝中央肺尖部	一致

续表

部分	部位	穴次	穴名	穴位			备注
				①《铜人腧穴针灸图经》	②《经穴纂要》	③《新针灸学》	
第三部	胸部	13	气户	巨骨下腧府两旁各二寸陷中，仰而取之	巨骨下腧府两旁各二寸陷中，仰而取之	锁骨下方璇玑穴旁开约四寸，在乳中穴正上方	一致
		14	库房	气户下一寸六分陷中，仰而取之	气户下一寸六分陷中，仰而取之	气户穴之下约二横指，华盖穴旁开约四寸	一致，据任脉寸法，以一寸六分为是
		15	屋翳	库房下一寸六分陷中，仰而取之	《医学纲目》曰：库房下一寸	气户穴之下第二肋间，紫宫穴旁开约四寸	一致
		16	膺窗	屋翳下一寸六分	屋翳下一寸六分陷中	气户穴之下第三肋间，即乳上一肋间，玉堂穴之旁开约四寸	一致
		17	乳中	当乳是	当乳是	乳房正中，即乳头上	一致
		18	乳根	乳下一寸六分陷中	乳下一寸六分陷中	乳中之直下一肋间	一致
第四部	上腹部	19	不容	幽门两旁各一寸五（直任脉二寸直四肋端）	幽门旁相去一寸五分	巨阙穴旁开约两寸	一致
		20	承满	不容下一寸	不容下一寸	不容下一寸，上腕穴旁开约两寸	一致，旁开去中行待考正
		21	梁门	承满下一寸	承满下一寸	不容穴下二寸，中脘穴旁开约二寸	一致
		22	关门	梁门下一寸	梁门下一寸	建里穴旁开约二寸	一致

续表

部分	部位	穴次	穴名	穴位			备注
				①《铜人腧穴针灸图经》	②《经穴纂要》	③《新针灸学》	
第四部	上腹部	23	太乙门	关门下一寸	关门下一寸	脐上二寸旁开约二寸，平下脘	一致
		24	滑肉门	太乙下一寸	太乙下一寸	脐上一寸旁开约二寸，平水分	一致
第五部	少腹部	25	天枢	去肓俞一寸五分，挟脐旁二寸	挟脐二寸	平脐旁开约两寸	一致，注意脐旁二字
		26	外陵	天枢下一寸	天枢下一寸	脐下一寸旁开约二寸	一致
		27	大巨	长溪下二寸（即天枢）	外陵下一寸	天枢下二寸，石门穴旁开二寸	一致
		28	水道	大巨下三寸（应作天枢下三寸）	（《针灸聚英》《十四经》等合参）在大巨下二寸，（注证）天枢下四寸	脐下三寸，旁开约二寸	①③枢下三寸，②枢下二寸
		29	归来	水道下二寸（应作一寸）	《徐氏大全》曰：水道下一寸	脐下四寸，曲骨上一寸旁开约二寸	一致
		30	气冲	在归来下鼠溪上一寸，动脉应手宛宛中	《马氏纲目》曰：脐下两旁阴毛际横骨端宛宛中，有动脉是也	曲骨穴旁开约二寸	③曲骨旁二寸为是，①②待考正
第六部	股膝部	31	髀关	膝上伏兔后交分中	《图翼马氏歌》曰：膝上一尺二寸	膝上外一尺二寸，与会阴穴平高	一致
		32	伏兔	膝上六寸起肉（一本膝盖上七寸）	膝上六寸起肉，正跪坐而取之	膝上六寸起肉之间（大腿前侧肌肉之中）	一致
		33	阴市	膝上三寸伏兔下，若拜而取之	膝上三寸伏兔下，若拜而取之	膝上三寸	一致
		34	梁丘	膝上二寸两筋间	膝上二寸两筋间	膝上二寸（自髌骨上缘算起）	一致

续表

部分	部位	穴次	穴名	穴位			备注
				①《铜人腧穴针灸图经》	②《经穴纂要》	③《新针灸学》	
第七部	膝跗部	35	犊鼻	膝髌下骱，挟解大筋中	《医学入门》曰：在膝骨眼外侧大筋陷中	膝下胫骨上端外侧凹陷中，与髌骨尖平高	一致
		36	足三里	膝下三寸，骱外廉两筋间，当举足取之	膝眼下三寸，又曰极重按之则跗上动脉止矣	膝盖下三寸，胫骨之外约一寸	一致
		37	上巨虚	（足）三里下三寸，当举足取之	（足）三里下三寸，当举足取之	（足）三里穴之下三寸，翘足尖取之	一致
		38	条口	下廉上一寸，举足取之	下廉上一寸，举足取之	上巨虚下二寸，足三里穴下五寸，翘起足尖取之	一致
		39	下巨虚	上廉下三寸，当举足取之	上廉下三寸，当举足取之	足三里穴下六寸，上巨虚下三寸	一致
		40	丰隆	外踝上八寸，下廉骱外廉陷中	外踝上八寸，下廉骱外廉陷中	外踝上八寸，上廉穴之后	一致
第八部	跗趾部	41	解溪	冲阳后一寸五分，腕上陷中	《医学原始》曰：在足腕上冲阳后半寸，紧鞋处（一法去内庭上六寸半）	冲阳穴后一寸五分，足腕宛宛上（紧鞋带处）陷中	一致
		42	冲阳	在足跗上去陷谷三寸	足趺上五寸，骨间动脉，去陷谷三寸	内庭穴（中趾次趾之间）上五寸，骨间动脉侧	一致
		43	陷谷	足大指次指间本节，陷中去内庭二寸	《大成》曰：足大指次指外间，本节后陷中，去内庭二寸	内庭穴后二寸，足二趾三趾本节后陷中	一致

续表

部分	部位	穴次	穴名	穴位			备注
				①《铜人腧穴针灸图经》	②《经穴纂要》	③《新针灸学》	
第八部	跗趾部	44	内庭	足大指次指外间陷中	足大指次指外间陷中	足二趾与三趾之合缝处陷中	一致
		45	厉兑	足大指次指之端，去爪甲如韭叶	《针方大集》：足大指次指之端，外侧向中指边，去爪甲如韭叶	足二趾外侧，距趾甲约一分	一致

四、足太阴脾经

部分	部位	穴次	穴名	穴位			备注
				①《铜人腧穴针灸图经》	②《经穴纂要》	③《新针灸学》	
第一部	趾跗部	1	隐白	足大指端内侧去爪甲如韭叶	足大指端内侧去爪甲如韭叶	足大指内侧离爪甲一分（小趾的反对面）	一致
		2	大都	足大指本节后陷中	足大指本节后陷中	大指第二节后内侧骨缝中	一致
		3	太白	足内侧核骨下陷中	足内侧核骨下陷中一寸（神应经大都后一寸）	足大指本节后内侧，核骨样小骨下凹陷中	一致
		4	公孙	足大指本节后一寸	足大指本节后一寸（《医学入门》：太白后一寸）	足大指本节后一寸	一致
		5	商丘	足内踝下微前陷中	足内踝下微前陷中（前有中封，后有照海，此穴居中）	内踝之下，稍前陷中	一致

续表

部分	部位	穴次	穴名	穴位			备注
				①《铜人腧穴针灸图经》	②《经穴纂要》	③《新针灸学》	
第二部	跗膝部	6	三阴交	内踝上三寸，骨下陷中	内踝上三寸，骨下陷中	内踝之上三寸，骨后陷中	一致
		7	漏谷	内踝上六寸，骨下陷中	内踝上六寸，骨下陷中	内踝之上六寸（蠡沟穴后上方一寸陷中）	一致
		8	地机	膝下五寸	《医学入门》：膝下五寸大骨后	膝下五寸，内踝之上八寸，胫骨后缘	一致
		9	阴陵泉	膝下内侧辅骨下陷中（伸足取之）	膝下内侧辅骨下陷中（伸足取之）	膝下二寸，内辅骨下陷中	一致
第三部	膝簋部	10	血海	膝髌上内廉白肉际二寸中	膝髌上内廉白肉际二寸中（用手按于膝上，大指向内廉，中指向外廉，指头尽处是穴）	膝髌之上一寸内侧白肉际陷中	一致，①为是
		11	箕门	鱼腹上越筋间动脉应手	血海上六寸，阴股内动脉应手	股内侧膝上六寸两肌之间动脉侧（当阴廉穴至鹤顶穴中点）	一致，③为是
第四部	少腹部	12	冲门	去大横五寸腹舍下横两端约中动脉	去大横五寸腹舍下横两端约中动脉	曲骨穴旁开约四寸（耻骨上缘正中）	一致，另详考正
		13	府舍	腹结下三寸	大横下一寸三分（《医宗金鉴》冲门上七分）	冲门穴上七分，去中行旁开约四寸	②③一三分为是
		14	腹结	大横下三寸	大横下一寸三分	大横穴之下一寸三分	一致
		15	大横	腹哀下三寸五分	《医学入门》曰：平脐旁四寸半	平脐去中行旁开约四寸	一致

续表

部分	部位	穴次	穴名	穴位			备注
				①《铜人腧穴针灸图经》	②《经穴纂要》	③《新针灸学》	
第五部	上肢部	16	腹哀	日月下一寸五分	日月下一寸五分（日月穴期门下五分）	大横穴上一寸半（四寸）	一致
第六部	胸侧部	17	食窦	天溪下一寸六分	天溪下一寸六分（去胸中行各六寸）	天溪穴直下，乳根穴旁开约二寸	一致
		18	天溪	胸乡下一寸六分	胸乡下一寸六分（仰而取之对膻中）	胸乡穴直下第四肋间	一致
		19	胸乡	周荣下一寸六分	周荣下一寸六分（仰而取之）	周荣穴之下，天溪穴直上第三肋间	一致
		20	周荣	中府下一寸六分	中府下一寸六分（仰而取之）	中府穴之下，中行旁开约六寸，第二肋间	一致
		21	大包	渊腋下三寸，脾之大络，布胸胁中出九肋间	渊腋下三寸	腋下六寸第六第七肋骨间	一致

五、手少阴心经

部分	部位	穴次	穴名	穴位			备注
				①《铜人腧穴针灸图经》	②《经穴纂要》	③《新针灸学》	
第一部	指腕部	1	少冲	小指内廉之端，去爪甲如韭叶	小指内廉之端去爪甲如韭叶	小指桡侧（即拇指侧）距指甲角约一分	一致

续表

部分	部位	穴次	穴名	穴位			备注
				①《铜人腧穴针灸图经》	②《经穴纂要》	③《新针灸学》	
第一部	指腕部	2	少府	小指本节之后陷中（直劳宫）	掌内手小指本节后	小指本节后骨缝陷中	一致
		3	神门	掌后锐骨之端陷中	掌后锐骨之端陷中	掌后尺侧锐骨之端陷中（阴郄穴前五分）	一致
第二部	肘腕部	4	阴郄	掌后动脉中去腕五分	掌后动脉中去腕五分	距腕横纹约五寸（通里穴前五分）	一致
		5	通里	在腕后一寸	腕后一寸	腕侧后一寸（灵道穴前五分陷中）	一致
		6	灵道	去掌后一寸五分（或一寸）	掌后一寸五分	掌后一寸五分	一致
		7	少海	肘内廉节后（又云：肘内大骨外去肘端五分）	肘内廉横纹头尽处陷中	肘内侧，横距肘端五分陷中	①③去肘端五分，②肘内横头尽处陷中
第三部	肘腋部	8	青灵	肘上三寸举臂取之	肘上三寸举臂取之	肘上三寸	一致
		9	极泉	腋下筋间动脉	腋下筋间动脉	腋窝内两肌中间	一致

六、手太阳小肠经

部分	部位	穴次	穴名	穴位			备注
				①《铜人腧穴针灸图经》	②《经穴纂要》	③《新针灸学》	
第一部	指腕部	1	少泽	手小指之端去，爪甲下一分陷中	手小指外侧端，去爪甲一分陷中	小指端尺侧，距指甲为一分	一致

续表

部分	部位	穴次	穴名	穴位			备注
				①《铜人腧穴针灸图经》	②《经穴纂要》	③《新针灸学》	
第一部	指腕部	2	前谷	手小指外侧，本节之前陷中	手小指外侧，本节之前陷中	手小指本节之前，横纹外侧陷中	一致
		3	后溪	手小指外侧，本节后陷中	手小指外侧，本节后陷中	手小指外侧，本节后掌横纹头陷中	一致
		4	腕骨	手外侧，腕前起骨之下陷中	掌后外侧高骨下陷中掌后向内取之	手外侧（豌豆骨的旁侧）	一致
		5	阳谷	手外侧，腕中兑骨之下陷中	手外侧，腕中兑骨之下陷中	手外侧腕中锐骨的前面陷中（腕中锐骨即天尺的基突）	一致
第二部	肘腕部	6	养老	手踝骨上一空，腕后一寸陷中	手踝骨上一空，仰手探之，当腕后一寸	手踝骨上（腕上一寸）	一致
		7	支正	腕后五寸	腕后五寸	腕后五寸	一致
		8	小海	（肘内）大骨外，去肘端五分陷中，屈手向头取之	肘外大骨外，去肘端五分陷中（屈手向头取之）	肘大骨外侧，横去肘端五分	一致，铜人肘内字应删去
第三部	肩部	9	肩贞	肩曲胛下两骨解间，肩髃后陷中	肩髃后两骨缝中（髃恐系髎字）	臑俞穴下方，肱骨与肩胛骨之间，直对腋缝	一致
		10	臑俞	肩髎后，大骨下胛上廉陷中	肩髎后，大骨下胛上廉陷中	肩关节后面，正对腋缝举臂取之，穴更明显	一致
		11	天宗	秉风后，大骨下陷中	秉风后，大骨下陷中	在肩胛冈下方当中，平第五椎间（神道穴）	一致

续表

部分	部位	穴次	穴名	穴位			备注
				①《铜人腧穴针灸图经》	②《经穴纂要》	③《新针灸学》	
第三部	肩部	12	秉风	肩上小髃后，举臂有空	天髎外，肩上小髃后举臂有空	在天髎穴外肩胛冈上	一致
		13	曲垣	肩中央曲胛陷中，按之应手痛	肩中央曲胛陷中，按之应手痛	天髎穴之下的一寸，肩胛冈上缘靠肩胛内侧平第二椎间	一致
		14	肩外俞	肩胛骨上廉去脊三寸陷中	肩胛骨上廉去脊三寸陷中	肩胛上内侧，去脊三寸，穴旁开三寸陷中	一致
		15	肩中俞	肩胛内廉去脊二寸陷中	肩胛内廉去脊二寸陷中	肩胛内侧（大椎穴旁开两寸，当肩井至大椎穴之中点）	一致
第四部	颈部	16	天窗	颈大筋前，曲颊下扶突后动脉，应手陷中	颈大筋前，曲颊下扶突后动脉，应手陷中	扶突穴之后方	一致
		17	天容	耳下曲颊后	耳下曲颊后	耳垂下约三四分，颊车穴之后上方陷中	一致
第五部	面部	18	颧髎	面颜骨下廉锐骨端陷中	面颜骨下廉锐骨端陷中	颧骨下侧陷中，与丝竹空穴上下相直	一致
		19	听宫	耳中珠子大如赤小豆	耳中珠子大如赤小豆	耳前小尖瓣（即耳珠）的前方	一致

七、足太阳膀胱经

部分	部位	穴次	穴名	穴位			备注
				①《铜人腧穴针灸图经》	②《经穴纂要》	③《新针灸学》	
第一部	头额顶项部	1	睛明	在目内眦	目内眦外一分。《医学原始》：目内眦直纹中	约距目内眦角一分	一致
		2	攒竹	在两眉头陷中	在两眉头陷中	眉头之陷中	一致
		3	眉冲	缺此穴	直眉头上神庭曲差间	缺此穴	一致
		4	曲差	在神庭旁开一寸五分入发际	《针方六集》：挟神庭两旁开一寸五分，在发际正头取之	神庭穴旁开约二横指，眼内眦角上入发际约五分	一致
		5	五处	在上星旁一寸五分	《针方六集》：在上星穴两旁各开一寸五分，上曲差穴一寸	曲差穴之后五分，在正中线上星穴旁开约二横指	一致
		6	承光	在五处后一寸五分	在五处后一寸五分，《马氏歌》曰：承光发上二寸半	五处穴后二寸余，前顶穴之外侧旁开约二横指	①②一致，③二寸余应是二寸半，《甲乙经》五处后二寸
		7	通天	在承光穴后一寸五分	在承光穴后一寸五分	承光穴后一寸五分，百会穴之外侧，旁开约二横指	一致

续表

部分	部位	穴次	穴名	穴位			备注
				①《铜人腧穴针灸图经》	②《经穴纂要》	③《新针灸学》	
第一部	头额顶项部	8	络却	在通天穴后一寸五分	在通天穴后一寸五分	通天穴后二寸余，强间穴之外侧旁开约二指	①②一致，③二寸余应是三寸，甲乙经通天后一寸三分
		9	玉枕	在络却后一寸五分，挟脑户一寸三分，起肉枕骨入发际三寸	络却后一寸五分，挟脑户旁一寸三分，枕骨上入发际三寸	脑户穴旁开约二横指	脑户旁一致，③当络却后一寸五分
		10	天柱	挟项后发际，大筋外廉陷中	挟项后发际，大筋外廉陷中	项后发际，风门穴两旁大肌外侧陷中	一致
第二部	背部	11	大杼	在项后第一椎两旁，相去各一寸五分陷中	《神照集》曰：在项后第一椎之下，两旁各开一寸五分陷中，正坐取之	第一椎之下，陶道穴旁开约二横指	一致
		12	风门	在第二椎下两旁，相去各一寸五分	第二椎下	第二椎之下，旁开约二横指	一致
		13	肺俞	第三椎下两旁，相去各一寸五分	第三椎下	第三椎下，旁开约二横指	一致
		14	厥阴俞	第四椎下两旁，相去各一寸五分	第四椎下	第四椎下，旁开约二横指	一致

续表

部分	部位	穴次	穴名	穴位			备注
				①《铜人腧穴针灸图经》	②《经穴纂要》	③《新针灸学》	
第二部	背部	15	心俞	第五椎下两旁，相去各一寸五分	第五椎下	第五椎下，旁开约二横指	一致
		16	督俞	缺此穴	第六椎下（入门口），第六节下外一寸半	第六椎下，旁开约二横指	一致
		17	膈俞	第七椎下两旁，相去各一寸五分	第七椎下	第七椎下，旁开约二横指	一致
		18	肝俞	第九椎下两旁，相去各一寸五分	第九椎下	第九椎下，旁开约二横指	一致
		19	胆俞	第十椎下两旁，相去各一寸五分	第十椎下	第十椎下，旁开约二横指	一致
		20	脾俞	第十一椎下两旁，相去各一寸五分	第十一椎下	第十一椎下，旁开约二横指	一致
		21	胃俞	第十二椎下两旁，相去各一寸五分	第十二椎下	第十二椎下，旁开约二横指	一致
		22	三焦俞	第十三椎下两旁，相去各一寸五分	第十三椎下	第十三椎下，旁开约二横指	一致

续表

部分	部位	穴次	穴名	穴位 ①《铜人腧穴针灸图经》	②《经穴纂要》	③《新针灸学》	备注
第三部	腰部	23	肾俞	第十四椎下两旁，相去各一寸五分	第十四椎下	第十四椎下，旁开约二横指	一致
		24	气海俞	缺此穴	第十五椎下（据《大成》《入门》《金鉴》原始补入）	第十五椎下，旁开约二横指	一致
		25	大肠俞	在第十六椎下两旁，相去各一寸五分	第十六椎下	第十六椎之下旁开约二横指	一致
		26	关元俞	缺此穴	第十七椎下（据《大成》《入门》《金鉴》原始补入）	第十七椎之下旁开约二横指	一致
		27	小肠俞	在第十八椎下两旁，相去各一寸五分	第十八椎下	第十八椎之下旁开约二横指	一致
		28	膀胱俞	在第十九椎下两旁，相去各一寸五分	第十九椎下	第十九椎之下旁开约二横指	一致
		29	中膂俞	在第二十椎下两旁，相去各一寸五分，挟脊起肉	第二十椎下	第二十椎之下旁开约二横指	一致
		30	白环俞	在第二十一椎下两旁，相去各一寸五分	第二十一椎下	第二十一椎之下旁开约二横指	一致

续表

部分	部位	穴次	穴名	穴位			备注
				①《铜人腧穴针灸图经》	②《经穴纂要》	③《新针灸学》	
第三部	腰部	31	上髎	在第一空，腰髁下挟脊陷中	《入门》曰：腰髁骨下第一空，挟脊两旁陷中，余三窍少斜上向下狭	第十八椎下旁开约一横指，与髂后下棘平高	一致
		32	次髎	在第二空，挟脊陷中	在第二空，挟脊陷中	第十九椎下旁开约一横指	一致
		33	中髎	在第三空，挟脊陷中	在第三空，挟脊陷中	第二十椎下旁开约一横指	一致
		34	下髎	在第四空，挟脊陷中	在第四空，挟脊陷中	第二十一椎下旁开约一横指	一致
		35	会阳	阴尾骨两旁	尾髎骨两旁	尾骨之下部旁开约一横指，长强穴外上方约五分	一致
		36	承扶	尻臀下股阴冲上纹中	尻臀下股阴上纹中	在臀下横纹中央	一致
		37	殷门	在肉郄下六寸（肉郄承扶也）	《图翼》曰：承扶下六寸，腘上两筋之间	承扶下六寸	一致
		38	浮郄	在委阳上一寸（展）膝得之	在委阳上一寸（展）膝得之	委阳之上一寸，屈膝取之	一致
		39	委阳	在足太阳之后，出于腘中外廉两筋间，伸展取之，承扶下六寸	《入门》曰：膝腕横纹外廉，两筋间委中外二寸	腘窝外侧两筋之间，屈膝取之	一致

续表

部分	部位	穴次	穴名	穴位			备注
				①《铜人腧穴针灸图经》	②《经穴纂要》	③《新针灸学》	
第三部	腰部	40	委中	在腘中央，约纹中动脉	在腘中央，约纹中动脉。《神照集》：膝后约纹中央，两筋动脉是穴，伏卧取之	腘窝中央，约纹中动脉间	一致
第四部	背部第二	41	附分	在第二椎下附项内廉两旁，相去各三寸	《神照集》曰：在第二椎下，附项廉，去脊两旁，各旁开三寸，正坐取之	第二椎之下旁开约四横指，靠肩胛内缘	一致
		42	魄户	在第三椎下两旁，相去各三寸正坐取之	第三椎下	第三椎之下，旁约四横指	一致
		43	膏肓	在第四椎下两旁，相去各三寸正坐取之	在第四椎下两旁，相去各三寸，正坐取之	第四椎之下，旁约四横指	一致
		44	神堂	在第五椎下两旁，相去各三寸正坐取之	第五椎下两旁，相去各三寸，正坐取之	第五椎之下，旁约四横指	一致
		45	譩譆	在肩膊内廉，挟第六椎下两旁，相去各三寸正坐取之	第六椎下两旁，相去各三寸，正坐取之	第六椎之下，旁约四横指	一致
		46	膈关	在肩膊内廉，挟第七椎下两旁，相去各三寸正坐取之	第七椎下，正坐阔肩取之	第七椎之下，旁约四横指	一致

续表

部分	部位	穴次	穴名	穴位			备注
				①《铜人腧穴针灸图经》	②《经穴纂要》	③《新针灸学》	
第四部	背部第二	47	魄门	在肩膊内廉，挟第九椎下两旁，相去各三寸正坐取之	第九椎下	第九椎之下，旁约四横指	一致
		48	阳纲	在第十椎两旁，相去各三寸陷中，正坐取之	第十椎下	第十椎之下，旁约四横指	一致
		49	意舍	在第十一椎两旁，相去各三寸陷中，正坐取之	第十一椎下	第十一椎之下，旁约四横指	一致
		50	胃仓	在第十二椎下两旁，相去各三寸	第十二椎下	第十二椎之下，旁约四横指	一致
		51	肓门	在第十三椎下两旁，相去各三寸，火肋间。《异经》云与鸠尾相直	在第十三椎下两旁，相去各三寸，火肋间。《异经》云与鸠尾相直	第十三椎之下，旁约四横指	一致
		52	志室	在第十四椎下两旁，相去各三寸陷中	第十四椎下并正坐之（自附分至此，正坐取之，故曰并）	第十四椎之下，旁约四横指	一致
		53	胞肓	在第十九椎下两旁，相去各三寸陷中，俯而取之	第十九椎下	第十九椎之下，旁约四横指	一致

续表

部分	部位	穴次	穴名	穴位			备注
				①《铜人腧穴针灸图经》	②《经穴纂要》	③《新针灸学》	
第四部	背部第二	54	秩边	在第十二椎两旁，相去各三寸陷中，伏而取之	《甲乙经》曰：第二十一椎下两旁相各三寸陷中	第廿一椎之下，旁约四横指	②③与《甲乙经》一致，①为二十椎
第五部	腿部	55	合阳	在膝约中央下二寸	（同上）在膝纹约纹中央下二寸	腘中约纹下二寸	一致
		56	承筋	在腓肠中央陷中	后脚跟上八寸。《医学原始》：脚跟上七寸	在腓肠肌（小腿肚）中央	一致，②脚跟上八寸为是
		57	承山	在兑腓肠下分肉之间陷中	《医学原始》曰：腓肠下分肉间陷中，贴脚见人字影取之	小腿肚下分肉之间陷中	一致
		58	飞扬	在外踝上七寸	《入门》《原始》曰：外踝七寸，骨后	外踝上七寸腓骨后侧	一致
第六部	足部	59	跗阳	在外踝上三寸，太阳前，少阳后，筋骨间	外踝上三寸飞扬下	外踝上三寸，与复溜穴平	一致
		60	昆仑	在足外踝后跟骨上陷中	《医统》曰：足外踝五分跟骨上陷中，细脉动应手	外踝之后，跟骨之上陷中	一致

续表

部分	部位	穴次	穴名	穴位			备注
				①《铜人腧穴针灸图经》	②《经穴纂要》	③《新针灸学》	
第六部	足部	61	仆参	在跟骨下陷中，拱足得之	《明堂经》曰：足跟骨下白肉际陷中，拱足取之	昆仑穴直下二寸，申脉穴后，跟骨外侧陷中	一致
		62	申脉	在外踝下陷中，容爪甲白肉际	《大成》曰：外踝下五分。《神应经》曰：前后有筋，上有髁骨，下有软骨	外踝下方，赤白肉际陷中	一致
		63	金门	在足外踝下	《神应经》曰：在外踝下稍后处，丘墟后申脉前（八脉歌），外踝下一寸五分	外踝下一寸前五分，骨下陷中	一致，②少后应作少前
		64	京骨	在足外侧大骨下，赤白肉际陷中	《聚英》《大成》：足小指本节后大骨，名京骨，其穴在骨中	足外侧大骨下，束骨穴后赤白肉际	一致
		65	束骨	在足小指本节后陷中	足小趾外侧，本节后陷中	足小趾外侧，本节后赤白肉际	一致
		66	足通谷	在足小指外侧，本节前陷中	在足小指外侧，本节前陷中	足小趾外侧，本节前骨下陷中	一致
		67	至阴	在足小指外侧，去爪甲如韭叶	在足小指外侧，去爪甲如韭叶	足小趾外侧，距爪甲约一分	一致

八、足少阴肾经

部分	部位	穴次	穴名	穴位：①《铜人腧穴针灸图经》	穴位：②《经穴纂要》	穴位：③《新针灸学》	备注
第一部	趾跗部	1	涌泉	足心陷中，曲足卷趾宛宛中	足心陷中，曲足卷趾宛宛中	足心陷中，当第二趾尖至足跟后缘的前五分之二	一致
		2	然谷	足内踝前，起大骨下陷中	足内踝前，起大骨下陷中	内踝前起骨之下，公孙穴后一寸	一致，公孙穴后一寸待考
		3	照海	足内踝下	足内踝下	内踝之下一寸陷中	一致
		4	太溪	足内踝跟骨上动脉陷中	《图翼》《原始》：足内踝后五分，跟骨上动脉应手	内踝之后五分，跟骨上动脉侧陷中	一致
		5	水泉	去太溪下一寸，在内踝下	去太溪下一寸，在内踝下	太溪穴直下，照海穴直后，足跟内侧	一致
		6	大钟	足跟后冲中	《图翼》曰：足跟后冲中大骨上两筋中	太溪穴下，水泉穴上，两穴之间	一致，③较明确
第二部	跗膝部	7	复溜	足内踝上二寸		内踝之上二寸，交信穴后五分	一致
		8	交信	内踝上二寸，少阴前，太阴后，廉前筋骨腨	《入门》曰：复溜前，三阴交后，筋骨间	内踝之上二寸，在复溜穴之前五分，三阴交穴的下方一寸	一致

续表

部分	部位	穴次	穴名	穴位			备注
				①《铜人腧穴针灸图经》	②《经穴纂要》	③《新针灸学》	
第二部	跗膝部	9	筑宾	内踝上腨分中	《圣济总录》《聚英》《医统》：内踝上五寸腨分中	内踝之上五寸，三阴交穴上二寸，再向后横开一寸三分	一致
		10	阴谷	膝内辅骨后大筋下，小筋上，按之应手，曲膝乃取之	《入门》曰：膝内跗骨后，大筋下，小筋上，动脉屈膝取之	膝内辅骨之后，大肌之间	一致
第二部	少腹部	11	横骨	大赫下一寸	大赫下一寸	曲骨穴旁开约五分，耻骨上方	一致，应以脐旁五分为是
		12	大赫	气穴下一寸	气穴下一寸	气穴之下一寸，去中行横开约五分	一致
第三部	少腹部	13	气穴	四满下一寸（一名胞门，一名子户）	四满下一寸（一名胞门，一名子户）	四满穴之下一寸，关元穴旁开五分	一致
		14	四满	中注下一寸	中注下一寸	中注穴之下一寸，石门穴旁开约五分	一致
		15	中注	肓腧下一寸	肓腧下一寸	阴交穴旁开约五分	一致
		16	肓腧	商曲下一寸，脐旁各五分	商曲下一寸，脐旁各五分	商曲穴之下二寸，平脐旁开约五分	一致，③下二寸为是

续表

部分	部位	穴次	穴名	穴位			备注
				①《铜人腧穴针灸图经》	②《经穴纂要》	③《新针灸学》	
第四部	上腹部	17	商曲	石关下一寸	石关下一寸	石关穴之下一寸，下脘穴旁开约五分	一致
		18	石关	阴都下一寸	阴都下一寸	建里穴旁开约五分	一致
		19	阴都	腹通谷下一寸（一名食宫）	腹通谷下一寸（一名食宫）	中脘穴旁开约五分（中脘脐上四寸）	一致
		20	通谷	幽门下一寸	幽门下一寸	幽门穴之下一寸，上脘穴旁开约五分	一致
		21	幽门	挟巨阙两旁各一寸五分	铜人经在巨阙旁五分	巨阙穴旁开约五分	②③一致，①挟巨阙旁开一寸五分为是
第五部	胸部	22	步廊	神封下一寸六分，陷中仰而取之	神封下一寸六分，陷中仰而取之（去中行二寸）	中庭穴之旁开约二寸的肋骨间（中庭穴在胸骨底的下端）	一致
		23	神封	灵墟下一寸六分，陷中仰而取之	灵墟下一寸六分，陷中仰而取之	灵墟穴之下第四肋间平乳，膻中穴和乳中穴的中间	一致
		24	灵墟	神藏下一寸六分，陷中仰而取之	神藏下一寸六分，陷中仰而取之	神藏穴之下第三肋间（乳上一肋间），玉堂穴之旁开约二寸	一致

续表

部分	部位	穴次	穴名	穴位			备注
				①《铜人腧穴针灸图经》	②《经穴纂要》	③《新针灸学》	
第五部	胸部	25	神藏	彧中下一寸（六分）陷中，仰而取之	同上，此穴任脉紫宫旁二寸（《明堂灸经》），紫宫华盖下一寸，六分二字可删去	彧中穴之下第二肋间，紫宫穴旁开约二寸	
		26	彧中	腧府下一寸（六分），陷中，仰而取之	同上，此穴华盖旁二寸，《明堂经》腧府上下一寸，六分二字可删去	第一、二肋骨之间华盖穴之旁约一寸	
		27	腧府	巨骨下，璇玑旁各二寸陷中	巨骨下，璇玑旁各二寸陷中	锁骨之下，璇玑之旁开约二寸	
		28	廉泉	无此穴	王冰注《气府论》：足少阴舌下二，在人迎前陷中动脉前，是曰舌本左右二也	无此穴	师傅本在任脉廉泉之两侧

九、手厥阴心包经

部分	部位	穴次	穴名	穴位			备注
				①《铜人腧穴针灸图经》	②《经穴纂要》	③《新针灸学》	
第一部	指腕部	1	中冲	手中指端，去爪甲如韭叶，陷中	手中指端内廉，去爪甲如韭叶	中指的正尖端，距趾甲约一分	①③一致，②为内廉
		2	劳宫	掌中央动脉中以屈无名指取之	掌中屈无名指取之	掌中央	一致

续表

部分	部位	穴次	穴名	穴位			备注
				①《铜人腧穴针灸图经》	②《经穴纂要》	③《新针灸学》	
第一部	指腕部	3	大陵	掌后两筋间陷中	掌后第一横纹后两筋间	以中指为直线，在手腕横纹陷中	一致
第二部	肘腕部	4	内关	掌后去腕二寸	大陵后二寸	掌后二寸，两肌中间	一致
		5	间使	掌后三寸，两筋陷中	大陵后三寸	掌后三寸，两肌中间	一致
		6	郄门	去腕五寸	掌后去腕五寸	掌后五寸，距间使二寸	一致
		7	曲泽	肘内廉陷中，屈肘取之	肘内廉陷中，屈肘得之，大筋内侧横纹中动脉	肘内侧纹上凹陷中	一致
第三部	肩肘部	8	天泉	曲腋下二寸，举臂取之	腋下二寸，举臂取之	臂前内侧，腋平线下二寸	一致
第四部	腋部	9	天池	乳后一寸，腋下三寸，着肋直腋橛肋间	腋下三寸，乳后一寸	天溪与乳中横径间的肋间，承淡安本，乳房后一寸为是	一致

十、手少阳三焦经

部分	部位	穴次	穴名	穴位			备注
				①《铜人腧穴针灸图经》	②《经穴纂要》	③《新针灸学》	
第一部	指腕部	1	关冲	手小指次指之端，去爪甲角如韭叶	小指次指外侧，去爪甲如韭叶	无名指尺侧，距指甲约一分	一致

续表

<table>
<tr><th rowspan="2">部分</th><th rowspan="2">部位</th><th rowspan="2">穴次</th><th rowspan="2">穴名</th><th colspan="3">穴位</th><th rowspan="2">备注</th></tr>
<tr><th>①《铜人腧穴针灸图经》</th><th>②《经穴纂要》</th><th>③《新针灸学》</th></tr>
<tr><td rowspan="3">第一部</td><td rowspan="3">指腕部</td><td>2</td><td>液门</td><td>手小指次指间陷中</td><td>小指次指本节前</td><td>无名指本节前靠小指侧</td><td>一致</td></tr>
<tr><td>3</td><td>中渚</td><td>手小指次指本节后间陷中</td><td>手小指次指本节后间陷中</td><td>无名指本节后</td><td>一致</td></tr>
<tr><td>4</td><td>阳池</td><td>手表腕上陷中</td><td>手掌背横纹陷中</td><td>手背腕上横纹陷中，与阳溪相隔一肌</td><td>一致</td></tr>
<tr><td rowspan="6">第二部</td><td rowspan="6">肘腕部</td><td>5</td><td>外关</td><td>腕后二寸陷中</td><td>阳池后二寸</td><td>阳池穴后二寸，两肌间</td><td>一致</td></tr>
<tr><td>6</td><td>支沟</td><td>腕后三寸，两骨之间陷中</td><td>阳池后三寸，两筋骨间</td><td>阳池穴后三寸，两肌骨陷中</td><td>一致</td></tr>
<tr><td>7</td><td>会宗</td><td>腕后三寸，空中一寸</td><td>支沟外旁一寸空中</td><td>支沟穴旁偏小指一侧，腕后三寸</td><td>一致</td></tr>
<tr><td>8</td><td>三阳络</td><td>臂上大交脉，支沟上一寸</td><td>阳池穴后四寸</td><td>阳池穴后四寸，支沟穴后一寸</td><td>一致</td></tr>
<tr><td>9</td><td>四渎</td><td>肘前五寸，外廉陷中</td><td>肘前五寸，外廉陷中</td><td>肘前五寸，在支沟穴三阳络穴一线</td><td>一致</td></tr>
<tr><td>10</td><td>天井</td><td>肘外大骨后，肘后上一寸两筋间陷中，屈肘得之</td><td>肘外大骨后上一寸两筋间，陷中屈肘取之</td><td>肘尖上方（肩的方向）一寸陷中</td><td>一致</td></tr>
<tr><td rowspan="2">第三部</td><td rowspan="2">肩肘部</td><td>11</td><td>清泠渊</td><td>肘上二寸，伸肘举臂取之</td><td>天井上行一寸</td><td>肘上二寸，天井穴上一寸</td><td>一致</td></tr>
<tr><td>12</td><td>消泺</td><td>肩下臂外腋斜肋分下行</td><td>肩下臂外腋斜肋分下行（清泠渊臑会之间）</td><td>天井穴上四寸，臑会穴下四寸</td><td>一致，②③差一寸</td></tr>
</table>

续表

部分	部位	穴次	穴名	穴位			备注
				①《铜人腧穴针灸图经》	②《经穴纂要》	③《新针灸学》	
第三部	肩肘部	13	臑会	肩前廉去肩头三寸	肩前廉去肩头三寸	臂上端背面，肩头直下三寸，消泺上四寸	一致，师傅同第②
		14	肩髎	肩端臑上陷中，举臂取之	肩端臑上陷中，举臂取之	肩髃穴后一寸，微向下，举臂时更显陷中	一致
第四部	肩部	15	天髎	肩缺盆中上毖骨之际陷中	肩缺盆中上毖骨之际陷中①	肩井穴之下约一寸	一致
第五部	颈部	16	天牖	颈筋缺盆上，天容后，天柱前，完骨上，发际上	颈筋缺盆上，天容后，天柱前，完骨上，发际上（入发际四寸）	颈大筋后发际上，完骨穴下，天柱穴前	一致
第六部	耳部	17	翳风	耳后陷中，按之引耳中	耳后尖间陷中，按耳中痛	耳垂根部后方陷中，按之耳中痛	一致
		18	瘈脉	耳本后鸡足青络脉	耳本后鸡足青脉中	耳郭根的后部，前方与外耳孔平高	一致
		19	颅息	耳后间青络脉	耳后间青络脉	角孙穴的后部，瘈脉穴上方一寸，当耳郭根的上三分之一骨陷中	一致
		20	角孙	耳郭中间上开口有空	耳郭中间上开口有空	耳郭的正上方陷凹处，口角闭时能触出牵动	一致

① 王冰注《气府论》：毖骨作伏骨，即肩颈后突骨。

续表

部分	部位	穴次	穴名	穴位			备注
				①《铜人腧穴针灸图经》	②《经穴纂要》	③《新针灸学》	
第六部	耳部	21	耳门	耳前起肉当耳缺者	耳前起肉当耳缺者	耳前小尖瓣之前上方稍凹陷处	一致
		22	和髎	耳前锐发下横动脉	耳前锐发下横动脉	在上耳郭根之前，鬓发之后，动脉跳动旁陷中	一致
第七部	眼部	23	丝竹空	眉后陷中	眉后陷中	眉梢外端陷中	一致

十一、足少阳胆经

部分	部位	穴次	穴名	穴位			备注
				①《铜人腧穴针灸图经》	②《经穴纂要》	③《新针灸学》	
第一部	侧面部	1	瞳髎	在目外眦五分	在目外眦五分	目外眦之旁五分	一致
		2	听会	在耳前陷中，上关下一寸，脉宛宛中，张口得之	《大成》曰：耳微前陷中（明下经），耳微前陷者，张口有穴	耳前小尖瓣的前下方陷中，张口取之	一致
		3	客主人①	在耳前起骨上廉，开口有空，动振宛宛中	在耳前起骨上廉，开口有空，动振宛宛中	耳前颧弓上侧，发角微前，发际处	一致

① 客主人，《针灸甲乙经》中作上关穴别名。

续表

部分	部位	穴次	穴名	穴位			备注
				①《铜人腧穴针灸图经》	②《经穴纂要》	③《新针灸学》	
第二部	头侧部	4	颔厌	在曲周①下颞颥上廉	《入门》曰：对耳额角外	头维穴之下，当头维穴至悬厘穴之上三分之一	一致
		5	悬颅	在曲周上，颞颥中	《入门》曰：斜上额角中，在悬厘间	额角之下，当头维穴至悬厘穴的下三分之一	一致
		6	悬厘	在曲周上，颞颥下	《入门》曰：从额斜上头角下陷	与耳郭根的上部平高，在曲鬓穴前一横指鬓发中	一致
		7	曲鬓	在耳上发际陷中，鼓颔有空	《入门》《原始》俱曰：耳上入发际曲隅②陷中，以耳掩前尖处是穴	和髎穴的上方，角孙穴的前方，鬓角弯曲部有凹陷中	一致
		8	率谷	在耳上，入发际一寸五分	《原始》曰：耳尖上，入发际一寸五分	耳直上，入发际一寸五分	一致
		9	天冲	在耳上，如前三分	耳后，入发际二寸，率谷至完骨以绳四折，求三穴	耳根上后方，入发际二寸	一致

① 曲周疑似曲角。

② 曲隅：《人镜经》曰：额角两旁，耳上发际寸。曲隅，释者曰形曲，故曰曲角，颔厌以下三穴。

续表

部分	部位	穴次	穴名	穴位			备注
				①《铜人腧穴针灸图经》	②《经穴纂要》	③《新针灸学》	
第二部	头侧部	10	浮白	在耳后入发际一寸	在耳后入发际一寸	耳郭根的上缘之后，入发际一寸与脑户穴平，当天冲至完骨穴上三分之一	一致
		11	头窍阴	在枕骨下，摇动有空	完骨上，枕骨下，摇动有空	完骨穴之上，浮白穴之下	一致
		12	完骨	在耳后，入发际四分	在耳后，入发际四分	耳后，入发发际四分	一致
第三部	额部	13	本神	在曲差旁一寸五分（一曰直耳上，入发际四分）	《原始》曰：神庭各开三寸，曲差旁一寸五分	目外眦上，入前发际，神庭穴旁开约三寸	一致
		14	阳白	在眉上一寸，直目瞳子	眉上一寸，直瞳子	眉上一寸，正对直视时的瞳子，即鱼腰穴的上方	一致
		15	头临泣	在目上，直入发际五分陷中	《医统》曰：目上，直入发际五分陷中，令患人正睛取之	直视时的瞳孔直上，入前发际，曲差穴的外侧，神庭穴至头维穴的中点	一致
第四部	顶项部	16	目窗	在临泣（头）后一寸	在临泣（头）后一寸	临泣穴（头）后一寸	一致
		17	正营	在目窗后一寸	在目窗后一寸	目窗穴之后二寸（承光穴之外侧）	①②一致，③多一寸
		18	承灵	在正营后一寸	在正营后一寸	正营穴之后一寸五分（通天穴之外侧）	一致

续表

部分	部位	穴次	穴名	穴位 ①《铜人腧穴针灸图经》	 ②《经穴纂要》	 ③《新针灸学》	备注
第四部	顶项部	19	脑空	在承灵后一寸五分，挟玉枕骨陷中	在承灵后一寸五分，挟玉枕骨陷中	玉枕穴之外侧（风池穴之上方一寸五分）	一致，③说为是
		20	风池	在颞颥后发际线中	《十四经合参》曰：在脑空后，发际陷中，天牖天柱之中间	脑空穴之直下，风府穴两侧之凹陷中	一致
第五部	肩胛部	21	肩井	在肩上，临缺盆上大骨前一寸半，以三指按之，当中指下陷中看是	在肩上，临缺盆上大骨前一寸半，以三指按之，当中指下陷中看是	冈上窝中央，大椎穴至肩髃穴之中点	一致
第六部	胁肋部	22	渊腋	在腋下三寸，宛宛中，举臂得之	在腋下三寸，宛宛中，举臂得之	腋下三寸（平乳）举臂得之	一致，③多平乳二字
		23	辄筋	在腋三寸，腹前一寸，着胁	在腋三寸，腹前一寸，着胁	在天溪穴与渊腋穴之间，去中行横开约六寸半	一致
		24	日月	在期门下五分（按《甲乙经》作期下一寸五分）	同上（《甲乙经》期门下一寸五分为是）	期门下五分	①②为一致，③非
		25	京门	在监骨腰中，季胁本挟脊	《图翼》曰：在脐上五分，旁九寸半，季肋本挟脊，侧卧屈上足，伸下足，举臂取之	章门穴旁开约一寸八分，最下端肋骨前端	一致
第七部	侧腹部	26	带脉	在季胁下一寸八分	《注证》曰：章门下一寸八分	章门穴之下一寸八分，平脐	一致
		27	五枢	在带脉下三寸（一云在水道旁一寸五分）	同上（水道旁一寸五分）	章门穴之下四寸八分，带脉穴之下三寸	一致

续表

部分	部位	穴次	穴名	穴位			备注
				①《铜人腧穴针灸图经》	②《经穴纂要》	③《新针灸学》	
第七部	侧腹部	28	维道	在章门下五寸三分	在章门下五寸三分	章门穴之下五寸三分，五枢穴之下五分	一致
		29	居髎	在章门下八寸三分，监骨上陷中	王冰注《气府论》曰：章门下四寸三分髂骨上。《神照集》曰：环跳上一寸	章门穴之下六寸三分，五枢穴之下一寸五分	①章门穴八寸三分，②章门穴四寸三分，③章门穴六寸三分
第八部	臀部	30	环跳	在髀枢中，侧卧伸下足屈上足取之	《神照集》曰：在髀枢中，侧卧屈上足伸下足，以左手按穴，右手摇撼取之	股骨端的后方，并两足立正时的凹陷处，取穴时侧卧伸下足屈上足	一致
第九部	股部	31	风市	缺此穴	《神照集》曰：膝上七寸，骨外侧两筋间，垂手中指点到处是穴	股外侧两筋间，立正时两手垂直，覆腿上中指尽处是穴	一致
		32	中渎	在髀骨外，膝上五寸分肉间陷中	在髀骨外，膝上五寸分肉间陷中	股外侧膝上五寸，两肌之间陷中	一致
		33	膝阳关	在阳陵泉上三寸，犊鼻外陷中	《徐氏大全入门》：阳陵泉上二寸，屈膝横纹头后，伸足是穴	膝旁外侧陷中，阳陵泉穴之上三寸	①③阳陵上三寸，②阳陵上二寸

续表

部分	部位	穴次	穴名	穴位			备注
				①《铜人腧穴针灸图经》	②《经穴纂要》	③《新针灸学》	
第十部	腿外侧部	34	阳陵泉	在膝下一寸外廉陷中	《原始》曰：在膝品骨下一寸外，廉辅骨陷中	膝下二寸（自髌骨尖算起）外尖骨前的陷凹处	①②膝下一寸，③膝下二寸
		35	阳交	在足外踝上七寸，斜属三阳分肉之间	《原始》曰：在外踝斜七寸	外踝之上七寸，外丘穴后，飞扬穴前	一致
		36	外丘	在足外踝上七寸	《神照集》曰：足外踝上七寸，与阳交平差后一寸	外踝上七寸	一致
第十部	额部	37	光明	在足外踝上五寸	在足外踝上五寸	外踝上五寸	一致
		38	阳辅	在足外踝上四寸，辅骨前，绝骨端，如前三分，去丘墟七寸	在足外踝上四寸，辅骨前绝骨端，如前三分，去丘墟七寸	外踝上四寸	一致
		39	悬钟	在足外踝上三寸动脉中	在足外踝上三寸动脉中	外踝上三寸	一致
第十一部	足部	40	丘墟	在足外踝下如前陷中，去临泣（足）三寸	《大成》曰：在足外踝下后前陷中，骨缝中，去临泣（足）三寸	外踝的前下方陷中	一致
		41	足临泣	在足小趾次趾本节后间陷中，去侠溪一寸五分	《神照集》曰：在足小趾次指本节外侧后筋骨缝陷者，去侠溪穴一寸五分	足小趾四趾本节后之间陷中，去侠溪一寸五分	一致

续表

部分	部位	穴次	穴名	穴位			备注
				①《铜人腧穴针灸图经》	②《经穴纂要》	③《新针灸学》	
第十一部	足部	42	地五会	在足小指次指本节后陷中，去侠溪一寸	在足小指次指本节后陷中，去侠溪一寸	足小趾四趾本节后陷中，去侠溪一寸	一致
		43	侠溪	在足小指次指端，歧骨间，本节前陷中	在足小指次指端，歧骨间，本节前陷中	足小趾四趾歧骨间，本节之前	一致
		44	足窍阴	在足小指次指之端，去爪甲如韭叶	《大成》曰：在足小指次指端，外侧去爪甲	足第四趾外侧前端，距趾甲约一分	一致

十二、足厥阴肝经

部分	部位	穴次	穴名	穴位			备注
				①《铜人腧穴针灸图经》	②《经穴纂要》	③《新针灸学》	
第一部	趾跗部	1	大敦	足大指端去爪甲如韭叶（中三毛中）	同上。《医统》《聚英》《针灸六要》等书曰：内侧为隐白，外侧为大敦	足大趾外侧（即小趾侧），距趾甲约一分	②③一致，①三毛中
		2	行间	足大指间动脉应手陷中	足大指次指歧骨间动脉陷中	大趾与次指之间陷中	一致
		3	太冲	足大指本节后二寸（或一寸半陷中）	足大指本节后，行间上二寸	足大趾外侧（小趾侧），本节后一寸五分	①③一致，②行间上二寸
		4	中封	足内踝前一寸，仰足取之，陷中（伸足乃得之）	足内踝前一寸，筋里宛宛中	内踝前一寸微下，大肌腱内侧，屈足时有凹陷	一致

续表

部分	部位	穴次	穴名	穴位			备注
				①《铜人腧穴针灸图经》	②《经穴纂要》	③《新针灸学》	
第二部	跗膝部	5	蠡沟	足内踝上五寸	足内踝上五寸	内踝之上五寸，胫骨后缘	一致
		6	中都	在内踝上七寸，骱骨中（与少阴相值）	《大成》：内踝上七寸，骱骨中与少阴相直	内踝之上七寸，胫骨后缘	一致，①②少阴相直
		7	膝关	犊鼻下二寸，陷中	《神照集》：膝盖骨下内侧陷中，与犊鼻穴相平，相去二寸	膝下二寸，阴陵泉穴后一寸	①②一致，③待改正
		8	曲泉	膝内辅骨下，大筋上，小筋下陷中（屈膝取之）	《大成》：膝骨上内侧辅骨下，大筋上，小筋下，屈膝横纹头取之	膝内辅骨之后	一致
第三部	膝纂部	9	阴包	膝上四寸，股内廉两筋间	膝上四寸，股内廉两筋间	膝上四寸，骨之内侧两肌间陷中	一致
		10	五里	气冲下三寸，阴股中动脉	气冲下三寸，阴股中动脉	阴廉穴下一寸（耻骨结节下方）	一致，注意阴股中
		11	阴廉	去气冲二寸动脉中	《神照集》：在羊矢①下，去气冲二寸动脉中	气冲穴下二寸（阴股内大肌前凹陷中）	一致，气冲为穴位

① 羊矢为人体部位，即腹股沟下方的淋巴结，因其形如羊屎，故名。亦有同名经外奇穴。《类经图翼》："会阴旁三寸，股内横纹中，按皮肉间有核如羊矢。"

续表

部分	部位	穴次	穴名	穴位			备注
				①《铜人腧穴针灸图经》	②《经穴纂要》	③《新针灸学》	
第三部	膝纂部	12	急脉	缺此穴	《气府论》曰：厥阴毛中急脉各一。王冰注曰："阴毛中，阴上两旁，相去全身寸之二寸半。"	归来穴下一寸，阴基根之旁阴毛之中	一致，归来穴位
第四部	胸腹部	13	章门	(一名胁髎) 大横外直脐季胁端，侧卧屈上足伸下足，举臂取之	《图翼》：肘尽处是穴	第十一肋骨前端	一致
		14	期门	不容旁一寸五分，直乳第二肋端	巨阙旁四寸五分	待考证	①②一致

十三、任脉

部分	部位	穴次	穴名	穴位			备注
				①《铜人腧穴针灸图经》	②《经穴纂要》	③《新针灸学》	
第一部	脐下部	1	会阴	在两阴间	在两阴间	球海绵体的中央	一致
		2	曲骨	横骨之上，毛际动脉应手	脐下五寸，中极下一寸，横骨之上，毛际之中动脉应手	脐下五寸，耻骨上方	一致
		3	中极	关元下一寸	关元下一寸	脐下四寸，曲骨穴上一寸	一致
		4	关元	脐下三寸	脐下三寸	脐下三寸，曲骨穴上二寸	一致

续表

部分	部位	穴次	穴名	穴位			备注
				①《铜人腧穴针灸图经》	②《经穴纂要》	③《新针灸学》	
第一部	脐下部	5	石门	脐下二寸	脐下二寸	脐下二寸	一致
		6	气海	脐下一寸五分	脐下一寸五分	脐下一寸五分	一致
		7	阴交	脐下一寸	脐下一寸	脐下一寸，曲骨上四寸	一致
		8	神阙	当脐中	脐中央	脐窝中央	一致
		9	水分	下脘下一寸，脐上一寸	下脘下一寸，脐上一寸	脐上一寸	一致
		10	下脘	建里下一寸	建里下一寸	脐上二寸	一致
第二部	脐上部	11	建里	中脘下一寸	中脘下一寸	脐上三寸	一致
		12	中脘	上脘下一寸	同上，居心蔽骨与脐之中①	鸠尾下三寸，脐上四寸	一致
		13	上脘	巨阙下一寸	巨阙下一寸（脐上五寸）	鸠尾下二寸，脐上五寸	一致
		14	巨阙	鸠尾下一寸	鸠尾下一寸（歧骨下二寸金鉴）	鸠尾下一寸，脐上六寸	一致
		15	鸠尾	臆前蔽骨下五分	往巨阙上行一寸	胸骨下突出尖端下五分	一致
第三部	胸部	16	中庭	膻中穴一寸六分陷中	膻中下一寸六分	膻中下约二横指陷中，正对第七肘端	一致

① 《甲乙经》蔽骨应作歧骨。

续表

部分	部位	穴次	穴名	穴位			备注
				①《铜人腧穴针灸图经》	②《经穴纂要》	③《新针灸学》	
第三部	胸部	17	膻中	玉堂下一寸六分，直两乳间陷中，仰卧取之	玉堂下一寸六分，两乳间	两乳中间陷中，正对第五肋端	一致
		18	玉堂	紫宫下一寸六分陷中	紫宫下一寸六分	紫宫下约二横指陷中，第四肋端	一致
		19	紫宫	华盖下一寸六分，陷者中仰而取之（《明堂》）	华盖下一寸六分陷者，中仰而取之（《明堂》）	华盖下约二横指陷中，第三肋端	一致
		20	华盖	璇玑下一寸陷中	璇玑下一寸	璇玑下约一横指，平对第二肋端	一致
		21	璇玑	天突下一寸陷中	天突下一寸陷中	天突下约一横指陷中，胸骨柄中央，左右第一肋骨之间	一致
		22	天突	结喉下一寸宛宛中	璇玑上一寸	结喉之下二寸陷中	①②非，③为是
第四部	颈颔部	23	廉泉	颔下结喉上	颔下结喉上中央，舌本间	舌本下，喉结之上，中央陷中	一致
		24	承浆	颐前唇下宛宛中	颐前下唇上宛宛陷中，开口取之	下唇下的中央陷中	一致
		25	断基	（师傅本）口内下齿根中间，铜人无此穴	断基下	无此穴	①②缺

任脉各穴穴距骨度图解

1. 缺盆以下至髑骭长九寸。
2. 髑骭①以下至天枢长八寸。
3. 天枢以下至横骨长六寸半。

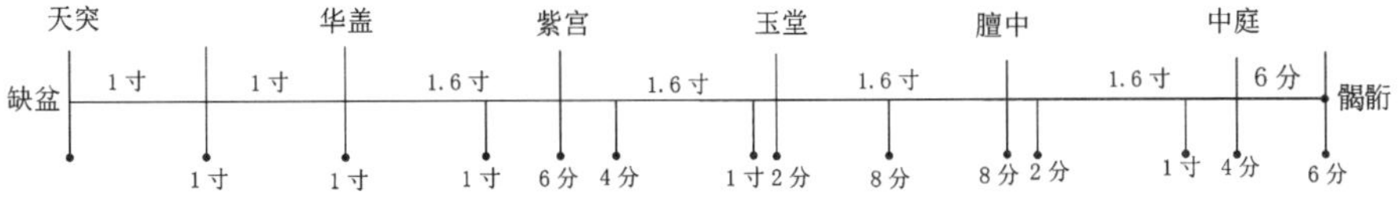

任脉骨度图（1）

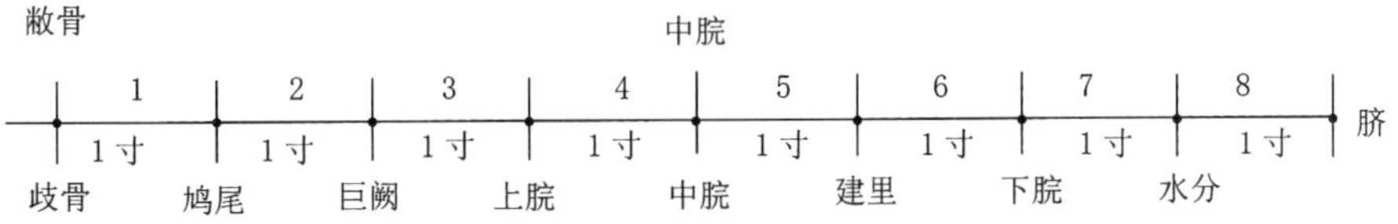

任脉骨度图（2）

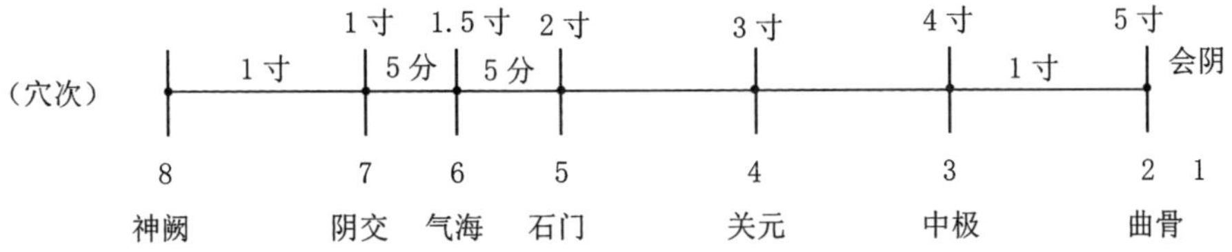

任脉骨度图（3）

① 髑骭：即胸骨剑突。《释骨》曰："蔽心者曰髑骭，曰鸠尾，曰心蔽骨，曰臆前蔽骨。"

十四、督脉

部分	部位	穴次	穴名	穴位			备注
				①《铜人腧穴针灸图经》	②《经穴纂要》	③《新针灸学》	
第一部	腰（以腰椎为准）部	1	长强	脊骶端	脊骶端	尾骨端五分处	一致
		2	腰俞	第二十一椎节下间宛宛中	第二十一椎节下间	第二十一椎下（在骶管裂孔）	一致
		3	腰阳关	第十六椎节下间，伏而取之	第十六椎节下间	第十六椎下（第四、五腰椎之间	一致
		4	命门	第十四椎节下间，伏而取之	第十四椎节下间	第十四椎下（第二、三腰椎之间）	一致
		5	悬枢	第十三椎节下间，俯而取之	第十三椎节下间	第十三椎下（第一、二腰椎之间）	一致
第二部	胸（以胸椎为准）部	6	脊中	第十一椎节下间，俯而取之	第十一椎节下间	第十一椎下（第十一、十二胸椎之间）	一致
		7	中枢	铜人无此穴（师傅本十椎下）	王冰注《气府论》曰：在第十椎节下间，俯而取之	第十椎下（第十、十一胸椎之间）	一致
		8	筋缩	第九椎节下间，俯而取之	在第九椎节下间，俯而取之	第九椎下（第九、十胸椎之间）	一致
		9	至阳	第七椎节下间，俯而取之	在第七椎节下间，俯而取之	第七椎下（第七、八胸椎之间）	一致
		10	灵台	第六椎节下间，俯而取之	在第六椎节下间，俯而取之	第六椎下（第六、七胸椎之间）	一致

续表

部分	部位	穴次	穴名	穴位 ①《铜人腧穴针灸图经》	穴位 ②《经穴纂要》	穴位 ③《新针灸学》	备注
第二部	胸（以胸椎为准）部	11	神道	第五椎节下间，俯而取之	在第五椎节下间，俯而取之	第五椎下（第五、六胸椎之间）	一致
		12	身柱	第三椎节下间，俯而取之	在第三椎节下间，俯而取之	第三椎下（第三、四胸椎之间）	一致
第二部	胸部	13	陶道	大椎节下间，俯而取之	大椎节下间陷中（自腰阳关以下），俯而取之	第一椎下（第一、二胸椎之间）	一致
第三部	项部	14	大椎	第一椎上陷中	第一椎上陷中	第一椎之上陷中	一致
		15	哑门	项中央入发际五分宛宛中	王冰注《气府论》曰：在项发际宛宛中，去风府同身寸之一寸	项中央发际风府下约一寸	②③同
		16	风府	项发际上一寸，大筋内宛宛中（疾言其肉立起，休言立下）	项入发际一寸	项上入发际一寸，脑户穴下一寸五分，大肌内陷中	一致
第四部	头（发际内）部	17	脑户	枕骨上强间后一寸五分	枕骨上强间后一寸五分	强间穴下一寸五分，正在后项部	一致
		18	强间	在后顶一寸五分	在后顶一寸五分	后顶穴后一寸五分，脑户穴上一寸五分	一致
		19	后顶	在百会后一寸五分	在百会后一寸五分	百会穴后一寸五分	一致
		20	百会	在前顶后一寸五分，顶中央旋毛中可容豆	《神应经》曰：在顶中陷中，容豆许，去前发际五寸，后发际七寸	前顶穴后一寸五分	一致

续表

部分	部位	穴次	穴名	穴位			备注
				①《铜人腧穴针灸图经》	②《经穴纂要》	③《新针灸学》	
第四部	头（发际内）部	21	前顶	囟会后一寸五分骨陷中。《甄权经》曰：去一寸。今依素闻一寸五分	囟会后一寸五分，骨陷中。《甄权经》曰：去一寸。今依《素问》一寸五分	囟会穴后一寸五分	一致
		22	囟会	上星后一寸陷中，可容豆	上星后一寸陷中，可容豆	上星穴上一寸，前顶前一寸五分	一致
		23	上星	鼻直上入发际一寸陷中	囟会前一寸（八脉考）。《大成》曰：神庭后入发际一寸陷中	神庭穴上五分	一致
		24	神庭	鼻直入发际五分	囟会前二寸（八脉考）	眉心直上三寸约发际五寸	一致
第五部	面部	25	印堂	铜人无此穴（师傅本两眉间）	《刺疟论》曰：取眉间	两眉正中准对鼻孔	一致
		26	頞中	铜人无此穴（师傅本有此穴）	《千金翼方》曰：在两眦中间	无此穴	一致
		27	素髎	鼻柱之端	鼻柱上端	鼻尖上	一致
		28	水沟	鼻柱下（人中）	鼻柱下人中。《大成》曰：鼻柱下中央近鼻孔陷中	鼻下陷中（又名人中）	一致
		29	兑端	唇上端	上唇中央尖上	上唇边缘的中央	一致
		30	断交	唇内齿上缝筋中	唇内齿上断缝中	唇内上齿龈缝之中	一致

督脉各穴穴距骨度图解

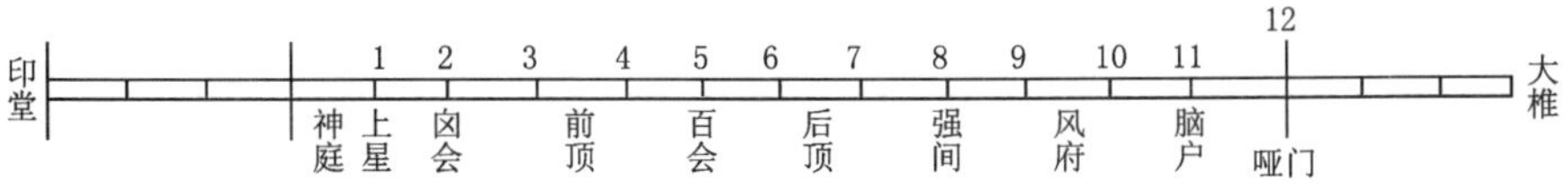

督脉骨度图（1）

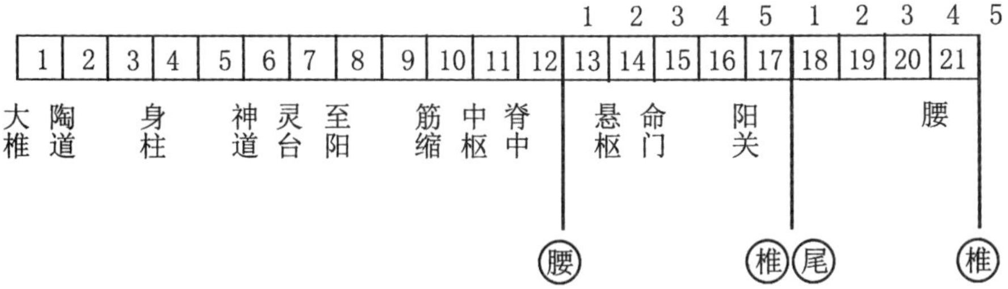

督脉骨度图（2）